管遵信

肾病五联疗法

主编　管遵信

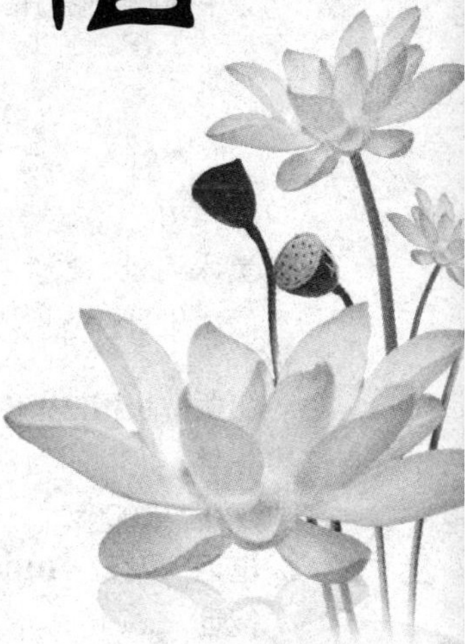

国家级名老中医
临床经验实录丛书

中国健康传媒集团
中国医药科技出版社

内 容 提 要

管遵信教授专注于用针灸、中药的方法治疗肾病，取得了令人满意的疗效，也给肾病患者带来了生命的曙光，本书详细地介绍了管遵信肾病五联疗法，即隔药饼灸、穴位注射、耳穴疗法、中药汤剂、乐疗。各论部分介绍了管遵信治疗 15 种肾病的病例。本书可供中医药院校师生，中医临床工作者参考。

图书在版编目（CIP）数据

管遵信肾病五联疗法 / 管遵信主编 .— 北京：中国医药科技出版社，2019.10

ISBN 978-7-5214-0766-2

Ⅰ . ①管…　Ⅱ . ①管…　Ⅲ . ①肾病（中医）—针灸疗法　Ⅳ . ① R245

中国版本图书馆 CIP 数据核字（2019）第 023233 号

美术编辑　陈君杞

版式设计　也　在

出版　**中国健康传媒集团**｜中国医药科技出版社

地址　北京市海淀区文慧园北路甲 22 号

邮编　100082

电话　发行：010- 62227427　邮购：010- 62236938

网址　www.cmstp.com

规格　710 × 1000mm $^{1}/_{16}$

印张　15 $^{3}/_{4}$

字数　228 千字

版次　2019 年 10 月第 1 版

印次　2019 年 10 月第 1 次印刷

印刷　三河市百盛印装有限公司

经销　全国各地新华书店

书号　ISBN 978-7-5214-0766-2

定价　46.00 元

编委会

主　编　管遵信

编　委　（以姓氏笔画排序）

左　政　刘海静　汤晓云

陈晓梅　管钟洁　管钟浚

序　言

传统观念认为，慢性肾功能衰竭是一种慢性、进行性、不可逆的疾病，预后不良。慢性肾衰，目前国内外尚无有效的治疗方法，用透析延长中末期患者的生命，用换肾治疗。

透析是一种替代疗法，代替肾脏排出一些体内的有毒物质，如血肌酐、尿素氮等。但是，长时间透析会出现并发症，透析并发症往往是导致患者死亡的重要原因。根据“用进废退”法则，长时间透析必然导致肾脏的萎缩废用，只好用透析延续生命，生活质量很低。用换肾的方法可以治疗肾衰。但换肾费用高昂，而且肾源匮乏，我国的肾源只能提供1%的患者使用，换肾后还存在排异反应等棘手问题。

2001年我在家传治疗肾病的基础上创立了“管氏肾病四联疗法”（隔药饼灸、穴位注射、耳穴疗法、中药汤剂4种疗法联合施治）治疗肾脏病，通过6年的临床治疗观察，对慢性肾衰的治疗，取得了较好的疗效。

潘朝东教授提倡和推广的“开心保健乐疗”是一种创建心理健康的有效方法。我们把“开心保健乐疗”引入疗法之中，形成心理治疗和机体治疗“两条腿走路”的“管遵信肾病五联疗法”，进一步提高了疗效。

2011年4月8日在加拿大温哥华召开的世界肾脏病大会上，意大利学者雷蒙茨（Giuseppe Remuzzi）教授提出肾脏可能具有再生能力，肾小球鲍曼囊壁层上皮细胞具有干细胞标记，能转化为足细胞，可有效逆转肾小球纤维化，缓解肾功能恶化。在斑马鱼中开展的最新研究已证实，肾脏干细胞能再生肾单位，该发现推翻了多年来肾单位一旦损害则无法再生的观点，用实验证明了“肾衰有可能治愈，肾单位有可再生”的论点。2013 年 4 月 15 日《国际时讯》报道，美国研究人员成功培育出可以供移植的人造肾脏，移植到老鼠身上获得成功。进一步证明了“肾衰能治愈，肾单位可以再生”的论点。

现在，笔者将多年来的临床经验写成此书，书中介绍的 15 种肾病，65 个病例，均是笔者在临床中遇到过的真实病例，供各位读者参考。

管遵信

2019 年 5 月

目录

总论

各　论

总论

第一章　肾脏的中医藏象理论

第一节　肾的生理功能

一、肾为先天之本

（一）肾主先天之精

中医学认为，人体内部的一切精微物质，如气、血、精、津液均可以“精”或“精气”来概括，并认为精为五脏所化生，并为五脏所藏。《素问·上古天真论》指出“五脏者，藏精气而不泻”，肾“受五脏六腑之精而藏之”。可见五脏化生的精气皆输注于肾而藏之。但精有先天与后天之分，肾脏所藏之精为先天之精，其他脏腑所藏之精为后天之精。后天之精来源于水谷之气，主要由脾胃化生，并输注于五脏，布散全身，起滋润、濡养作用。

《素问·经脉别论》认为：“食气入胃，散精于肝，淫气于筋；食气入胃，浊气归心，淫精于脉。脉气流经，经气归于肺，肺朝百脉，输精于皮毛。毛脉合精，行气于府。府精神明，留于四脏，气归于权衡。”先天之精则不同，《灵枢·经脉》篇记载：“人始生，先成精。”《灵枢·决气》篇亦记载：“两神相搏，合而成形，常先身生，是谓精。”这皆属于先天之精。先天之精是禀受于父母的生殖之精，但又不等于父母的生殖之精，他具有促进人体生长发育的作用，只能由肾脏化生而藏于肾。

由于肾有化生和贮藏先天之精的功能，因此《素问·六节脏象论》认为肾为“精之处”。《中藏经》则认为：“肾者，精神之舍，性命之根”“人之本”。《备急千金要方》也记载："肾主精。精者，生来精灵之本也……故生来谓之精，精者肾之藏。"为了区别肾与脾的藏精、化精功能，常称肾为先天之本，脾胃为后天之本，肾藏先天之精，脾胃化生后天水谷精微。先天之精虽然具有决定人体生长发育的功能，但又必须依靠后天之精的补充才能行使其职能，先天和后天之精是相互促进、相互滋生的。

张景岳认为，命门总乎两肾，两肾皆属命门。《景岳全书》中记载："人始生，本乎精血之源；人之既生，由乎水谷之养……精血之司在命门，水谷之司在脾胃。"脾胃"赖先天为之本，而精血之海又必赖后天为之资"。而《脾胃论》亦记载："真气又名元气，乃先身生之精气也，非胃气不能滋之。"说明了肾有化生和贮藏先天之精的功能。

（二）肾主生殖之精

肾主生殖之精，《灵枢·决气》篇记载："两神相搏，合而成形，常先身生，是谓精。"可见男女双方的生殖之精是生殖功能成熟的标志。这种生殖功能不是与生俱来的，也不是永不消失的。肾气与生殖功能的关系，《素问·上古天真论》认为："女子二七，男子二八"，则"肾气盛，天癸至"，"故能有子"；"女子七七，男子七八"，则肾气衰，"天癸竭"，"故形坏而无子"。因此，男女肾气充足，肾精盈满，天癸至，是繁育后代的前提条件。对于天癸的解释，认为天癸与肾气有着密切的关系，天癸的本质是一种精微物质。《医宗金鉴·妇科心法要诀·胎孕之源》记载："天癸乃父母所赋，先天生身之真气也；精血水谷所化，后天成形之本也。男子二八，先天肾气盛，天癸至，与后天所生之精会合而盛……女子二七，先天肾气实，天癸至，与后天所生之血会合而盛。"《内经博议》记载："地道之能通，必由天气之下降。"

由此可见，天癸是先天肾气随年龄增长而逐渐充盈至一定程度后衍化而成的一种精微物质，具有促进生殖之精生长和生育能力成熟的作用。可以说肾气盛，天癸应时而至，生育正常；先天不足，肾气匮乏，天癸应至而不至，或至而不盛，则生育功能减退或消失。

（三）肾藏元阴元阳

随着命门学说的兴起，肾在人体中的重要作用日益受到重视，并认为脏腑皆有阴阳，肾中亦包含有肾阴、肾阳。由于肾脏生理上的特殊性，肾阴又称为元阴、真阴、真水；肾阳又称为元阳、真阳、真火。肾之阴阳为全身阴液、阳气之根本，肾阴为一身阴液之源，肾阳为一身阳气之根。张景岳说："五脏之阴气非此不能滋，五脏之阳气非此不能发。"《冯氏锦囊秘录》亦记载："生生不尽，上奉无余者，惟此真阴真阳二气而已。二气充足，其人多寿；二气衰弱，其人多夭；二气和平，其人无病；二气偏胜，其人多病；二气绝灭，其人则死。可见真阴真阳者，所以为先天之本，后天之命，两肾之根，疾病安危，皆在乎此。"元阳在生命中起着主导作用。《素问》记载："凡阴阳之要，阳密乃固"，"阳气者，若天与日，失其所则折寿而不彰。"肾阳为一身阳气之根，能温煦五脏六腑，四肢百骸，尤其是后天脾阳依赖先天肾阳的温煦，表明肾阳在脏腑的功能活动中起着至关重要的作用。

元阴为生命活动的物质基础，元阳必须依赖于元阴而存在，又必须得到阴精的滋养和补充。《素问》记载："阴在内，阳之守也；阳在外，阴之使也。"就是阴阳互根互用的具体体现。张景岳重视元阳的功能，同时也强调元阴的作用，认为阴阳平衡，相互为用。如《类经》记载"凡水火之功，缺一不可，命门之火，谓之元气；命门之水，谓之元精。五液充，则形体赖而强壮；五气治，则营卫赖以和调。此命门之水火，十二脏之化源，故心赖之，则君主以明；肺赖之，则治节以行；脾胃赖之，济仓廪之富；肝胆赖之，资谋虑之本；膀胱赖之，则三焦气化；大小肠赖之，则传导自分。此虽云肾脏之技巧，而实皆真阴之用"。

因此，肾脏内寄元阴、元阳，元阴和元阳既相互依存、相互转化，又相互制约，共同维持着人体阴阳的相对平衡。只要肾脏的阴阳保持平衡或充足，其他脏腑的阴阳平衡遭到破坏或出现阳虚阴损的病理变化，治疗也较容易。反之，肾脏出现阴阳失调，或阴阳的偏盛偏衰，即使他脏功能活动正常，也难以治愈。

（四）肾为元气之根

肾气又称为元气、真气，为人体一身正气之根本。精能化气，肾阳蒸化肾阴产生肾气。所以，肾气的产生必须以肾精、肾阴、肾阳的充足为前提条件。《景岳全书》记载："元阴元阳，所谓先天之元气也。"《血证论》记载："肾者水脏，水中含阳，化生元气。"元气的产生主要来源于先天之精，但需要后天之精的不断补充，才能发挥其作用。

元气藏于丹田，为生命的原动力，以三焦为通道布散全身，推动五脏六腑等一切组织器官的功能活动。人体的脏腑气化、新陈代谢、精神思维等生命活动均与元气的激发、推动作用有关。如元气充盛，则人体生命力旺盛，体格健壮，精神饱满，思维敏捷，反应灵敏，运动灵活，机体处于健康状态；反之，如元气亏虚，则生命力低下，身体虚弱，精神萎靡，思维不聪，反应迟钝，动作笨拙，机体处于疾病的状态。正如《素问》中记载："上古之人，其知道者，法于阴阳，合于术数，饮食有节，起居有常，不妄劳作，故能形与神俱，而尽终其天年，度百岁乃去。"元气来源于先天之肾气，但必须依赖后天水谷精气的补充，说明人的健康、寿命与后天的调摄有密切关系。

二、肾为水脏

"肾主水"指肾具有主持和调节人体水液代谢的功能，其主要通过肾脏的气化和开合功能来实现。

（一）肾主气化

正常的机体水液代谢是一个十分复杂的过程，主要在肺、脾、胃、肾、肠、膀胱、三焦等脏腑综合作用下完成，其中肾起着主宰的作用。《素问》记载："饮入于胃，游溢精气，上输于脾，脾气散精，上归于肺，通调水道，下输膀胱，水精四布，五经并行。"可见人体摄入体外水液后，首先要经过胃的吸收，再经过脾的运化、转输，向上达于肺脏，然后经过肺脏的宣发、肃降功能，一部分散发到皮毛、腠理，变成汗液排出体外，另一部分则循三焦下行而达于膀胱。下行的水液中，有清有浊，其浊者由于肾气的开合作用通过膀胱排出体外，其清者由于肾气的气化作用借三焦为通路布散全身。肾脏的开合适度，则体内水液代谢的秽浊部分可以顺利排出体外，肾脏的气化功能正常，则体内水液代谢的精华部分可布散全身，发挥营养、滋润作用。所以，肾气的气化、开合功能在水液的代谢中起着十分重要的作用。所以，《景岳全书·肿胀》记载："凡水肿等证，乃肺脾肾三脏相干之病，盖水为至阴，故其本在肾……其标在肺……其制在脾。"水液的运行必须以三焦为通路，《素问》记载："三焦者，决渎之官，水道出焉。”三焦的决渎功能取决于三焦的气化功能，气化功能正常，则决渎有权，水道通畅，水液代谢正常。如三焦气化不利，则决渎无权，水道不通，水停为患。

三焦的气化功能正常与否主要取决于肾脏的气化功能。另外，肾脏的气化作用通过三焦对肺脏的宣发、肃降功能和脾脏的运化、转输功能起着促进作用。肾脏的气化功能失职，往往肺、脾、三焦等脏腑的功能随之紊乱，而发生水液内停的病证。

（二）肾司开合

肾与膀胱相表里，膀胱虽然具有气化排尿的功能，但主要是通过肾脏的气化作用来实现的。《素问》记载：“膀胱者，州都之官，津液藏焉，气化则能出矣。”说明排出体内水液代谢废物的功能主要由膀胱来完成，然而膀胱的开合功能依赖于肾脏的气化。张景岳对膀胱的气化功能说是“肾中之气也”。可见肾气充足，气化正常，固摄有权，则膀胱开合适度。开，则代谢的水液得以排出；合，则机体需要的水液得以在体内保留，进而布散全身。反之，如肾气亏虚，气化不利，固摄无权，则膀胱开合失常。开失职，则水液停留体内而致小便不利；合失职，则水液排泄无度而出现遗尿、尿失禁、多尿。

《素问》记载：“肾者，胃之关，关门不利，故聚水而从其类也。”可见水液始入于胃，经过代谢之后，再由肾脏排出体外，这也是肾脏的开合功能在肾与胃的关系中的体现。肾脏气化正常，开合有度，则胃的摄纳水液、游溢精气的功能正常；反之，肾失气化，开合不利，水停胃中，形成痰饮、关格等症。

（三）肾主五液

五液是人体正常的津液，分属于五脏。《素问·宣明五气篇》记载：“五脏化液，心为汗，肺为涕，肝为泪，脾为涎，肾为唾，是为五液。”这五种正常体液是脏腑、组织、器官生命活动所必需的，其中，清者属阳，称为津；浊者属阴，称为液（清浊指质地而言），两者统称为津液。津气轻清，布达于外，温分肉，充皮肤，达孔窍；液重浊，常聚在里，濡脏腑，利关节，益脑髓。津液为水谷所化生，分属于五脏，而由肾所主。《难经》记载：“肾主液，入肝为泪，入心为汗，入脾为涎，入肺为涕，入肾为唾。”肾脏之所以能够主五液，是因为肾为水脏，水和五液都是全身体液的一部分，相互之间存在互生互化的关系，体内的水液周流全身和互生互化又主要依赖于肾阳的气化作用。如肾阳不足，气不化水，水液内停，聚而成痰成饮，必然导致五液亏虚。此外，肾脏所藏的真阴为人身阴液的根本，五液必须得到真阴的滋助才能发挥正常的功能，真阴亏虚，则五脏之液也随之而竭。

三、肾主封藏

肾性潜藏。《素问》记载："五脏者，藏精气而不泻也。"《灵枢》亦记载："五脏主藏精者也。"可见五脏皆有贮藏精气的功能，而且精气宜藏不宜泻，宜满不宜实。在五脏之中，肾脏的功能尤其重要，这是因为肾脏具有藏蓄、调节精气的能力。《素问·上古天真论》记载："肾者主水，受五脏六腑之精而藏之，故五脏盛而能泻。"肾脏不仅能贮藏五脏之精气，而且可以随时补充五脏精气之不足，起着贮藏、调节的作用。《素问·阴阳应象大论》中指出："肾主骨髓。"肾藏精，精生髓。髓分为骨髓、脊髓、脑髓，都是由肾精化生而来。肾脏的贮藏功能不仅表现在与五脏的关系方面，而且也表现在与九窍的联系方面。肾脏的贮藏功能正常，则精液、小便、大便的排泄正常。反之，肾失封藏，则可致遗精、滑精、早泄、胎动、滑胎、遗尿、夜尿频数、小便失禁、五更泄等。

四、肾主纳气

肾主纳气是摄纳肺气，促进其吸清呼浊、防止呼吸表浅的作用。气的形成、敷布、运行及升降出入无不与肺脏的功能有关。《素问》记载："肺者，气之本。"然而，肺主气的功能必须有肾气的参与，尤其在呼吸方面。正如《内经博议》所记载："肺居上焦，肾居下焦，肺主降，肾主升；肺主呼，肾主吸；肾主纳气，肺主出气。"呼吸运动虽然由肺完成，但肺吸入之气，必须下达于肾，与肾中精气交接，才能平稳深沉，和缓有力，这是肾脏纳气功能的体现。如肾气不足，肾不纳气，根本不固，则会出现呼吸短促，动则喘甚的病变。肺主出气（呼气），肾主纳气（吸气），肺为气之主，肾为气之根，两者不可偏废。只有出纳协调，呼吸才能平稳，如只出不纳，或只纳不出，呼吸活动都会停止。相对而言，纳气功能容易受到损害，因此要注重肾主纳气的功能。

五、肾藏志

志属于神志活动的范畴，包括记忆力和毅力。正如《灵枢·本神》篇记载："意之所存谓之志。"神志活动主要由心所主，但具体功能活动则分属于五脏，肾主藏志。"肾藏精，精舍志"。肾之所以能够藏志，是因为肾藏精，精生髓，脑为髓之海。人的记忆力和恒心、毅力均出自于脑，肾精足，脑髓充，则志有所藏。《中西汇通医经精义》记载："事物之所以不忘，赖此记性。记在何处？则在肾经。盖肾生精，化为髓，而藏于脑中。"如肾精充足，则记忆力强，精力充沛，有远大志向，办事有恒心；若肾精匮乏，则记忆力减退，精神萎靡等。《内经》认为：肾在志为恐，恐伤肾。恐惧也属于情志活动的范畴。当强烈的恐惧刺激，则会耗伤肾精，损伤肾气，导致肾气不固，气陷于下，而出现遗精、遗尿、大便失禁等，即所谓的"恐则气下"。

第二节　肾与其他脏腑的关系

一、肾与膀胱

肾与膀胱通过经脉相互络属，构成表里关系。膀胱主要的功能是贮存津液和尿液。《素问》记载："膀胱者，州都之官，津液藏焉，气化则能出矣。"膀胱贮存的津液通过膀胱的气化作用输布全身，发挥营养、滋润作用；尿液则作为代谢废物通过膀胱的气化作用而排出体外。膀胱的这种气化津液、排泄尿液的功能依赖于肾脏的气化。

《中西汇通医经精义》记载："肾中之阳蒸动膀胱之水，于是水中之气上升则为津液，气著于物仍化为水，气出皮毛为汗，气出口鼻为涕为唾，游溢脏腑内外则统名津液。实由肾阳蒸于下，膀胱之水，化而上行。"肾气充足，能够气化津液，固摄小便，则膀胱开合有度，水液代谢能正常进行。肾气不足，气化无权，水液内停，泛溢肌肤，则形成小便不利、水肿；肾气不足，固摄无权，膀胱开合失度，则导致遗尿、尿频、尿失禁等症。

二、肾与肝

肝肾同居下焦，肾藏精，肝藏血，精血之间存在着相互化生、相互转化的关系，故肝肾之间的关系极其密切，有“肝肾同源”“精血同源”“乙癸同源”之说。血的化生有赖于肾中精气的气化，肾精的充盈亦有赖于肝血的滋养，精能化血，血能生精。男子以精为用，女子以血为用，男子以肾为先天，女子以肝为先天。从生理功能来理解肝肾是同源的。

肝肾同源在生理上，肝肾之间还有阴阳的联系。肝属木，肾属水，水能涵木。肾中真阴上腾，以济肝阴。肾水为命门之火所蒸，化气上升，肝气受益。如肾水充足，水能涵木，则肝阳不亢，肝风不动；若肾水亏虚，水不涵木，则易致肝阳上亢，甚则生风动血。《临证指南医案·肝风》说：“肝为风木之脏，因有相火内寄，体阴用阳，其性刚，主动主升，全赖肾水以涵之，血液以濡之……则刚劲之质，得柔和之体，遂其条达畅茂之性，何病之有？倘精液有亏，肝阴不足，血燥生热，热则风阳上升，窍络阻塞，头目不清，眩晕跌仆，甚则惊厥矣。”肝主疏泄与肾主封藏之间也存在着相互制约、相反相成的关系，尤其在女子月经定时而至和男子泄精的生理功能方面。如两者失调，则可出现女子月经周期、经量的改变，男子遗精、滑精、早泄、阳强、不射精等症，可见肝肾之间有着密切的联系。在水液代谢方面，肝脏的疏泄可保持三焦水道的通畅，有利于肾气的气化作用。肾水的正常输布可以保持三焦通畅，有利于肝气的疏泄、条达。

三、肾与脾

肾属水，脾属土，肾为先天之本，脾为后天之本，肾与脾的关系主要是先天和后天相互滋生的关系。肾藏先天之精，必须得到后天脾胃所化生精微的不断补充和濡养；脾胃健运和化生水谷精微的功能，又必须借助于元气的激发和推动。《类经》记载：“以精气言，则肾精之化，因于脾胃；以火土而言，则土中阳气，根于命门。”肾阳为人身阳气之根本，具有温煦脾阳，促进脾胃运化、腐熟的功能。《济生方》中记载：“肾气若壮，丹田火盛，上蒸脾土；脾土温和，中焦自治。”同时，肾阳也需要脾胃所化生的水谷精微补充，脾胃为后天之本，气血生化之源，气能生阳。肾阴为人身阴液之根本，“脾阴赖肾水以濡润”，脾胃的运化功能不只赖于命门之火的温煦，而且又赖于肾水的滋润，肾阴同时也需要脾胃化生的水谷精微不断补充。脾肾不但有相生的关系，同时也有相克的关系，主要表现为土能制水，肾居下焦，为主水之脏；脾居中焦，为制水之脏。

肾水的运化、输布得到脾土的制约，水液才能安其位而不得妄行、泛溢；若脾失健运，土不制水，则肾水可泛溢肌肤，上凌心肺。土能制水的另一个涵义是土能养水。肾主封藏，赖脾胃阴精以涵育，肾阳藏纳，赖水土润燥以平衡。阴阳之间相互为用，相互依存。《素问》记载：“阴在内，阳之守也；阳在外，阴之使也。”肾阳布达全身，但不能散越，必须有根有制。否则，无根则脱，无制则散。肾阳的内敛、潜藏虽以肾阴为之守，但离不开脾土的摄纳、涵育。

四、肾与心

肾与心均为少阴经，其经脉相连，气血相通。在生理上，存在着心肾相交，水火既济，阴阳互根互用的关系。心居上焦，其性属火，为阳；肾居下焦，其性属水，为阴。心火必须下降于肾，使肾水不寒，肾阴必须上济于心，使心火不亢，水火宜平不宜偏，宜交不宜分。火性炎上，故宜使之下，水性就下，故宜使之上，水火上下，名曰交。水火之所以能够上下互济，是因为心肾各自内部的生理特性所决定的，是以心肾内部的阴阳平衡为前提条件的。心肾相交，全凭升降。而心气之降，由肾气之升，肾气之升，又因心气之降。肾属水，水性润下，如何而升？盖因水中有真阳，故水亦随阳而升至心，则生心中之火；心属火，火性炎上，如何而降？盖因火中有真阴，故火亦随水降至肾，则生肾中之水。升降者水火，其所以使之升降者，水火中之真阴真阳。真阴真阳者，心肾中之真气。如水不升或火不降，均可导致心肾不交证。肾中阴阳为人身阴阳之根本，心阴、心阳都依赖于肾阴、肾阳的滋润和温煦，如肾阴亏虚或肾阳不足，可导致心肾阴虚或心肾阳虚证。

五、肾与肺

肺肾在经脉上相互联系，《灵枢》记载：“肾足少阴之脉……其直者，从肾上贯肝膈，入肺中。”生理上，肺属金，肾属水，金水相互滋生。五行之中，金能生水，肺金的清肃下行能助肾水。肺气充盛，宣发、肃降功能正常，故能输精于肾，补充肾精。水又能生金，肾水对肺金具有温煦和滋润的作用。

肺居上焦，肾居下焦，肺气的宣发、肃降功能和肾气的气化功能在水液代谢方面是相辅相成的。故《素问》有“其本在肾，其末在肺，皆积水也，肺为水之上源，肾为主水之脏”之论。肺的宣发、肃降和通调水道，有赖于肾的蒸腾气化；肾的主水功能，亦有赖于肺的宣发、肃降和通调水道。如肺失宣肃，不能通调水道，必然累及于肾，导致尿少，甚至水肿。肾的气化功能失司，开合不利，则水泛为肿，上逆心肺而致喘咳、倚息不得平卧。可见肺肾两脏的功能失职均可导致水液代谢紊乱。肺肾之间的阴液是相互滋生的。肾阴为人身阴液之根本，肺阴虚可损及肾阴；反之，肾阴虚亦不能上滋肺阴，反而会耗夺肺气，均可导致肺肾阴虚证。

六、肾与三焦

三焦具有通行元气和水液的功能，总司全身的气机和气化。故有“三焦者，决渎之官，水道出焉，气化则能出矣”之说。《难经》亦记载：“三焦者，原气之别使也。”三焦功能的发挥，要通过肺、脾、肾来完成。“下焦如渎”，尤其是下焦的功能与肾的关系密切，“肾合膀胱、三焦”，认为“肾间动气为三焦之源”，肾与膀胱相合，互为表里。肾又与三焦相合，因为三焦为“中渎之府”，与膀胱的津液之府有类似之处，而肾为水脏，共同完成水液的代谢。因此，三焦运行水液的功能主要依赖于肾。此外，三焦的畅通有利于元气的运行和水液的输布。

七、肾与脑

“肾主骨，骨生髓，脑为髓之海”，可见肾与脑关系密切。脑为奇恒之腑，位居颅内，由髓汇集而成。故《素问·五脏生成篇》记载：“诸髓者，皆属于脑。”《灵枢·海论》记载：“脑为髓之海。”关于脑的功能，《素问·脉要精微论》记载：“头者，精明之府。”《灵枢·大惑论》又记载：“五脏六腑之精气皆上注于目而为之精，精之窠为眼，骨之精为瞳子，筋之精为黑眼，血之精为络，其窠气之精为白眼，肌肉之精为约束，裹撷筋、骨、血、气之精而与脉并为系，上属于脑，后出于项中。”明确将眼的结构和功能归于脑。

明代李时珍也提出“脑为元神之府”。王清任将精神神志活动归于脑，并论述了脑的功能与脑髓的关系。《医林改错》也记载：“灵机记性在脑者，因饮食生气血，长肌肉，精汁之清者，化而为髓，由脊髓上行入脑，名脑髓……两耳通脑，所听之声归于脑……两目系如线长于脑，所见之物归脑……鼻通脑，所闻香臭归于脑……脑渐生，舌能言一二字。”

脑髓不足则可导致多种病证。脑为髓之海，髓海不足，可出现脑转耳鸣，胫酸眩冒，目无所见，懈怠嗜卧，上气不足，脑为之不满，耳为之苦鸣，头为之苦倾，目为之眩。脑部的病证与肾精的关系十分密切。肾精充足，能够不断地补充脑髓，则脑的功能正常；肾精不足，髓海空虚，脑失所养，又可导致眩晕耳鸣、视物昏花、健忘等症。

八、肾与骨

骨为奇恒之腑，内藏骨髓。骨的生长、发育，依赖于骨髓的充盈及其所提供的营养。骨髓为肾精所化生，肾主骨生髓，故有“肾生骨髓”，肾“其充在骨”，“肾主身之骨髓”之说。总之，只有肾精充足，才能充养骨髓，骨骼得到精气的滋养而坚固有力，发育正常，运动有力；如肾虚精少，化源不足，骨髓空虚，不能濡养骨骼，则会导致骨质脆弱，易于骨折，儿童囟门迟闭，骨软无力，鸡胸龟背等症。

九、肾与胞宫、精室

胞宫属奇恒之腑，位于小腹，有主持月经、贮藏精气和孕育胎儿的作用。胞宫在女子为子宫，在男子则为精室。《中西汇通医经精义》记载：“女子之胞，名子宫，名血海，以其行经、孕育也；男子之胞，名丹田，名气海，名精室，以其为呼吸之根，藏精之所也。”可见胞宫的主要功能是主生殖，而肾藏生殖之精，先天之本，胞宫中的男精女血都依赖于肾气的充盛，均为肾精所化。故胞宫、精室的生殖功能实属肾所主。肾在经脉联系上，“冲为血海，任主胞胎”，而冲任二脉都隶属于肾。《素问·奇病论》指出：“胞络者，系于肾。”胞宫的精血与肾脏的精气通过经脉是相互沟通的。

第三节 肾与经脉的关系

一、肾与冲脉

冲脉起于胞宫，为十二经之海，又为血海。《灵枢·动输》篇记载："冲脉者，十二经之海也，与少阴之大络，起于肾下，出于气街……"冲脉的功能主要是主生殖而孕育胎儿，受"天癸"的调节。而天癸的产生又受肾精的制约，肾精盛，则天癸至；肾精衰，则天癸竭。在经脉联系上，冲脉与肾经并行，冲脉之经气随时可以得到肾气的灌注和补充，说明了肾气与冲脉之气的相互贯通。

二、肾与任脉

任脉与冲脉一样，也起于胞宫，也受"天癸"的调节。任脉总任一身阴经，为"阴脉之海"，与冲脉一起调节月经，妊养胞胎。其经脉行身之前，与足少阴肾经相并而行，左右各抵五分。两者的络脉相互沟通，故任脉的气血也受肾气的调节和补充。只有肾中精血旺盛，肾气化生天癸，输注于任脉，任脉充盛而盈满，才能行使妊养胞胎的功能。

三、肾与督脉

督脉起于胞宫，能够总督一身之阳经，为"阳脉之海"。督脉的循行与自下而上的足少阴和自上而下的足太阳俱在腰脊的命门穴会合而入络于肾，故上节曰贯脊络肾，此节曰循膂络肾，犹脏脉之属脏络腑，腑脉之属腑络脏，督脉之从下而上，从上而下，皆从命门而入络于两肾。在功能上，督脉总督阳经，肾阳又为人身阳气之根本，督脉的功能往往归属于肾阳。此外，督脉与冲脉、任脉同起于胞宫，具有温煦子宫、精室的作用，因而也参与生殖过程。若督脉阳虚，则可导致宫寒不孕、精冷不育。

四、肾与带脉

《难经》记载："带脉者，起于季肋，围身一周。"由于带脉的特殊循行线路，可与十二经脉之气相互贯通。故又有"诸脉皆属于带"之说。带脉与肾也存在络属关系，如《灵枢·经别》篇曰："足少阴之正……上至肾，当十四椎出属带。"故带脉的经气也受肾气的制约和灌注。在功能上，带脉能够约束诸脉，约束精气，与肾脏的固摄功能是一致的。如肾脏失去固摄、封藏之职，则带脉也会丧失约束之责。

第四节 肾与五官九窍的关系

一、肾开窍于耳

耳为肾窍，主司听觉。耳的听觉功能依赖于肾精的充盛。盖肾主藏精，肾精充足，上充养耳，耳窍得养，则听觉灵敏、聪慧。故《灵枢》记载："肾气通于耳，肾和则耳能闻五音矣……肾主耳……在窍为耳。"耳的听觉功能之所以依赖于肾精的滋养，是由于肾藏精，精生髓，髓充脑，脑养耳之故。

二、肾开窍于二阴

二阴是指前阴、后阴，包括溺窍（尿道口）、精窍（阴道口）和魄门（肛门）。前阴具有排尿和生殖的功能，后阴主要排泄大便。溺窍的排尿功能实际上属于膀胱气化功能的一部分，而膀胱的气化功能又依赖于肾脏的气化，故肾开窍于溺窍。精窍的主要功能是生殖，而肾主生殖之精，故精窍亦为肾所主。至于魄门，《素问·五脏别论》有"魄门亦为五脏使，水谷不得久藏"的记载。可见大肠的传导功能不仅与肺有关，而且与五脏均有关系，尤其是与肾脏的关系密切。故《素问·水热穴论》记载："肾者，胃之关。"肾主封藏，司开合，魄门的启闭受肾气的制约。肾气充足，气化正常，则魄门启闭有度，大便排泄正常；如肾气亏虚，固摄无权，魄门启而不闭，则导致大便失禁、腹泻、五更泄等症。

三、肾其华在发

“肾……其华在发”。“发”泛指全身的毛发，主要为头发。“发为血之余”，头发的滋养主要依靠血液。但精血同源，又能够相互化生，精足则血旺，血旺则发荣，故毛发为肾之外候。此外，肾藏精，生髓，充脑，而发生于头部，亦赖脑髓的滋养。故肾精充足，精血旺盛，发有所养，则毛发光泽、黑润，生长旺盛；若肾精亏虚，精血不足，发失所养，则毛发枯黄、发白，生长缓慢，甚至脱落。

四、腰为肾之府

肾位于腰部，脊柱两旁，左右各一。故《素问·脉要精微论》记载：“腰者，肾之府，转摇不能，肾将惫矣。”肾精不断滋养腰部，腰才能发挥其运动的功能。如肾精不足，腰失所养，则可导致腰酸、腰痛；热邪侵犯肾脏或膀胱湿热，也可损伤腰部络脉而导致腰痛。

总之，中医学认为，肾为先天之本，五脏六腑之根，藏精气，生髓通脑，是人体生长、发育、生殖的来源，同时也是脏腑功能及生命活动之根本。肾纳命门之火，主司肾阴肾阳，是肾脏生理活动的动力。阴阳互根，保持动态平衡。若肾阴肾阳受到先天不足，后天亏损等因素的影响而导致损害，又不能通过自身进行阴阳调整，就会产生肾病。但肾病涉及范围广，临床表现也错综复杂，千变万化，个体差异明显。病情反复或加重，导致脏腑、阴阳、气血失调，和三焦气化功能的障碍，一般来说，“肾无实证”“久病及肾”，因此肾病多为内伤虚证。但肾病中也不乏外感病和实证，如临床常见的水肿病中的风水，淋证中的热淋和石淋，以及以肾虚为内因，以风邪兼夹时邪侵袭肾体为外因的急性肾风等病，均以邪实为主，亦有因外感而诱发肾病者。

第二章　肾病的病因病机

中医学认为，人体是一个有机的整体，在健康状况下，全身脏腑、气血、经络功能发挥正常，保持着机体内部的平衡。同时，人体与自然环境有着密切的联系，处在统一、平衡的状态中，即所谓的“天人合一”。

第一节　肾病的病因

病因病机包括病因、发病和病机三个部分。人体自身内环境及人体与外界环境之间，维持着既对立又统一的相对动态平衡，从而保持正常的生命活动。当这种动态平衡因某种原因遭到破坏，而又不能立即自行调节恢复时，人体就会发生疾病。破坏人体自身及其与外界环境之间的相对平衡状态，而引发疾病的原因就是病因，即致病因素。导致疾病发生的原因是多种多样的，如六淫、疠气、七情、饮食、劳逸、先天不足、药物损伤、痰饮、瘀血、外伤等在一定条件下都会造成或诱发肾病的发生。此外，病理产物或药物损伤等因素在肾病发生、发展过程中也起着重要的作用。

一、六淫

风、寒、暑、湿、燥、火是自然界六种不同的气候变化，在正常情况下称为六气，人生活在自然界里，任何疾病的发生均会受到自然界各种气候的影响，人类对六气的变化具有较强的调节与适应能力，所以正常的六气不会导致疾病。当风、寒、暑、湿、燥、火这六气太过或不及，异常气候的急骤变化或人体的抵抗力下降时，六气则成为致病因素，侵犯人体，造成或诱发疾病的发生，此时的六气就称为“六淫”。

由于六淫致病往往是两种或两种以上因素联合作用于人体，因此在临床上常以风与寒、风与热、寒与湿、湿与热、燥与热相兼，共同侵犯人体而导致肾病的发生。这说明自然界的气候变化，虽是人类生长的条件，但又是产生疾病的因素之一。

（一）六淫侵入的共同特点

1. 从肌表、口鼻入侵

《素问·调经论》记载：“风雨之伤人也，先客于皮肤，传入于孙脉，孙脉满则传入于络脉，络脉满则输于大经脉，血气与邪并，客于分腠之间。”“寒湿之中人也，皮肤不收，肌肉坚紧，荣血泣，卫气去。”《温病条辨白话解·卷一》在译注“凡温病者，始于上焦，在手太阴肺”时认为：“凡是一般温病，病邪首先侵犯手太阴肺经。是因为温是一种阳邪，感受途径是从口鼻而入，自上而下。寒是一种阴邪，由皮毛而入，自下而上。这是因为足太阳膀胱经属水，主一身之表，所以伤寒多从足太阳开始。”六淫之邪多由肌表或口鼻侵入人体而致病，由表入里，由浅入深，初期常出现恶风寒、发热、舌苔薄白、脉浮等表证。

2. 常有明显季节性

六淫之邪，是与六气太过或不及，非其时而有其气有关，在人体正气减弱的情况下侵入人体而发病。六气的变化又有一定的季节性。春天多东风，夏天多南风，秋天多西风，冬天多北风，春夏间多东南风，秋冬间多西北风等。气候表现为春温、夏热、秋凉、冬寒。气候不同，对人体和各种致病因素的产生、繁殖和传播均有不同的影响。所以，外感病常表现出有一定的季节性。春天多风病，夏天多热病及暑病，长夏多湿病，秋天多燥病，冬天多寒病。

3. 与居处地区环境有关

如久居湿地常见湿邪致病，高温作业常见火热病邪致病。在不同地区，随着气候不同而患病亦异。《素问·五常政大论》记载："天不足西北，左寒而右凉；地不满东南，右热而左温……是以地有高下，气有温凉；高者气寒，下者气热。"西北之右是西方，属金，应秋，故气凉；西北之左是北方，属水，应冬，故气寒。东南之左是东方，属木，应春，故气温；东南之右是南方，属火，应夏，故气热。西北方，地势高而气寒；东南方，地势低下而气热。一般来说，西北地区气候多燥、寒，故多寒病、燥病；东南地区气候多湿、温，故多湿病和热病。

4. 可单独或相兼致病

六淫之邪可一邪单独致病，如伤风、伤寒、伤暑、伤湿、伤燥等，又可合邪致病，如外感风寒、风热、温燥、凉燥等。如痹证中有风寒湿或风湿热三邪相兼为病。《三因极一病证方论·卷二》记载："所谓风寒、风温、风湿、寒湿、湿温，五者为并。风湿寒、风湿温，二者为合。"由此可见，六淫之邪除可单独致病外，又常合并致病。

5. 在发病过程中病证性质可以转化

《温热经纬·卷三》记载："六气之邪有阴阳不同，其伤人也，又随人身之阴阳强弱变化而为病。"《医原·百病提纲论》记载："六气伤人，因人而化，阴虚体质，最易化燥，燥固为燥，即湿亦化为燥；阳虚体质，最易化湿，湿固为湿，即燥亦必夹湿。"其他如寒邪入里可以化热，刘完素在谈论火热与风、湿、燥、寒诸气的关系时，强调风、湿、燥、寒诸气在病理变化中，均能化热生火。这时病邪的转化是在一定条件下进行的，多与体质和邪郁有关。所谓转化，是指病证的证候特点与初受之邪所致的病证，发生了不同性质的变化。

六淫病因，从今天的临床及现代科学角度来看，除了气象因素外，还包括细菌、病毒等多种致病因素在内。气候因素为细菌和病毒的生长、繁殖、传播创造了条件。

（二）六淫的性质和致病特点

1. 风寒之邪

风为百病之长，六淫之首。凡寒、湿、燥、热诸邪多依附于风而侵犯人体，故风为外邪致病的先导。"寒气通于肾"，肾为寒水之脏，寒邪致病，与肾有一定的亲缘性，二者同气相求，故有“寒喜中肾”之说。当冬春之交，或遇气候异常变化之际，风邪夹寒，或寒邪夹风而成风寒之邪，如遇体质之虚或防护失慎之时，则可引起肾风等病证。《素问·奇病论》记载：“有病然如有水状，切其脉大紧，身无痛者，形不瘦，不能食，食少……病生在肾，名为肾风，肾风而不能食，善惊，惊已，心气痿者死。”显然，肾风的发病与肾气虚而感受风寒之邪有关。

风性开泄，易致肾脏开合失常，封藏失职，则精微外泄；寒为阴邪，其性凝滞，易损伤肾中阳气，导致肾脏气化失常，则水液停留。肾风迁延不愈，渐至脏腑精气亏虚，阴阳虚衰，水邪外溢肌肤，内充胸腹。终至脾肾衰败，心神失守，湿浊内聚，三焦壅塞，下关上格，遂成肾劳，病势危殆。从肾风的临床表现中看，显然是包括了现代医学急性肾小球肾炎、慢性肾小球肾炎急性发作等一类疾病，疾病久延，可由急性肾小球肾炎转化为慢性肾小球肾炎，最后发展成为慢性肾衰竭。

此外，寒邪最易侵犯于肾，寒性收引，寒邪伤及肾脏经络，导致经脉收缩，气血运行不畅，不通则痛，故见腰背疼痛；寒邪直中少阴，伤及肾阳，又可导致男子阳缩、阳痿及精寒不育，女子胞冷不孕等症。

风性善行而数变，风邪致病有发病急、传变快的特点，如风水病，短时间内发生骨节疼痛、头面肿、一身悉肿就充分说明了风邪致病转变快的特点。因此，风寒之邪侵犯人体，不仅可导致肾病的发生，也是肾病病情进一步加剧，严重者转变成危症的重要诱发因素，最终加速了阴阳的离决，导致生命的终止。所以，认识风寒之邪的性质及致病特点重要性，以进行有效的防治。

2. 寒湿之邪

寒为阴气盛的表现，“阴盛则寒”。其性属阴，湿邪重浊黏滞，其性类水，故寒湿皆为阴邪，两者同气相求，易相合而侵犯人体，导致阳虚阴盛，致肾病的发生。又如寒邪夹湿，或者湿邪化寒而成寒湿之邪，侵袭于肾，以致肾阳虚衰，而“湿化寒而阳愈虚，阳虚则真火内败，寒湿更积蓄而不消”，出现肾着、肾泄、水肿、痰饮等病变。当然，肾主水，脾主湿，水湿同类，湿积日久则脾阳消乏，肾阳亦惫。原因是“肾受冷湿，着而不去”，即寒湿伤肾。寒为阴邪，诸病水液，澄沏清冷，皆属于寒。阳气虚衰，气不化水，则见小便清长，尿后余沥等症。湿为阴邪，其性重浊，故寒湿之邪入于肾阳虚惫之体，而见阳气更虚，水湿停滞，肿胀难消。而寒湿伤肾的特点一是寒湿之邪易伤阳气，阻遏气机，使气化功能受阻，故见身重腰冷、小便自利；二是寒邪稽留不散，湿性黏滞，寒湿伤肾，多缠绵难愈。

3. 湿热之邪

湿热之邪致病，多在长夏之时，以其正值夏秋之交，阳热下降，氤氲熏蒸，水气上腾，空气潮湿闷热，每多湿热之邪侵入人体；或由居处潮湿，涉水淋雨，水上作业，汗出沾衣等，湿邪袭人，入里化热而成湿热之邪，常常导致一些肾病的发生。《宣明方论》中记载："湿气先伤人阳气，阳气伤不能通调水道，如水道下流淤塞，上流泛溢必为水灾。一旦水退，干旱从之，亦能使人真阴不能生长，而耗阴液。"在一些肾病的病变过程中，先由湿热之邪入侵，或感风邪夹湿，一旦风邪离去，湿邪化热而留恋为患，此时体内水液代谢障碍，则饮食水谷不化而内聚成湿浊，郁结化热，内外相合，久则伤阴，这种湿热伤阴就会病程迁延。下焦之病，大多数属于肾病一类。如淋浊、肿胀、遗精、阳痿、阳强、血精等，都可以表现出上述的病因病机。有些疾病还以病因命名，如湿热淋。与淋、浊、肿胀密切相关的一些肾脏疾病，如泌尿系感染、肾小球肾炎等，其发病过程均可由湿热之邪所致。

4. 燥热之邪

燥为秋季的主气，在自然界中属于秋金萧杀之气，故燥邪袭人最先伤肺。因肾主五液而恶燥，故燥邪又易伤肾。燥邪常与热邪合而致病，因初秋多旱不雨，骄阳久曝，火热烘烤而形成燥热之邪，亦见于素体阴虚液少，又感燥邪而燥从热化者。燥热之邪最易灼伤阴液，导致肾之真阴亏损。然燥邪袭人，又有温燥、凉燥之分。一般来说，燥邪伤人而病情不重，病程亦短，很少伤及肾阴。但是燥邪入里，一旦化热而成燥热之邪，或由偏食燥剂等导致阴伤而见内燥，此时可见筋燥、骨痿、爪枯、大便燥结等症，无不伤及于肾而为病。

二、疠气

疠气，即疫疠之气。是一类具有强烈传染性的病邪，疠气又称"疫气""毒气”“时气”“杂气”“异气”“戾气”“乖戾之气”等。疠气引起的一类疾病，总称为“疫疠”“疫病”“瘟病”或“瘟（温）疫病”。疫气与六淫不同，如《瘟疫论》指出：“夫瘟疫之为病，非风、非寒、非暑、非湿，乃天地间别有一种异气所感。”疫气的传播途径，古人已经认识到主要通过空气传染，多从口鼻侵入人体致病，同时也可随饮食、接触、蚊虫叮咬及其他途径侵入而导致肾病的发生。现代医学乙型肝炎病毒相关性肾炎，乃疫气、疫毒伤于肾，致使正气虚损，肝肾阴亏而发肾病，以及流行性出血热所致的肾衰竭等都是疠气所致。

（一）疫疠发生与流行的有关因素

1. 气候因素

特别是自然气候的反常，如久旱、洪涝、酷热、湿雾、瘴气等，均能产生疫疠之气。

2. 环境和饮食卫生

环境卫生恶劣，会滋生疠气。如空气、水源或食物有疫邪污染，接触者可发生疫疠病。

3. 预防和隔离

预防和隔离疫疠病的措施不得力，可使疫疠病发生和流行。因为疠气具有强烈的传染性，发现疫疠病人，应立即隔离治疗，防止疫疠病的蔓延。对易接触感染者，应服食或注射预防药物，并注意饮食起居，保养正气，提高机体抵抗力。

4. 社会因素

疫疠的发生和流行与社会制度和社会状态密切相关。战乱和灾荒易造成瘟疫流行。曾有记载：“建安二十二年，疠气流行，家家有僵尸之痛，室室有号泣之哀，或阖门而殪，或覆族而丧。”《瘟疫论·〈伤寒例〉正误》记载：“夫疫者，感天地之戾气也……多见于兵荒之岁。”若国家安定，经济繁荣，民众安居乐业，又注重卫生防疫工作，疫疠病发病会显著下降，并不易发生流行。

（二）疠气致病的特点

疠气致病的特点，主要有传染性强，易于流行，发病急骤，病情严重，一气一病，病状相似等。

1. 传染性强，易于流行

传染性强是疠气致病最主要的特点，它可以通过空气、食物或其他形式接触病原体发生传染，甚至出现流行。《内经》指出“五疫之至，皆相染易”，《诸病源候论》记载：“人感乖戾之气而生病，则病气转相染易，乃至灭门。”如果预防治疗措施得力，亦可为散发性的，而不会发生广泛流行。

2. 发病急骤，病情严重

疠气致病，常潜伏期较短，甚可“触之者即病”，而且病情较重。《瘟疫论·杂气论》记载：“疫气者……为病颇重……缓者朝发夕死，急者顷刻而亡。”因此，疫疠病的死亡率高。

3. 一气一病，症状相似

疠气种类繁多，一种疠气引起一种疫疠病，每一种疫疠病，症状相似。如《素问·刺法论》记载：“无问大小，病状相似。”《瘟疫论·杂气论》记载：“大约病遍于一方，沿门合户，众人相同，皆时行之气，即杂气为病也。为病种种，是知气之不一也。盖当时适有某气，专人某脏腑某经络，专发为某病，故众人之病相同。”

总之，疫疠之病可防可治，综观大灾之年，只要积极预防，可控制疫病的发生。

三、七情

七情即喜、怒、忧、思、悲、恐、惊七种情志变化。在一般情况下，属正常的精神活动范围，并不致病。只有突然强烈或长期持久的精神、情志刺激，才能影响人体的生理功能而导致疾病。由于情志活动是以内脏精气作为物质基础的，故情志失调常常引起肾的功能障碍。《素问》记载：“人有五脏化五气，以生喜怒悲惊恐。”又说肾“在志为恐”“恐伤肾”。情志失调导致肾病主要表现在两个方面，一是长期恐惧，“恐则气下”，以致肾气受伤，造成遗精、阳痿等症；二是情志失调，造成气机逆乱，气郁化火，灼伤肾阴，导致肾阴不足，或气滞血瘀，肾络受损。

情志失调不仅是一些肾病发生的原因，同时又是诱发肾病加重的一个因素。如遗精、阳痿等性功能低下的患者，由于精神过度紧张，常导致病情反复不愈，甚至日渐加重。水肿、肾劳等病，每因迁延不愈，导致患者情志不舒，气机郁滞，三焦水道壅塞而使病情加重或恶化。

四、饮食

饮食不节亦是部分肾病发生的重要原因。“饮食自倍，肠胃乃伤”，指出饮食过量，导致脾胃功能障碍，气血生化无权，气血亏虚而不能充养脏腑，肾中先天之精缺少，后天之精的补充、滋养不足，则导致肾中精气不足而发病。而长期恣食肥甘、醇酒厚味、辛辣煎炸之物，易造成肾中积热，从而导致“消渴”“湿热淋”等病的发生。消渴的发病与肾关系密切，其表现包括现代医学的糖尿病肾病。

五、劳逸

劳逸伤，是指过劳、过逸致病。劳伤，是指过度劳累（包括劳心和劳力），积劳成疾。逸伤，是指过度安逸而生病。劳逸适当，则形体壮实，脏腑协调，精神健壮。劳逸过度，常可以导致一些肾病的发生，劳逸过度主要指房劳过度和闲逸过度两个方面。

（一）房劳过度

房劳过度即性生活过度，多因形体未盛而早婚，或因性欲过度，或因素体本虚，而不知节制房事，或因思念未遂，手淫恶习等原因，损伤肾脏，耗散肾气，男则多见心神浮动，相火偏亢，精关不固，而致梦遗滑精、早泄阳痿等症；女则多见冲任损伤，胞气不固，而致月经不调、崩漏带下、流产难孕等症。

由于肾精亏损，虚火上炎，久则脑髓失养，或心肾阴虚，或肺肾阴虚，或肝肾阴虚，或任督俱损。伤阴者表现出相火偏旺，伤阳者表现出命门火衰。相火偏旺由思虑过度，色欲不节，心肾虚损，水火不交所致。一般来说，“遗精”“淋浊”都是由于心虚有热，相火妄动而不能下交于肾，导致肾精失守。“足厥阴之筋……阴器不用……伤于热则纵挺不收”。如相火过盛，肝肾阴虚较甚，可出现阳强不倒。命门火衰是阳痿、早衰、早泄、肾喘、肾泻等症的一个重要原因。

（二）闲逸过度

闲逸过度或好逸恶劳，初则精神衰减，意志消沉，脏腑失调，抗病能力低下，久则肌肤松弛，筋骨痿软，易导致一些肾病的发生。如形体虚胖，痰浊壅盛，女子月经不行，带下量多、秽浊，甚则肾气虚衰而致不孕。

六、先天不足

《内经》认为：“人之生，先成精”，“两神相搏，合而成形，常先身生，是谓精”。先天不足为肾病的主要原因，多因精气禀赋不足和妊娠调养失当两个方面引起。因此，精是秉受于父母而藏于肾。由于肾脏有“先天之精”，为脏腑阴阳之根本，生命之源，故称肾为“先天之本”。如父母禀赋不足，精血亏虚，常会导致男女肾虚而发病。如精气禀赋不足，后天失养，则易致形体瘦弱，发育迟缓，内则脏腑失养，功能减退，外则肌肤不温，卫阳失煦；卫气不固，则易为外邪侵袭；甚则生长发育迟缓，而产生筋骨痿软、鸡胸、龟背、遗尿等小儿肾病的病症。精气禀赋不足，亦可因父母之肾阴虚或肾阳虚的体质影响后代。

七、药物损伤

药物有治疗作用，同时作为一种外源性物质，也可影响人体正常代谢。所谓药物损伤是在常用剂量时发生对人体有害而非预期的反应，是致敏患者对某种药物的特殊反应。药物通过不同途径被机体吸收后，经生物转化最终排出体外。肾脏是药物排泄的重要器官，药物引起的肾损害日趋增多，主要表现为肾毒性反应及变态反应。

张从正在《儒门事亲》中记载："老人肾虚无力，夜多小溲，肾主足，肾水虚而火不下，故足痿，心火上乘肺而不入脬囊，故夜多小溲。若峻补之，则火益上行，脬囊亦寒矣。"药物损伤是肾病发生、发展过程中一个不可轻视的重要因素，产生药物损伤的原因大致有误补、误治两大因素。

（一）误补

肾病多虚证，在病症的表现上，常见肾阳虚、肾阴虚、肾精亏损、肾气虚弱等证，在治疗上多使用补肾药物进行辨证论治。如将温补药用于肾阴虚患者，或以养阴药用于肾阳虚患者，以填精补肾之品用于体虚而胃纳不佳者，则常常会产生一些变证。由于这种误补而导致的药物损伤，更加剧了原有肾病。

（二）误治

在肾病呈现本虚标实时，需用攻邪之品，或用苦寒清热，或以淡渗分利，或以逐水蠲饮等。这些攻邪之品的运用，如配伍不当，或者攻邪过猛，可致正气受损。这种因使用攻邪之品不当而产生的药物损伤，可导致人体正气即肾气的虚损。包括一些中草药如雷公藤、木通对肾脏的损害作用，以及现代医学治疗肾病或其他疾病而使用的抗生素（氨基糖苷类、镇痛药）、激素、免疫抑制药等也可成为药物损伤的致病因素。

八、痰饮

痰饮是人体水液代谢障碍所形成的病理产物，又是一种继发性病因之一。《内经》只有饮积之说，而无痰饮之名。自汉代张仲景《金匮要略·痰饮咳嗽病脉证并治》记载："夫饮有四，何谓也？师曰：有痰饮，有悬饮，有溢饮，有支饮。"痰和饮合称为痰饮，但又有区别。就其形质而言，一般以较稠浊者称为痰，清稀者称为饮。《景岳全书·卷三十一》记载："痰之与饮，虽曰同类而实不同也。盖饮为水液之属……此皆水谷之余，停积不行，是即所谓饮也。若痰有不同于饮者，饮清澈而痰稠浊。"

1. 痰饮的概念

痰饮的概念有狭义和广义两个方面。狭义的痰饮，即《金匮要略》的四饮之一。广义的痰饮，包括很多病证。《诸病源候论·痰饮病诸候》就有痰饮食不消候、热痰候、冷痰候、痰结实候、膈痰风厥头痛候、流饮候、流饮宿食候、留饮候、癖饮候、支饮候、溢饮候、悬饮候等十六论。饮多停留于人体局部，其在不同的部位，产生不同的病证，故有“痰饮”“悬饮”“溢饮”“支饮”等不同的名称。而痰形成以后，随气流行，在人身内外上下无处不到，形成的痰病痰证种类繁多，症状极为复杂。

痰的概念有狭义和广义两种含义。狭义之痰，是指肺及呼吸道的分泌液，可咳嗽而出，或呕恶而出的黏液体。此痰有形质可见，在喉中闻之有声，故常被称为“有形之痰”，亦有人称为“外痰”。广义之痰，除狭义可见之痰外，还包括各种原因使体内津液代谢障碍，停留积聚，蕴结而成的痰。这种痰随气运行，无处不到，从而形成种种痰病痰证。举凡无端寒热、眩晕、头痛、呕恶、便秘、女性不孕、眼目昏暗，肢体重痛、皮肤糜烂久久不瘥、小儿惊厥抽掣、失眠、嗜睡、夜游，以及冠心病心绞痛、肥胖症、高脂血症、老年性前列腺肥大、神经官能症、中风，还有中风后遗症、肝痛肝大、甲状腺肿大、慢性乙型肝炎、恶性癌肿等，其中不少证型都与痰有关。

2. 痰饮的形成

痰饮多由外感六淫、疠气，内伤七情及饮食、劳逸等，使五脏及三焦等脏腑气化功能失常，水液代谢障碍，以致水津停滞而成。尤其是肺、脾、肾及三焦气化功能障碍，津液停滞，导致痰饮更为常见。

在《金匮要略·痰饮咳嗽病脉证治》列出的痰饮病，实际是水饮停积的病证，水走肠间谓之痰饮；饮后水流在胁下谓之悬饮；饮水流行，归于四肢，谓之溢饮；水饮上追胸肺，则为支饮。还有心下有留饮、胸中有留饮、膈上病痰……心有伏饮，以及凡人食少饮多，水停心下，甚者则悸等。

《诸病源候论·痰饮病诸候》已将痰和饮进行分类，有诸痰候，诸饮候等。对痰饮的形成，认为：“痰饮者，由气脉闭塞，津液不通，水饮气停在胸腑，结而成痰。又其人素盛今瘦，水走肠间，漉漉有声，谓之痰饮。”热痰候是：“谓饮水浆结积所生也……热气与痰水相搏，聚而不散。”冷痰候是：“胃气虚弱，不能宣行水谷，故使痰水结聚，停于胸膈之间。”诸痰候是：“此由血脉壅塞，饮水积聚而不消散，故成痰也。”流饮候是：“由饮水多，水流走于肠胃之间。”留饮候是：“饮酒后饮水多，水气停留于胸膈之间，而不宣散。”癖饮候是：“饮水多，水气停聚两胁之间，遇寒气相搏，则结聚而成块。”诸饮候是：“皆由荣卫气痞涩，三焦不调，而因饮水多，停积而成痰饮。”支饮候是：“饮水过多，停积于胸膈之间。”溢饮候是：“暴饮水，水气溢于肠胃之外，在于皮肤之间。”悬饮候是：“饮水过多，留注胁下。”

《三因极一病证方论·痰饮叙论》记载：“人之有痰饮病者，由荣卫不清，气血败浊凝结而成也。内则七情泊乱，脏气不行，郁而生涎，涎结为饮，为内所因；外有六淫侵冒，玄府不通，当汗不泄，蓄而为饮，为外所因；或饮食过伤，嗜欲无度，叫呼疲极，运动失宜，津液不行，聚而为痰饮。”

从上可知，痰饮的形成由外感六淫、疠气、内伤七情、饮食、劳逸等多种因素，使五脏及三焦气化失常，气脉闭阻，津液不通，荣卫不清，气血败浊，凝结而成。五脏及三焦气化功能失常均能生痰饮，而以肺、脾、肾三脏及三焦气化功能失常尤为常见。因为肺主宣发和肃降，有通调水道下输膀胱的作用，脾主运化水湿，位于中焦，是气机升降的枢纽，“诸湿肿满，皆属于脾”，“脾为生痰之源”；肾者主水，司膀胱开合，对人体水液代谢起着主宰和关键作用；三焦为水谷之道路，总司人体气化。

此外，水液代谢障碍所形成病理产物的病因，尚有水湿因素，其形成机制与痰饮相似。水、湿、痰、饮同源而异流，分之为四，合则为一。一般认为，湿聚为水，积水成饮，饮凝为痰。就形质而言，稠浊者为痰，清稀者为饮，更清者为水，而湿是弥散于脏腑组织之中的水气。水湿痰饮不能截然分开，故常“水湿”“水饮”“痰湿”“痰饮”并称。水湿常困阻于脾胃和弥散于肌肤，水饮多停积于肠胃、胸胁、腹腔及肌肤，痰则随气升降，无处不到。

3. 痰饮的病证特点

痰饮为有形之阴邪，故痰饮形成以后，具有湿浊黏滞特性，既可阻滞气机，影响经脉气血运行，又可表现病证缠绵难愈。由于痰饮可停留于人体各部，特别是痰可随气流行，无处不到，因此临床病证繁杂，随着痰饮停留的部位不同，表现出不同的病证特点。

痰的病证特点是痰阻于肺，肺气宣降不利，则出现胸闷、咳嗽、气喘；痰多阻于心，心血运行不畅，常见胸闷、心悸；痰迷心窍，则神昏、痴呆，或突然昏仆不省人事、喉中痰鸣、两目上视、手足抽搐；痰火扰心，则失眠心烦、躁狂妄动、语乱，或打人毁物；痰停于胃，胃失和降，则胃脘痞满、恶心、呕吐痰涎；胆郁痰扰，则心悸不寐、烦躁不宁、口苦呕恶、胸闷胁胀、头晕耳鸣；痰浊上犯于头，干扰清空，则眩晕、昏冒、头重；痰气凝结咽喉，可出现咽中梗阻，吞之不下，吐之不出，称为梅核气；痰在经络筋骨，可致瘰疬痰核，肢体麻木，或半身不遂，或成阴疽流注等。

（1）痰的性质

痰热互结，则为热痰；寒痰互凝，则为寒痰；痰兼湿象，则为湿痰；痰兼燥象，则为燥痰。若为外痰，则热痰黄稠；寒痰白而清稀；风痰清稀而多沫；湿痰白滑而量多；燥痰量少质黏而难咯出；痰黄而带鲜血者为热伤肺络；咳吐腥臭痰者，属肺痈；咳吐涎沫，口张气短，是肺痿。

（2）饮的病证特点

饮在肠间，则肠鸣辘辘有声；饮在胸胁，则胸胁胀满，咳则引痛；饮在胸膈，则咳逆倚息，短气不得卧，其形如肿；饮溢肌肤，则见肌肤水肿汗多，身体沉重；饮在腹中，则腹胀大如鼓，腹壁青筋显露，形体消瘦，尿少。

总之，中医认识痰、饮证，除上述临床病证特点外，还需结合舌苔、脉象进行判断。

九、瘀血

瘀血是脏腑功能失调的病理产物，在肾病的发生、发展过程中，可因其他脏腑发生病变而导致瘀血的产生。瘀血产生的原因多种多样，但总结起来不外因实因实致瘀、因虚致瘀者，证候有“气虚血瘀”“阳虚血瘀”“阴虚内热”和“气阴两虚”。气虚血瘀多因气虚无力，不能推动、温煦血液运行而致瘀血；阳虚血瘀多因阳气不足，不能温运血液而产生瘀血；而阴虚内热和气阴两虚皆源于阴血同源，阴亏血少，则血行涩滞而成瘀血。因实致瘀者有“气滞血瘀”“湿热血瘀”“湿浊血瘀”和“络伤血瘀”。“络伤血瘀”即或因脉络损伤，离经之血停滞脉外而导致瘀血；或因气机不畅，湿热郁久不解，湿浊阻滞脉络，导致血行瘀滞，停而为瘀。这些瘀血一方面可导致肾病的病情更为复杂，如瘀血水湿互结、肿胀的治疗就会困难得多；另一方面，瘀血可以引起一些并发症，从而使病情日趋严重。如瘀伤脉络，造成各种出血，在肾病后期则较难治愈。

瘀血与肾病发生、发展的关系可以发现在肾病病变的各个阶段。

（一）瘀血的形成

1. 由于内外伤或其他原因引起出血

一是离经之血积存体内，形成瘀血；二是外感六淫、疠气、内伤七情，或饮食、劳倦、久病、年老等，导致人体气虚、气滞或血寒、血热，使血行不畅而凝滞，从而产生瘀血。离经之血积留体内为瘀血，如《内经》记载："则血溢于肠外，肠外有寒汁沫，与血相搏，则并合凝聚不得散而积成矣"。"孙络外溢，则经有留血"，"有所堕坠，恶血在内而不去"。《诸病源候论》记载："从高倾仆，内有血，得笞掠内有血结。"并认为产后有瘀血，以及妊娠堕胎后有瘀血。《三因极一病证方论》有"吐衄不尽，瘀蓄在内"。《医述·血证》引罗赤诚说："凡瘀血之证，今人但知闪挫而有瘀血，不知有因火载血上行，或吐或衄，病者自忍，而蓄滞于中。"《血证论·吐血》记载："其离经而未吐出者，是为瘀血。"

2. 血行不畅而凝滞成瘀血

因气为血帅，气行则血行，所以气虚推动无力，或气滞不能行血，均可形成瘀血。导致气虚的原因很多，如先天不足、后天失养，或饮食损伤脾胃，或劳逸伤，或久病，或年老体衰等，均可导致气虚。《灵枢·经脉》指出："手少阴气绝，则脉不通，脉不通则血不流。"《景岳全书·胁痛》记载："凡人之气血，犹源泉也，盛则流畅，少则壅滞，故气血不虚则不滞，虚则无有不滞者。"《读医随笔·承制生化论》更明确指出："气虚不足以推血，则血必有瘀"。造成气滞的原因，主要有七情、食积等。《素问·生气通天论》记载："大怒则形气绝，而血菀于上。"《灵枢·百病始生》记载："内伤于忧怒，则气上逆，气上逆，则六输不通，温气不行，凝血蕴里而不散。"《证治汇补》记载："喜怒不节，起居不时，饮食自倍，营血乱行，内停则为蓄血。"外感寒邪热邪，或病变过程中寒化、热化等因素亦可产生瘀血。《素问·调经论》记载："寒独留，则血凝泣。"

（二）瘀血的致病特点

瘀血形成以后，《血证论·卷五》记载："此血在身，不能加于好血，而反阻新血之化机。”所以，瘀血不仅失去血液的濡养作用，而且会影响全身或局部的气血运行，产生疼痛、出血，或经脉瘀塞不通，或脏腑出现癥积，在体表可见瘀肿或肿疡，以及瘀血不去，新血不生的其他症状。瘀血致病的特点由于瘀血所致的病证繁多，临床瘀血所致的病证，主要有几个共同特点。

1. 疼痛

一般多表现为刺痛，痛处固定不移、拒按、疼痛夜甚。气滞致瘀血者，则多为胀痛或闷痛。亦有表现为绞痛，如心绞痛、胆绞痛、肾绞痛等。

2. 肿块

肿块固定不移，在表见肌肤青紫肿胀或红肿；在里腹部可触摸到瘀块。

3. 出血

瘀血积存体内，影响气血正常运行，常可导致出血。血色多紫暗，或伴有血块。但新出之血，未在体内停留，则为鲜血。

4. 发热

多见于夜间较甚，口干渴，欲漱水不欲饮。若瘀阻腠理，则见恶寒发热。

5. 望诊

唇甲发绀，舌质紫暗，或有瘀点、瘀斑，或舌下静脉曲张，久瘀可见面色黧黑或肌肤甲错，或皮肤出现红丝缕（蜘蛛痣），或腹壁青筋暴露。

6. 脉诊

多见细涩、沉弦或结代脉。

（三）瘀血病证的临床表现

瘀血病证的临床表现极为复杂，患者随瘀血形成的原因和部位不同，表现不一样。如瘀阻于心，见心悸、胸闷、心前区痛、唇甲及舌质发绀，有的出现心前区绞痛、神昏、肢厥、大汗淋漓。瘀阻于肺，见咳逆喘促，或胸痛、咯血，或咯吐脓血。瘀阻于肝，可见胁痛、痞块。瘀阻胃肠，可见脘腹疼痛、呕血，或大便漆黑。瘀阻胞宫，可见小腹疼痛或少腹疼痛，月经不调，痛经，闭经，月经常紫色成块，或见崩漏，或产后恶露滴沥不断等。

因疾病或外伤所致及其病变本身损伤血络而造成瘀血，这些瘀血可以使病情反复不愈，甚至加重；在病变后期，瘀血大多是因自身病变形成的，即久病入络。肾小球疾病患者机体内普遍存在着血瘀的病理状态，瘀血影响着肾病的发生、发展和转归。在高凝（血瘀）状态下，肾脏局部可出现瘀血而导致肾血流量减少，肾小球滤过率下降，从而引起肾衰竭，或加重肾衰竭。

十、外伤

外伤包括枪弹伤、金刃伤、跌打损伤、持重努伤等损伤，外伤轻则伤及表皮，重则损及内脏，均可损伤脉络，致使血液不循常道而溢出脉外，变生瘀血而成为肾病发生、发展的重要致病因素。同时，外伤还可引起情志异常，如惊恐过度，恐则气下，造成气机逆乱，肾气受损而形成“阳痿”等症，终成“肾虚”“肾劳”等。

肾病的病因除上面所述之外，还因烧烫伤、大出血、中毒等，可导致肾气受损，肾中气机逆乱，进而引起肾病的发生或加剧等。

第二节　肾病的病机

病机是指疾病发生、发展与变化的机制。病邪作用于人体，机体正气奋起抗邪，正邪相争，人体阴阳失去相对平衡，使脏腑、经络、气血的功能失常，从而产生全身或局部复杂的病理变化。因此，具体在肾病方面，尽管肾病的种类繁多，临床表现错综复杂，各个疾病都有其各自的病机特点，但从总体上说离不开阴阳失调、邪盛正衰、脏腑失调、气血失和等。

一、阴阳失调

阴阳学说是中医学中朴素的哲学观，包含着丰富的辩证法思想和方法论的内容，是对相关事物或现象相对属性或同一事物内部对立双方属性的概括。阴阳之间是互根互用的关系，即阳依阴而存，阴依阳而生，每一方均以对立面的存在为自身存在的前提条件。《医碥·阴阳论》指出："阴阳又各互为其根，阳根于阴，阴根于阳；无阳则阴无以生，无阴则阳无以化。"阴阳失调是阴阳之间失去了平衡，也是机体在疾病过程中，由于致病因素的作用，导致机体阴阳两个方面失去相对的协调与平衡，从而形成阴阳偏盛、偏衰、互损、转化、格拒或亡失的病理状态。同时阴阳失调又与脏腑、经络、气血等相互关系的失调，以及表里出入、上下升降等气机失常相关联。由于各种致病因素作用于人体，必须通过破坏人体内部的阴阳平衡才能形成疾病，所以阴阳失调又是疾病发生、发展与变化的内在根据。

肾左右各一、命门附焉，内藏真阴而寓元阳，为水火之宅，为一身阴阳之根本。肾阴与肾阳相互依存，相互制约，相互为用，从而维持着相对的动态的平衡与协调，通过肾中阴阳的平衡来维持肾功能的正常发挥。如果肾中阴阳的平衡关系被打破，就会出现阴虚阳亢，或阴盛阳衰等阴阳失调的现象，从而导致肾病的发生。肾阴又称元阴、真阴、肾水、真水，为一身阴液之根本，有滋润形体、脏腑，充养脑髓、骨骼，抑制阳亢火动，以维持正常的生长发育与生育等功能。肾阳又称元阳、真阳、真火、命门之火、先天之火，是肾生理功能的动力，又是脏腑功能的源泉。肾中的阴阳失调主要体现在以下两方面。

（一）肾阴虚

肾阴虚是由于肾水不足导致形体脏腑失其濡养，精血、骨髓失其充养而日益不足，肾阳或命门之火失其制约，亦常亢逆为害，导致肾阴虚损。而导致肾阴虚损有以下原因，先天禀赋不足，肾阴素虚，多见于早产、发育不良者；急性热病导致伤津耗液，下汲肾阴；房劳过度，使肾阴亏损；老年阴精的自衰；过服温燥之品，以致燥热劫阴。

肾阴虚损是一个逐步进展的过程。在病变初期，主要表现为肾阴不足，此时病情较轻，继而发展为肾阴虚，进一步发展为肾阴虚损。

1. 肾阴不足

眩晕耳鸣，腰膝酸软，遇事易急，耳目失聪，思维不敏，神疲乏力，不耐劳作，劳则病增，静则病缓，舌质不荣，或无明显变化，脉象如常。

2. 肾阴虚

形体消瘦，腰背酸痛，膝软无力，转侧不利，咽干口燥，口渴喜冷饮，心胸烦热，夜寐不安，烦扰难眠，性欲亢进，阳强易举，梦遗滑精，甚则午后热甚，腰骶热痛，痛连足跟，大便燥结，小便短赤，尿热频急，夜间尤甚，舌体多瘦小红赤不荣，苔黄津少，或见剥苔，脉象多细而略数。

3. 肾阴虚损

形体消瘦，发枯不荣，面色晦暗，唇红颧赤，腰背酸痛，膝软难支，遗精早泄，头晕耳鸣，遇事健忘，甚则午后热甚，腰痛难忍，腰骶热痛，行则欲立，立则欲坐，卧则可缓等症。肾阴虚而生内热，则见午后烦热，骨若燔炭，口渴喜饮，头目眩晕，视物不清，心烦失眠，潮热盗汗，齿龈红赤萎缩，齿枯不荣，松动疼痛，小便灼热或热痛，尿意频急，尤以失眠时为甚，大便燥结，舌体瘦小暗红，苍老不荣，苔剥少津，或者舌净无苔，枯槁乏津，脉沉细而数。

（二）肾阳虚

肾阳虚是命门火衰，温煦失职，气化无权，封藏不固，因而发生畏寒肢冷，水邪泛溢，阳痿滑泄等病症。导致肾阳虚衰主要体现在以下几方面：一是素体虚弱，气血不足，由气虚逐渐发展成阳虚；二是久病不愈，损及脏腑气血，亦可逐渐发展成阳虚；三是年老体衰，阳气日渐不足；四是劳损过度，下元亏损；五是湿热邪毒伤肾，导致肾气不足，渐见肾阳亏损。

肾阳虚衰是一个逐步形成的过程，在病变初期，首先见到肾气不足，此时病情较轻，甚至不为人所注意，而发展为肾气虚和肾阳虚这两个阶段时，这时肾虚的临床表现也就较为明显，只要经过正确的治疗，病情尚能得到有效控制或缓解。但一旦发展到肾阳虚衰这一阶段，这时病情较重，一般治疗也较为棘手。在其病变过程中，从肾气不足表现的证候来看，对其他脏腑的损害较轻微；到了肾阳虚、肾阳虚衰时，不仅肾病可累及脾、心、肝、肺和六腑，而且还可影响四肢、九窍、肌肉，随着病情的进展，终因全身衰竭而出现阳气外脱。

1. 肾气不足

精神疲乏，呼吸短急，劳则腰膝酸软，足跟疼痛，小便无力，尿后余沥，阳痿早泄，遗精滑精，舌苔薄白或舌体胖大、边有齿印，右尺脉弱。

2. 肾气虚

眩晕神疲，腰膝酸软，不耐久行，劳则加重，性欲减退，遗精滑精，阳痿早泄，精神困顿，小便量次增多，尿后余沥，淋漓不尽，夜尿频数，舌淡胖，苔薄白而腻，脉细弱，两尺不足，右尺尤甚。

3. 肾阳虚

面色晦暗，精神困倦，畏寒怕冷，肢末不温，腰骶冷痛，膝软沉重。男性则见阳痿早泄，精滑不固，精冷难育；女性则见月经失调，白带过多，宫寒难孕。甚则开合失司，温煦失职，封藏不固，气化难行，水浊内聚，而见全身水肿，小便不利，或精微外泄，则小便不禁，尿崩，或多尿、蛋白尿，舌淡白而嫩胖，苔浊腻，脉濡细或沉迟无力，两尺尤弱。

4. 肾阳虚衰

面色黧黑，晦暗不荣，或虚浮清白，精神萎顿，畏寒嗜卧，常喜厚衣披身，腰背冷痛，酸软无力，沉重难支，头目昏沉，记忆力减退，反应迟钝，膝胫冷痛，腹凉肢冷，唇指瘀暗。甚则温煦不能，气化不行，开合不利，精气外溢，浊气内聚。犯于中焦脾胃，则见恶心呕吐，不思饮食，神识昏糊，口出浊气，或因膀胱气化失司，固摄失职，则见多尿，尿崩；气化不行，则尿少，尿闭，虚肿反复难消，消而又肿，舌多淡白而嫩胖，脉沉细而无力，或沉迟，两尺尤不足。

二、邪盛正衰

肾病在辨证过程中，邪盛正虚的证候较多见。因此，邪盛为表象、辨正虚的本质是根本。“正气存内，邪不可干”，当人体正气虚弱，卫外不固，防御能力低下时，邪气才能乘虚侵入，使人体阴阳失调，脏腑经络功能障碍，气血功能紊乱，从而导致肾病的发生。故有“邪之所凑，其气必虚”之说。如急性肾炎的发病就是在正虚的基础上，受外感风热之邪，为本虚标实，但以标实为急。慢性肾炎急性发作也往往是在肾阴亏虚的基础上，复感外邪，本虚标实并重。在肾病的病变过程中，邪盛正衰的现象在“脾肾阳虚”“肝肾阴虚”证中表现出来。

（一）脾肾阳虚

脾为后天之本，肾为先天之本，脾阳和肾阳能相互资助生发之机。肾阳旺盛，温煦气化，则脾胃得其温养之助，受纳健旺，化源无穷；且肾司开合而主二便，小便通利，大便通畅。同时，脾胃阳气旺盛，中气能够升降，则能助肾气之升腾、气化；脾胃健，则水湿之转输布散如常，有助于肾之开合。故脾阳虚易于累及肾阳，而肾阳虚衰必然导致脾阳虚。脾肾阳虚，则阴寒内盛，水湿泛溢于外而表现为邪盛。脾肾阳虚，多因病久耗气伤阳，或水邪久滞，或久泄迁延，终致脾肾阳气虚衰形成。临床表现为形寒肢冷，面色苍白，腰膝或少腹冷痛，下利清谷，或五更泄泻，或面浮肢肿，小便不利，甚则渐致癃闭，水臌腹胀，全身水肿加重，神志失守，饮食不进，呼吸短促，脉象微细欲绝。终成脾肾衰败，邪盛正衰，阴阳离决之危重症候。

（二）肝肾阴虚

肝之阴血充盈，则能下输养肾，化精以藏之；肾之阴精充沛，则精能化血以养肝，水能涵木，肝气调达，而无亢害横逆之弊。肝肾同源，肝阴与肾阴互相资生，盛则同盛，衰则同衰。肝之阴血亏虚，则肾失其养，甚则肝之阴血亏虚而耗劫肾阴，故久则肾阴亦虚，进而肝阴虚，木燥生风化火，灼伤肾阴，造成肝肾阴虚。如肾之阴精亏虚，则肝失其养，复由肾之阴精不足，而吸取肝阴，故久失养，甚则木燥化火，灼伤肾阴。因果往复，阳热化火上亢而邪盛，肝肾阴液亏耗而正衰。肝肾阴虚多因劳伤精血，或久病不愈，耗损肝肾之阴所致，主要表现为阴虚阳亢的邪盛正衰证候。临床见头晕目眩，健忘失眠，耳鸣如蝉，咽干口燥，胁肋隐痛，腰膝酸软，五心烦热，颧红盗汗，男子遗精，女子月经量少，舌红少苔，脉细数等症。

三、脏腑失调

人体是一个以五脏为中心，六腑、奇恒之腑及精、气、血、津液、形体、官窍，通过经络相互络属而共同组成的一个有机整体，各脏腑功能在生理上相互制约，相互依存，相互为用，形成一个相互协调统一的整体。

肾内寓元阴元阳，为人体各脏腑阴阳的根本。肾内真阴元精尤为重要，五脏六脏皆赖之滋养。人身之阴精、元气不可伤，伤则为病，重则影响生命。说明肾与其他四脏关系密切，在生理、病理上均相互影响。脏腑失调其主要表现在心肾不交、心肾阳虚和肺肾阴虚。

（一）心肾不交

心阳下降于肾，以温肾水；肾阴上济于心，以养心火。精血互生，水升火降，心肾相交，水火既济，则能温养脏腑，运行营血，脏腑功能活动正常。反之，心之营血亏虚，不能下输以养肾，肾体失养，血不化精，肾失所藏，而成肾阴不足；肾水不能上济于心，甚则心阴亏损，心火亢盛，下汲肾阴以济心，复加心神失敛，心神妄动，久则病发心肾不交。如肾阴久虚，阳失阴护，虚热内生，虚火上炎，扰乱心神，耗伤营阴，心火无制，终成心肾不交之重症。多由久病、劳倦、房事不节，损伤心肾之阴，或五志过极，心火亢盛，耗伤肾阴而致。表现出虚烦不眠，心悸健忘，咽干，腰膝酸软，梦遗，或潮热盗汗，舌红少苔，脉细数等。

（二）心肾阳虚

心主火，肾主水，心气下达于肾，肾水上承于心，心肾相交，水火既济。心藏神，肾藏精，神以精化，精为神生，精神健旺，则相互资生而无疾。反之，心之阳气虚衰，心搏无力，心气不行，血脉不畅，营血郁滞，阴寒内盛，神明失主，寒邪直犯肾经，久则肾体失养，血不养精，肾气乏源，肾阳失助而致心肾阳虚。肾之阳气虚衰，或命门火衰，温煦失职，阴寒内盛，水湿弥漫，在上心失温煦之源，阴寒上逆，水气凌心，扰乱神明，耗伤心阳，以致心气散败，心阳虚衰；在下气化失职，开合不利，精气外泄，浊气滞留，水滞不化，小便不利，内溢腹胸，外积肌肤腠理，发为水肿，终成心肾阳虚之重证。多因久病不愈，或劳倦内伤，以致心阳、肾阳虚损。表现出形寒肢冷、心悸怔忡、尿少、身肿、唇干、舌发绀质暗淡、苔白滑、脉沉细等。

（三）肺肾阴虚

肺肾之间，肾阴充盛，阴津上承而肺体得养，肺系协调；肺之阴津充沛，宣发肃降，水精四布，下输于肾，肾体得养，则化精藏之，肺肾协调。如果肺阴亏虚，肺体失于滋养，气机不畅，肺气不宣，水精失其布散，无以下输养肾，久则肾阴亦虚，进而肺阴亏而虚热为患，消灼阴津。此时，既不能下输养肾，又因虚热耗阴，下汲肾阴以济肺，久则互损耗伐，因果往复，而成肺肾阴虚之重症。如肾阴亏虚，阴不化津，无以上承而润养肺体，久则肺阴亦虚，进而肾阴亏损，虚火上炎，消灼肺阴，而成肺肾阴虚。如久虚不复，肾亏肺燥，形体枯瘦，终成以水亏火炽金伤的肺肾阴伤重症。多因久咳伤肺，肺虚不能输津滋肾，或劳伤过度，损伤肾阴，阴津不能上承或虚火灼肺所致。则表现出咳嗽少痰，或痰中带血，口燥咽干，或声音嘶哑，腰膝酸软，心烦失眠，骨蒸潮热，盗汗颧红，男子遗精，女子月经不调，舌红少苔，脉细数等。

四、气血失和

肾具有闭藏精气的生理功能，故《素问》记载：“肾者主蛰，封藏之本，精之处也。”肾精是构成人体的基本物质，也是人体生长发育及各种功能活动的物质基础，又是“精血同源”精与血之间存在着相互资生，相互转化的关系。肾精充盈，则精有所资而充盈。同时，肾还具有纳气和固摄的生理功能。纳有受纳和摄纳之意，肾主纳气是指肾具有摄纳肺所吸入之清气，防止呼吸表浅，以保证体内外气体正常交换的功能。

肺为气之主，肾为气之根，肺主出气，肾主纳气，阴阳相交，呼吸乃和。如出纳升降失常，则出现肺咳喘促之证。肾有主持和调节人体津液代谢的生理功能，故肾又有“水脏”之称。《素问·逆调论》记载：“肾者水脏，主津液。”肾的气化功能正常，则开合有度，能分清泌浊，调节水液的排出量，一部分化为尿液排出体外。肾气不固，则还会出现滑精的表现。气属阳，血（精）属阴，气与血之间，肾中的纳气、气化功能活动与肾精之间又有相互依存，相互滋生，相互制约的密切关系。如气血调和，则肾脏功能活动正常；气血不调则会出现诸多疾病。肾病气血不调，可表现在肾精亏损、肾气不固、肾不纳气和肾水虚冷四个方面。

（一）肾精亏损

肾精的亏损与肾阴虚和肾阳虚在于有虚象后没有因虚而引起的明显热象或寒象。肾精亏损病变过程是一个逐渐进展的过程。表现在肾精不足时，病情一般较轻，而肾精亏时，病情较重，表现在眩晕耳鸣，腰膝酸软，性功能减退，毛发脱落，继而腰背酸软，下肢无力，脑转耳鸣，足跟疼痛，思维不敏，性欲减退，遗精早泄，皮肤干枯，毛发稀少，甚则面色晦暗，腰背酸软而痛，不能仰立，耳鸣耳聋，出现全身极度乏力，不时呵欠，动则气短，阳痿滑精，精冷不育，经迟经闭，舌淡，脉细无力等。

（二）肾气不固

肾气不固是肾脏的病变过程中元气失去其固摄作用所表现的证候，其主要反映在小便不禁，生殖之精外泄，出现全身精微物质的漏出等。肾气不固多因幼年肾气未充，老年肾气衰退，早婚、房劳过度而损伤肾气，久病伤肾而引起。临床表现为小便频数而清，尿后余沥，或遗尿失禁，夜尿频多，男子遗精早泄，女子白带清稀，胎动易滑，舌质淡，脉象沉而弱等。

（三）肾不纳气

“气根于肾”，肾的纳气功能主要是肾中阳气的作用，肾中阳气的充沛，肺得其温养，才能气道通畅，呼吸均匀，气体交换正常。反之，肾脏亏损，肾失摄纳功能，就可出现肾不纳气的证候。而肾不纳气多因劳损多汗，损伤肾气，或咳喘日久，肺伤及肾；或久病及肾，肾气不充所致。其表现为喘促日久，呼多吸少，动则喘甚，气不得续，甚则汗出肢冷，水肿尿少，心悸不宁，舌质淡，脉沉细等。

（四）肾水虚冷

肾为水脏，肾主水。肾具有调节人体水液代谢的功能，主要是依靠肾阳对水液蒸发气化的作用来实现的。如肾阳气化功能失常，就会发生肾虚水冷的气血不调证候。肾虚水冷多因禀赋不足，久病失养，肾阳亏虚，不能温化水液而致水邪泛溢而上逆，或外溢肌肤而发病。其表现为水肿日久，下肢尤甚，腰酸腰痛，尿量减少，形寒神疲，舌质淡胖，脉沉等。

五、脉络不畅

腰为肾之府，如肾脏脉络不畅，气机郁滞或湿热阻滞，可出现“不通则痛”之脉络不畅的腰痛证候，其主要表现有以下两个方面。

（一）气血瘀滞

气血和调，阴阳平衡是以肾的生理功能正常为前提，如气血瘀滞，脉络不畅，则会影响肾脏功能的正常发挥。气血瘀滞多因气滞不行，血行不畅，或外伤等伤及脉络，使血液运行不畅，瘀滞于脉络所引起。其表现为腰腹胀痛，或刺痛，小便滴沥，甚则排出困难，尿有血块，脓尿，舌质暗红或有瘀斑，苔黄，脉细或弦涩等。

（二）湿热蕴结

肾居下焦，湿热之邪最易下注犯肾。因此，肾病多有湿热下注，阻滞脉络，而致脉络不畅之病变。多因外邪入里，化成湿热，蕴结下焦，肾病累及膀胱，气化失常，或肾中阳热之气有余，煎熬水湿，或尿内沉渣沉积而成结石。其表现为腰腹绞痛或刺痛，小便浑浊短涩而滴沥不畅，或尿频，排尿不适，有细砂石排出，苔黄腻，脉滑数等症。

已知肾的生理功能与脏腑、气血、经络的关系及其病因病机关系密切，从中医“整体观念，辨证施治”的观点去认识肾病，辨虚实，分本缓、标急来预防和诊治肾病将会有甚多收效。

第三章 肾病的中医辨证施治

第一节 辨证要点

一、病因病机

从辨证识病的角度审视慢性肾衰竭，总体判定为虚实夹杂，寒热交错。我们的临床治疗统计：脾肾气虚占23.33%，脾肾阳虚占26%，说明慢性肾衰竭有着明显的脾肾两虚症状。恶心、呕吐、大便秘结、浮肿、舌苔白腻或黄腻等症状又反映了邪实的一面，正虚为本，邪实为标，由虚致实。邪实是诊断慢性肾衰竭所必备的，尽管个别人临床表现可能不典型，但只有代谢毒物不能排出体外，氮质潴留才能成为本病，无邪则病难以成，治疗时需明确这一点。

正虚的演变一般遵循气虚→血虚→阳虚→阴虚→气血阴阳俱虚的规律。

（一）脾气虚

脾气虚、气血生化无源，临床常见气虚之证。面色无华，唇舌色淡，乏力倦怠，不思饮食，脘腹胀满，泛恶作呕，便秘或腹泻，脉象沉弱，舌苔白腻等，此乃脾胃功能虚弱所致。脾在生理上，除运化水湿外，还有运化水谷精微的功能，饮食入胃以后通过脾的运化功能，将精微物质化生气血，使脏腑经络、四肢百骸、筋骨皮脉得以濡养，即“中焦受气取汁，变化而赤，是谓血”。唐容川《血证论》亦谓“生血之源，则在于脾胃”。脾气虚日久，还会出现脾阳虚，以及阳损及阴之证。

（二）肾阳虚

肾不摄水、肾不化水，肾病日久，肾阳自损。亦有脾阳虚，损及肾阳，临床表现为面色苍白、形寒肢冷、夜尿频多、余沥不尽、呕吐腹胀、颜面及四肢浮肿、舌淡胖而有齿痕、苔白滑、脉沉细迟弱。肾中命门为脾土之母，张景岳认为："命门犹如釜底之薪，肾阳不足不能温化可导致泄泻、水肿等疾病，命门火衰，不能生土，釜底无薪，不能腐熟。"

（三）脾肾两虚

多属脾肾阳虚，如面色苍白、形寒肢冷、腹胀便溏、夜尿多、肢体浮肿、舌质淡、舌体胖大有齿痕，脉沉弱或迟弱。病程日久，阳损及阴，出现阴阳两虚者，如精神萎靡、畏寒肢冷、手足心热、头晕眼花、腰膝酸软、纳呆便溏、小便黄赤、舌质淡有齿痕，疾病后期气血阴阳俱虚，并累及五脏。

（四）浊毒内蕴

邪实可见湿浊、湿热、浊毒内蕴。脾主运化，包括运化水谷精微和运化水湿两部分功能，饮食入胃后，经过胃的初步腐熟，下送小肠泌别清浊，其中的精微部分，通过脾之散精以布散全身，脾所运化的水谷精微是人体营养物质的源泉，所以称之为后天之本。此外又有运化水液功能。《素问·经脉别论》谓："饮入于胃，游溢精气，上输于脾，脾气散精，上归于肺，通调水道，下输膀胱，水津四布，五精并行。"脾虚，水湿不运，脾为湿困，可见恶心呕吐、胃脘胀满、口气秽臭、头昏、烦闷、舌苔白腻、脉缓等症状表现。湿邪蕴结日久则化热，形成湿热痰浊中阻，临床多见呕恶、脘腹胀满、不欲饮食、口气秽、有氨味、大便秘结或不爽、肢体虚肿、舌苔厚腻稍黄、少津、脉弦滑等。

（五）血络瘀阻

久病入络，湿热毒邪入侵血分，血络瘀阻，见头痛少寐、五心烦热、搅闹不宁、恶心、呕吐、舌紫少苔或舌有瘀斑，舌下静脉紫暗，面色青灰不泽，脉弦或弦数等。肾病日久，由气及血，肾络痹阻致瘀，亦可因如唐容川所谓离经之血不散成瘀，初起常由蛋白尿、血尿久治不愈，逐渐出现肾功能恶化而无明显的征象，有的发病之初就可见到皮肤瘀点或瘀斑，舌体青紫，面色黧黑，肌肤甲错，脉象涩、紧、沉迟等。

二、治疗原则

（一）补脾肾，重在益气血、平衡阴阳

脾胃虚弱，水谷精微不能正常运化，气血生化无源，而呈现一系列脾胃虚弱诸证，脾胃功能之强弱与本病预后关系极为密切，因此补脾胃以益气血生化之源在治疗中占有十分重要的位置。

脾与肾的关系甚为密切，是先天与后天相互资生、相互促进的关系，脾、肾必须保持协调。“肾如薪火，脾如鼎釜”，沈金鳌提出脾肾宜双补，他在《杂病源流犀烛》中说：“脾肾宜兼补……肾虚宜补，更当扶脾，即欲壮脾不忘养肾可耳。”脾肾两虚多属脾肾阳虚，日久阳损及阴，出现阴阳两虚者，宜阴阳双补，调济肾中之阴阳使其平衡，不致偏颇，即使单纯的阳虚或阴虚，亦可补阴、补阳药同用，以达阴中求阳、阳中求阴之意。

（二）泻湿浊，贵在分寒热、通腑泻浊

脾气衰败，则运化功能失调，水液不能正常分布，湿浊内生，弥漫于三焦，使升降逆乱、清浊混淆，出现“脾为湿困”证候，必须以化湿醒脾、解除脾困为主治疗。湿邪蕴结日久则化热，形成湿热痰浊中阻，此时须化湿浊与苦寒泄热合用。

湿浊、湿热蕴阻中焦不但是疾病的病理产物，更是加重病情发展的重要致病因素，湿邪进一步损伤脾胃，是清气不升，浊气不降，患者除出现痞满、恶心、呕吐外，多伴有便秘，治疗除提到的健脾燥湿、辛开苦降外，通腑泻浊必不可少，泻下通调腑气，使湿邪外泻，腑气通畅，浊气降，清气升，可打破和逆转疾病的恶性循环。

（三）解毒活血，旨在推陈出新

瘀血既是肾衰竭的病理产物，同时又是一个致病因素，长期作用于机体，

使病机复杂化，迁延难愈。必须用清热解毒、活血化瘀法治疗，活血化瘀可以贯穿治疗之始终。活血化瘀与通腑降浊法配合运用，使毒邪瘀浊从大便而出，保持肠内清洁，“开后窍以利前阴”，减轻肾脏负担，达推陈致新之目的。

第二节 辨证论治

一、脾肾气虚

【症状】面色无华，神疲乏力，腰膝酸软，劳累后加重，休息后缓解，小便浑浊，大便溏泻，腹胀纳呆，下肢浮肿，舌淡胖，苔薄或腻，脉沉细无力。

【治法】补益脾肾。

【方药】四君子汤加味：党参、白术、茯苓、炙甘草、陈皮、山药、淫羊藿。

加减：若腰痛明显者，加桑寄生、川断；尿蛋白者，加萆薢、蝉蜕；小便中有红细胞者，加白茅根、小蓟、侧柏叶。

二、脾肾阳虚

【症状】面色苍白，神疲乏力，纳少腹胀，畏寒肢冷，腰膝冷痛，夜尿清长，阳痿，下利清谷或五更泄泻，颜面、下肢浮肿，舌胖质淡，边有齿痕，苔薄，脉细弱或沉迟。

【治法】补气健脾，温肾助阳。

【方药】四君子汤合右归丸：炙黄芪、人参、白术、云茯苓、甘草、附子、肉桂、鹿角、熟地黄、枸杞子、山药、山萸肉、菟丝子。方中黄芪和四君子补气健脾，附子、肉桂、鹿角胶温补肾阳，填精补髓，熟地黄、枸杞子、山茱萸、山药滋阴益肾，养肝补脾。佐以菟丝子补阳益阴，固精缩尿。诸药配合，共奏补气健脾，温补肾阳，填精止遗之功。

加减：伴水肿者，加茯苓、泽泻、牛膝、车前子；恶心呕吐者，加生姜、半夏、陈皮；腹泻甚者，加补骨脂、肉豆蔻。

三、肝肾阴虚

【症状】两颧红赤，五心烦热，头晕头痛，两目干涩，耳聋耳鸣，口干咽燥，腰膝酸软，失眠多梦，舌红苔少，脉细弦数。

【治法】滋阴补肾，养肝潜阳。

【方药】六味地黄汤加味：熟地黄、山茱萸（制）、牡丹皮、山药、茯苓、泽泻、生黄芪、全当归、生龙骨、生牡蛎。

加减：若头晕头痛甚者，加菊花、钩藤、杜仲；若五心烦热者，加知母、黄柏；若尿蛋白多者，加金樱子、芡实、萆薢、蝉蜕。

如属阴损及阳之证，则用地黄饮子：生地黄、巴戟天、山茱萸、肉苁蓉、炮附子、肉桂、五味子、白茯苓、麦门冬、石斛、石菖蒲、远志、生姜、大枣、薄荷。注意：方中附子、肉桂应慎用，或以淫羊藿、仙茅、锁阳等温而不燥之品代之。

四、气血两虚

【症状】面色萎黄，少气懒言，神疲乏力，自汗，头晕目眩，唇甲淡白，手足麻木，心悸失眠，舌淡而嫩，脉细数。

【治法】补气益血。

【方药】十全大补汤（四物汤合四君子汤加黄芪、肉桂）。炙黄芪、人参、白术、云茯苓、甘草、熟地黄、生白芍、全当归、川芎、五味子、柏子仁、炒酸枣仁。

加减：若畏寒肢冷、便溏者，加肉桂；低热、舌质暗红、苔少者，加生地、地骨皮；便秘者，加郁李仁、火麻仁。纳呆者加神曲、山楂。

五、阴阳两虚

【症状】浮肿，畏寒肢冷，腰膝酸软或冷痛，面色晦滞黧黑，便溏或便秘，夜尿清长或尿少色黄，手足心热，失眠盗汗，舌淡胖而少津，有齿痕，脉细无力或数。

【治法】温补肾气，调和阴阳。

【方药】济生肾气丸（金匮肾气丸加牛膝、车前子）。肉桂、淫羊藿、熟地黄、山药、山萸肉、丹皮、泽泻、茯苓、生黄芪、当归、枸杞子、巴戟天。

加减：若有水肿者，加桂枝、牛膝、车前子；蛋白尿者，加萆薢、蝉蜕；大便溏薄或五更泻者，加肉豆蔻、补骨脂；大便秘结者，加大黄；纳差者，加鸡内金、神曲；潮热盗汗者，加地骨皮、知母、黄柏、白薇。

六、寒湿困脾

【症状】少气乏力，面色无华，恶心呕吐，厌食腹胀，全身浮肿，尿少便溏，舌体胖大，色淡如玉，舌苔厚腻，脉沉细或濡细。

【治法】温中补虚，降浊止呕。

【方药】吴茱萸汤合二陈汤加减。吴茱萸、人参、生姜、大枣、茯苓、广陈皮、清半夏、厚朴、广木香、生甘草。

加减：若水肿甚者，加车前子、牛膝；纳食不香加神曲、山楂；腹泻甚者，加肉豆蔻、五味子；恶心呕吐倍用生姜，加枳实；水肿或恶心呕吐者，甘草用量宜小。

七、热浊犯胃

【症状】神疲乏力，恶心干呕或呕吐频作，纳呆腹胀，便结不通，舌红苔黄腻，脉滑数。

【治法】扶正降逆，通腑泄浊。

【方药】黄连温胆汤。人参、云茯苓、甘草、生姜、法半夏、广陈皮、生大黄、川黄连、淡竹茹、枳实、旋覆花、代赭石。

加减：若吐酸者，加左金丸（黄连、吴茱萸）；食欲不振者加谷芽、麦芽、鸡内金；大便燥结者加芒硝。

八、肾水凌心

【症状】心悸胸闷，气喘不能平卧，形寒肢冷，大汗淋漓，神志昏迷，舌淡苔薄白，脉微细欲绝或沉伏。

【治法】温阳利水，益气固脱。

【方药】真武汤合参附汤加减。人参、附子、生姜、茯苓、白术、白芍、青黛。

加减：胸腔有积液，用葶苈大枣泻肺汤加味；若神志昏迷者、舌胖苔白或腻者，加苏合香丸（苏合香、安息香、冰片、水牛角浓缩粉、麝香、檀香、沉香、丁香、香附、木香、制乳香、荜茇、白术、诃子肉、朱砂）；咳喘者加法半夏；胸闷喘息者，加黑锡丹（沉香、附子、胡芦巴、阳起石、茴香、补骨脂、肉豆蔻、金铃子、木香、肉桂、沉香粉）吞服；舌暗有瘀点、瘀斑者，可重用丹参。

九、热浊陷心

【症状】神志昏迷，烦躁不安，鼻衄牙宣，尿血便血，肌肤紫斑，舌强不语，甚则尿闭，舌质红苔焦黄，脉细数或结代。

【治法】清热解毒，凉血散瘀。

【方药】犀角地黄汤。水牛角、黄连、生地黄、白芍、玄参、麦冬、紫丹参、赤芍、牡丹皮。

加减：若神昏谵语、心烦不安者，加安宫牛黄丸。高热者，加紫雪丹；嗜睡者，加至宝丹；吐血咯血者加银花炭、黄芩炭、藕节炭；便血者加地榆炭、槐花炭；尿血者加白茅根、小蓟、侧柏叶；腑实便秘者，加大黄；痰热壅盛者，加竹沥、天竺黄。

十、热浊犯肝

【症状】尿闭、指颤，舌抖或卷缩，头痛头晕，牙宣口糜，皮肤瘙痒，烦躁不安，甚则神昏不省人事，手足抽搐，舌干光红或黄燥无津，脉细弦数。

【治法】平肝息风，滋阴潜阳。

【方药】镇肝息风汤。生龙骨、生牡蛎、白芍、怀牛膝、玄参、大麦冬、生地黄、生甘草、生龟甲、生鳖甲。

加减：若抽搐不止者，加全蝎、蜈蚣；头痛头晕甚者，加钩藤、天麻。恶心呕吐者，可选加代赭石、半夏、陈皮。

十一、痰浊蒙窍

【症状】面色垢滞，神志痴呆，语言错乱不清，甚则深度昏迷，多不发热，静而不烦，痰声辘辘，恶心呕吐，舌苔白腻或灰腻，脉沉滑。

【治法】涤痰开窍，和胃降浊。

【方药】涤痰汤。制半夏、橘红、人参、云茯苓、生甘草、川黄连、枳实、淡竹茹、石菖蒲、生姜、制南星。

加减：若神昏者，当急用苏合香丸，或玉枢丹灌服以芳香开窍。

慢性肾衰竭的临床证候复杂多变，虚实互见，临证时当权衡虚实，灵活变化，辨证施治，切不可拘泥于上述证候。

在辨证治疗慢性肾衰竭的基础上，还当注意以下几个方面。

（1）正虚以肾虚为主，治疗时当以补肾为主，以六味地黄丸为基础方。

（2）浊邪停留当以和胃降浊为法，降浊和胃用陈皮、半夏、竹茹、天竹黄、枳实、胆南星；泻浊和胃用泽泻、茯苓、车前子、白茅根、抽葫芦。

（3）常加用活血化瘀法，药用川芎、丹参、红花、赤芍、益母草、当归，瘀血严重者可用三棱、莪术。

（4）尿蛋白者，合用萆薢、蝉蜕或僵蚕。

（5）尿血（肉眼或镜下血尿）者，加用白茅根、小蓟、侧柏叶、三七粉。

（6）贫血严重者，加用鹿茸粉、红参粉。

（7）保持大便通畅，大便宁稀勿干，宁通勿秘，每日排便2~3次，可使用大黄粉、芒硝粉等药。

第三节 对症治疗

一、水肿

水肿重、大小便闭、胸闷喘促者，可用峻逐水湿法，从肾外排泄氮质和水分。药用生大黄10~30g，水浸透后，煮沸片刻，即服，随后服20%甘露醇 50~100ml。但本办法只宜暂用，且不宜用于血容量缺失者。亦可用舟车丸 3~9g，分次温开水送服，先服 3g，1 小时后若大便已畅，不必再服；若大便仍不解可再服 3g。如此每日可连服 1~3 次。但用 1~2 天后应停止数天再服以免伤正。小便尚多者忌用。血透患者无尿而脱水不理想者，可用本方治疗。

有学者总结，利水应以清利二便为要，一方面以藿香、佩兰、砂仁、白豆蔻、石菖蒲等芳香化湿，土茯苓、泽泻、生薏苡仁、车前草、石韦、六月雪、积雪草、败酱草、萹蓄、瞿麦等清热利湿，使湿热浊毒从小便而出；另一方面大黄解毒化瘀，通腑泻浊，使浊毒从大便而解。临床用药经验是，大黄先从小剂量开始，逐渐加至 15g，若大便不超过每日 2 次则改为生大黄，以大便稀乱不成形，每日 2 次为度。

二、呕吐

（一）湿浊上逆

见纳呆、恶心呕吐、腹胀畏寒，用温脾汤（大黄、芒硝、甘草、人参、当归、附子、干姜）温中化湿。

（二）湿郁化热

见口苦、恶心呕吐、舌苔黄腻，用香苏饮（香附、苏梗、陈皮、荜澄茄、枳壳、大腹皮、香橼皮、佛手）合左金丸（黄连、吴茱萸）清热化湿、和胃降逆。

常用方剂还有苏叶黄连汤（苏叶、川连）合二陈汤（半夏、陈皮、茯苓、甘草），小半夏加茯苓汤（半夏、生姜、茯苓），旋覆代赭汤（旋覆花、代赭石、人参、半夏、生姜、大枣、甘草）。

三、血瘀出血

（一）瘀阻肾络

慢性肾衰竭患者早中期均可有夹瘀之症，如面色晦滞、舌质紫暗等。可于辨证治疗方中加入桃仁、红花、丹参、益母草、川芎、泽兰等活血化瘀之品，或予丹参注射液、川芎注射液静滴。

（二）瘀络外溢

本病后期常可见鼻衄、齿衄等动血之症。可于主方中加入参三七、血余炭、大小蓟、茜草根、土大黄等活血化瘀之品。

也可先用凉血清肝法，继以益气温肾、养血止血法治疗。前者以犀角地黄汤加减，伴有实结者用清营解毒通利前后法，药用水牛角、生地、升麻、丹皮、蚤休、天花粉、车前子、枳实、生大黄、人工牛黄。

血瘀是慢性肾衰竭患者最常见的并发症，多数学者认为血瘀贯穿慢性肾衰竭的整个过程，故大多数学者在治疗慢性肾衰竭时多在辨证的基础上加活血化瘀之品，经临床验证，确可提高疗效。

四、动风

（一）血虚生风

见肌肤瘙痒、手足抽搐，方用四物汤或芍药甘草汤（芍药、甘草）以养血驱风、柔肝缓急。配合中药外洗，中药外洗方：蛇床子 30g，地肤子 15g，苦参 5g，艾叶 30g，冰片 3g，花椒 1g，苦楝根皮 12g，以水 1000ml 浸泡药物 1 小时，煎 30 分钟冷却到 40℃左右，以汤液擦洗患处，全身瘙痒严重者可将药液倒入浴缸加水进行泡洗。

（二）肾虚动风

见神昏谵语、抽搐，方用安宫牛黄丸（牛黄、犀角、郁金、黄芩、黄连、麝香、栀子、朱砂、雄黄、冰片、珍珠、金箔）或以羚羊角、附子、人参合用，配合通腑降浊之剂，以扶正解毒，开窍息风。

（三）肝风内动

见头痛、头晕，甚则肢麻、抽搐、偏瘫，脉弦，舌红。方用羚羊钩藤汤

（羚羊角、钩藤、霜桑叶、川贝母、鲜竹茹、生地黄、菊花、白芍、茯神木、生甘草）合大定风珠（生白芍、阿胶、生龟甲、生地黄、麻仁、五味子、生牡蛎、麦冬、炙甘草、鸡子黄、鳖甲），以平肝潜阳，滋阴息风。

（四）湿浊上蒙清窍

见神昏谵语、嗜睡、面色晦滞，多伴有脑水肿或呼吸不畅，常用苏合香丸；指迷茯苓丸（茯苓、枳壳、半夏、芒硝、生姜）涤痰开窍，也可用牛黄承气汤（安宫牛黄丸 2 丸，大黄末 9g）以通腑泻浊。

五、低血压

可用参附汤（人参、附子、青黛或肉豆蔻）、参附龙牡汤（人参、附子、生姜、大枣、龙骨、牡蛎）、独参汤、参麦散（人参、麦门冬、五味子）等，以益气回阳，固脱复脉，升高血压。

六、肾性贫血

由于慢性肾病患者的肾间质分泌促红素不足，造成患者肾性贫血，治疗一是从肾论治，一是从脾论治。以温补脾肾、补气生血为基本方向，并结合中医辨证论治原则，随证加减，以证为准。基本方：红参、黄芪、菟丝子、茯苓、当归、白术、白芍、鹿角胶、补骨脂、何首乌。脾肾阳虚型，基本方加熟附子、巴戟天、锁阳；湿浊中阻型，基本方加半夏、胆南星、枳实、大黄；肝肾阴虚型，基本方去茯苓、白术，加熟地、阿胶（烊化）、龟甲；瘀血阻络型，基本方加丹参、益母草、川芎。

针对肾性贫血是由于促红素分泌不足，配合注射“重组人促红素注射液”可以加速和提高疗效。可皮下注射或静脉注射，每周分 2~3 次给药，也可每周单次给药。给药剂量：开始推荐剂量为血液透析患者每周 100~150IU/ 公斤体重（6000~9000 单位 / 周），非透析病人每周 75~100IU/ 公斤体重（4500~6000 单位 / 周）。由于注射促红素后，随着红细胞压积增高，血液黏度可明显增高，因此应注意防止血栓形成；注射促红素后，常导致血压升高、因此在促红素注射液治疗期间应注意并定期观察血压变化，必要时应减量或停药，并调整降压药的剂量。

注意监测红细胞压积，当增加到30%~33%即可停止用药，最高不宜超过36%。

七、腹泻

常见于尿毒症肠炎，每日大便5次以上。脾胃气虚用香砂六君子汤（木香、砂仁、人参、白术、茯苓、甘草、陈皮、半夏）；热迫大肠用葛根芩连汤（葛根、黄芩、黄连、甘草），脾胃虚寒用附子理中丸（附子、干姜、党参、白术、甘草）合真人养脏汤（人参、当归、白术、肉豆蔻、肉桂、甘草、白芍、木香、诃子、罂粟壳）。可加豆蔻、乌梅、禹余粮、罂粟壳等止泻。

不少学者在临床上总结出了“微观辨证”方法，参照西医检测结果及现代中药药理研究，在辨证的基础上进行加减，如蓝华生在治疗血肌酐高时加用大黄、生山楂、枳实；高黏血症者加用丹参、赤芍、益母草、桃仁；蛋白尿多者，加用柿叶、芡实、蝉蜕；血尿者加小蓟、生槐花、马鞭草；尿中有白细胞者加紫花地丁、忍冬藤。中西医合参，取长补短，明显提高疗效。

第四章　管氏肾病五联疗法

管遵信肾病五联疗法是在肾病四联疗法的基础上加“开心保健乐疗”。四联疗法即隔药饼灸、穴位注射、耳穴疗法、中药四种方法联合应用治疗肾病的一种综合疗法。多年的临床经验，这四种方法联合应用并不是1+1=2的效果，而是四种方法相互促进、疗效叠加，形成1+1＞3的疗效。

第一节　五联疗法原理

五联疗法为什么能治愈肾病，原理是什么？现在我逐一剖析一下。

一、隔药饼灸

用灸法治疗各种疾病，在我国已有数千年历史。《医学入门》中说：“药之不及，针之不到，必须灸之。”《灸法大全》里说：“一炷着肤，疼痛立止；一次施灸，沉疴即除。”《扁鹊心书》说：“夫人之真元，乃一身之主宰，真气壮则人强，真气虚则人病，真气脱则人死，保命之法，艾灸第一。”这些都说明了灸疗历来都为医家所重视。灸法，是借助艾火的纯阳热力给人体以温热性刺激，通过经络腧穴的传导，打通经脉，调节脏腑的阴阳平衡，增强机体新陈代谢，提高机体免疫，活化细胞，以达到治病疗伤、养生保健的目的。

五联疗法中隔药饼灸的治病原理，古今都有记载，近代更有深入的研究。

自古我国对灸疗就有许多研究和记载,《本草从新》记载:“艾叶苦辛,生温,熟热,纯阳之性,能回垂绝之阳,通十二经,走三阴,理气血,逐寒湿,暖子宫……以之灸火,能透诸经而除百病。”

现代对灸法进行了大量的临床研究和实验研究。20世纪70年代针灸提高为国家科研课题,在全国开展了广泛深入的研究。2009年3月14日,973计划中医理论专项“灸法作用的基本原理与应用规律研究”项目在上海正式启动实施,旨在把灸法提得更高、更深入、更广泛。

到目前,关于灸法的临床研究和实验研究论文,已经多达上千篇,笔者在此只能选几篇做简单介绍,用以窥视灸法治疗肾病的原理。

西谷氏通过研究证实,灸疗能引起施灸局部的皮肤中过氧化脂质显著减少。

杨氏等的研究还认为,艾灸时的红外线辐射,既可为机体细胞代谢活动、免疫功能提供必要的能量,也为能量缺乏的病态细胞提供活化能,并有利于生物大分子氢键偶极子产生受激共振,从而产生“得气感”,同时又可借助反馈调节机制,纠正病理状态下的能量信息的代谢紊乱,调控机体免疫功能。

锅岛氏证明施灸可增加对PPD(含有hsp纯蛋白衍生物)有特异反应的淋巴细胞,故认为在施灸部位产生的hsp作为免疫原激活了免疫系统。

研究表明,艾灸在治疗免疫相关的疾病过程中,具有抗感染、抗自身免疫病、抗过敏反应、抗癌、抗痛和抗衰老等作用,主要是通过调节体内失衡的免疫功能实现的。研究还表明,艾灸具有增强机体非特异性和特异性免疫功能的作用,从而达到防病治病的功效。

笔者通过动物实验也证明,灸关元和足三里穴,确实能提高动物的免疫功能,提高T淋巴细胞、白细胞、巨噬细胞等数量和质量,对身体有综合调节作用。

冈琦氏用碳清除率法研究发现,施灸可增强巨噬细胞的吞噬能力。

喻氏用隔药饼灸关元、足三里、大椎和肾俞,结合动物实验,结果表明灸能明显提高老年人或动物的自然杀伤细胞活性,提高B淋巴细胞对葡萄球菌A蛋白刺激的有丝分裂活性和溶血空斑的形成,对免疫球蛋白和补体的影响呈良性调节作用。

居氏等给30例老年男性施行隔药饼灸,结论是艾灸后NK细胞活性明显提高,C_3、C_4也同样显著提高,证明艾灸有增益机体免疫力的作用。

沙氏用艾灸老年小鼠的关元、大椎穴，证明艾灸能延缓胸腺的萎缩程度，提高胸腺与体重的比值。

丁氏等观察隔药饼灸对老年人红细胞免疫功能及自由基代谢的影响，结果表明老年人红细胞免疫功能低下，自由基及其产物增加，使机体防御功能减弱，艾灸可提高老年人红细胞（C_3b）受体活性，增强红细胞清除免疫复合物的能力，并能拮抗血清中红细胞免疫黏附抑制因子（RFIR），增强红细胞免疫功能。

胡氏观察了艾灸治疗桥本氏甲状腺炎的临床疗效，结果显示艾灸能显著降低血清TGA、MCA结合率、TSH含量，明显升高血清T_3、T_4总含量，表明艾灸可促进甲状腺自身合成甲状腺激素。

赵氏等观察了艾灸关元对老年大鼠下丘脑－垂体－甲状腺轴的影响，结果表明艾灸可明显提高老年大鼠降低的大脑皮层NE、下丘脑TRH、血清T_4和脾脏IL2活性，降低老年大鼠升高的血清TRH，提示艾灸关元可不同程度调整神经、内分泌和免疫功能而达到补肾固本、延缓衰老的作用。研究表明，艾灸能有效改变血液高浓、黏、凝、聚状态，增强红细胞变形能力。

丁氏等灸足三里、关元等穴位后，老年人机体SOD含量显著升高，增强了机体清除自由基的能力，调整了内环境。

王氏等对老年人保健灸前后头发中锰、锌、铜、钙的含量进行比较，发现灸后老年人头发中锰的增加有非常显著意义，锌、钙的增加有显著意义，铜、铁虽增加，但与灸前比较，差别不明显。

通过上述引用的少量文献，可以看到，灸法对人体可以多途径、多方面、多层次的调整，增强机体自身的抗病能力和康复能力。使病人从病态、恶性循环的状态，转变为健康态、建立良性循环链，改变肾脏的环境，增加肾脏的活力，促使肾单位再生，恢复肾功能。是一种安全、有效、经济、便宜的治疗方法。

中医学认为，艾灸作为一种适宜刺激，作用于穴位，通过经络的传导而调节机体脏腑器官功能。近年来，国内外对艾灸的药性作用、物理作用、局部（包括穴位）作用，艾灸对免疫系统、神经－内分泌系统的作用进行了广泛而深入的研究，为灸法能治好各种疑难杂症提供了实验依据和理论支撑。

用隔药饼灸，把药的有效成分渗入穴位中，激发穴位和经络，多年的临床证明，加强了灸法的作用，所以把隔药饼灸视为五联疗法的重要组成部分。

二、穴位注射

穴位注射是把提纯的中药做成注射液或其他针剂，注射到相应的针灸穴位里，达到针灸和药物双重治疗疾病的作用。穴位注射的治病原理，是以针刺治病机理为基础，所以必须知道针刺的治病机理。

中医理论认为人体内有 14 条看不见的经络，能运行气血，联系脏腑，沟通内外，是贯串上下的通路。经络“内属脏腑，外络肢节”，与脏腑的关系非常密切。经络是病邪由体表进入体内的途径，也是脏腑与体表组织之间病变相互影响的通道。故脏腑的病变可反映于经络，或通过经络反映于体表，外界致病因素也可通过经络引起脏腑功能失调，从而产生疾病。

经络表面有 360 多个针刺点，叫穴位，这些点可以平衡和储存流动的气。气指一种在经脉中运动的看不见的能量或者电磁能。针灸可以调整气的运行，通过经脉管理身体的各个系统，如神经、免疫、循环系统、肌肉等。针灸可以影响气在管道和器官中的运动，从而调节气、血、津液、神经、免疫、脏腑功能等等。

中医认为各种原因导致的脏腑经络气血运行不畅，或瘀滞不行，或产生逆乱，或气机升降失常等，气血运行障碍的病理改变，引起疼痛症状，即“不通则痛”的病机。针灸治疗通过对穴位的刺激和温煦起到疏通经脉，行气活血的作用，改善了病变部位的气血运行状态，从而改善了病痛处营养状态，恢复其正常的生理活动，即经络通畅，脏腑恢复相对阴阳平衡。

新中国成立以后，针灸得到了长足发展。毛泽东同志提出了“中医是个伟大的宝库，应当努力发掘加以提高”，针灸在全国展开了广泛深入的临床应用和实验研究。

20 世纪 70 年代以来，关于针刺机制在神经方面的研究的论文已有数百篇，从各个方面探讨了针刺的治病原理。例如，付立新等对急性脑出血大鼠模型给予不同的针刺手法进行观察，提示针刺可以抑制脑出血所致的交感神经兴奋，并使副交感神经兴奋性提高，从而保护神经细胞及心肌损伤。

石学敏院士所在的针灸实验室已有 30 多年的研究历史，从细胞水平、分子水平、基因水平等进行了多层次、多角度、多方面的研究，证实了针刺人中穴、内关穴有效抑制缺血区脑细胞凋亡，调节 MCAO 模型大鼠单胺类和氨基类递质异常；调节即早基因和热休克蛋白的表达，抑制炎症反应等，对脑缺血损伤具有明显保护作用。

安鹏等以家兔 C–BSA 肾炎模型为研究对象，用“祛风通络”针刺法，实验结果发现，针刺可以改善模型家兔的肾功能和血液流变学，减少 24 小时尿蛋白。

针刺效应是一个多层次、多途径、多靶点、极其复杂的、网络化的系统，用单因子实验、多因子实验都难以得出切合实际的、较全面的、令人信服的结论。张春红等用代谢组织学技术（代谢组织学是后基因时代出现的一门新兴学科，通过定量地分析生物系统中随时间改变的代谢物来评价外源性刺激的效果，以探讨其机制）研究了针刺经穴治疗缺血性脑卒中的机理，证明了针刺的治病机理。

关于针麻的原理研究和针刺治病机理的研究，国家自然科学居世界领先地位。关于这方面的研究，从组织学、组织化学、神经学、神经生理学等宏观研究，已经深入到基因、蛋白组学、分子生物学、代谢组学等微观研究。从各个方面、各个层次、多个途径、不同靶点进行着广泛深入地研究都证明了针灸是通过多途径（经络、神经、体液、内分泌、免疫等多个系统）、在多个层次上（组织学、形态学、分子生物学等，从宏观到微观），进行多方面的调衡，使失去了阴阳平衡、生理平衡的机体获得调整，在新的情况下，得到新的平衡。若被致病微生物侵袭如发炎，则调动免疫系统将其消灭之。若脏腑、组织遭到破坏造成坏死、硬化、萎缩，失去了功能，则调动各方面力量，进行再生、修复，如肾衰病人又恢复了肾功，是肾单位再生后，产生新的肾功能的结果。

几千年的临床经验和近现代的实验研究证明针灸的本质是“调衡”。因此没有副作用。治愈高血压病后，继续治疗，不会变成低血压；同样，治愈低血压后，继续治疗，也不会变成高血压病。

穴位注射，是把药物注射到针灸穴位里，在针灸治病原理的基础上，又加上了药物的治疗作用。根据不同的疾病、证型，选择相应的药物注射液，注射到穴位里进行治疗，起到了事半功倍的效果。

三、耳穴疗法

关于耳穴诊治疾病的原理，笔者在《中国耳针学》一书中做过综述，引用了200多篇文献，从12个方面进行了阐述，大量的实验研究和临床研究证明了耳穴诊治疾病的机制。

自古以来，我国的先人对耳穴就有研究。两千多年前成书的《黄帝内经》中就记载了人体十二经脉皆上循于耳，或别络于耳，针刺耳穴可以调整经脉的平衡，从而治疗疾病的记载。

耳穴疗法是针灸学的一个组成部分，近代把它归属于针灸学的“微刺系统”。耳穴诊治疾病的原理，与针灸诊治疾病的原理是相同的。耳穴也有针刺和灸疗，例如：治疗腮腺炎常用的耳尖穴“灯火灸”，治疗痹证的“药线灸”等都是在耳穴上进行灸疗。

在耳穴上进行针刺，不仅疗效好，而且方便，笔者在下乡巡回医疗时，曾治一例女孩痛经，在床上捧腹哭嚎，但因其害羞，不肯做针灸，我便在她耳穴上扎了几针，数分钟后，她便可谈笑风生。

中医全息论认为，耳朵蕴藏着人体的全部信息，含五脏六腑、四肢百骸。人体的任何部分，在耳穴上都有相应穴位。小到一个指头，耳穴上都有“指”穴，和“趾”穴。牙齿有“牙穴”，胃有“胃穴”，心有“心穴”等。也就是说，人体的任何部分，在耳穴中都有其代表区或反应点。针刺这些穴位可以直接调节相应部位和相应脏腑的疾病，这个规律在临床中已被广泛应用。

人体某个部分有病，相应耳穴就会有反应，如果是炎症，耳穴相应就会出现红润、痛觉敏感、稍微肿胀、电阻降低等与炎症反应相似的表现。如果是患者患有肿瘤，相应部位耳穴就会出现类似肿瘤样的反应物。利用这个规律，在20世纪70年代，笔者首先创立了耳郭视诊、耳穴压痛法等诊断疾病的方法。随后，笔者发明了“耳穴探测仪”，20世纪80年代，又发明了“耳穴染色法”，可以用于诊断疾病，更重要的是为耳穴诊治疾病原理的研究提供了客观、可见的指标。有了这个指标，随即展开了耳穴诊治疾病原理的组织学研究，组织化学研究、电学研究等，发表了许多论文。

耳针在疾病的诊断与治疗中发挥着重要的作用，可通过耳郭视诊、触诊及耳穴电探测对疾病进行诊断。耳郭视诊又叫耳穴望诊，是用肉眼或放大镜观察耳郭及耳穴的变化，根据耳穴变形变色等阳性反应来进行疾病诊断的一种方法。具体的操作是用拇指和示指牵拉耳郭，对准光线，两目平视耳郭，由上而下，由前而后分别观察。发现耳穴局部有病变反应征象时，用无名指将耳背顶起，使该处皮肤先绷紧再放松，反复几次，同时观察病变反应的色泽和形状变化，并与另一侧耳郭相应部位对照，以区别真伪。如耳郭局部有结节、隆起时，应结合耳穴按诊试探其大小、硬度、可移动度及有无压痛，观察其边缘是否整齐。耳穴触诊是用手指触摸、扪按耳穴，在耳穴上体察、寻找，发现耳穴阳性反应物、压痛点、敏感点，以诊断疾病的一种方法。耳穴电探测是用耳穴探测仪在耳郭上寻找低电阻点（良导点、敏感点），以疾病诊断的种方法。

近代研究证明了，耳穴的诊治疾病原理，也是“调衡”作用。耳穴治病的特点是针刺时，比较痛，刺激量大，所以治疗某些病时，疗效更好；不需要刺激量大时，可用耳穴压丸法，灵活掌握；穴位集中在耳郭上，临床应用时更方便；耳穴既可用于治疗，又可用于诊断。

四、中药汤剂

中医中药治疗肾病，已经有数千年历史。历代医书中有理论、汤药的处方、病例等多不胜举，只是病名与现在不同。

中医的风水、阳水、尿血等病症相当于现代医学的急性肾小球肾炎；风水、水气、水肿、阴水、阳水、水病、病水、腰痛等病症相当现代医学的慢性肾小球肾炎；尿血、溲血、虚劳、腰痛等相当现代医学的隐匿性肾小球肾炎；水肿、阴水、肾水等病症相当于现代医学的肾病综合征；虚劳、尿血等病症相当现代医学的 IgA 肾病；阴阳毒、温毒发斑、水肿、腰痛、虚劳等病症相当现代医学的狼疮性肾炎；发斑、肌衄、尿血、水肿、虚劳等病症相当现代医学的紫癜性肾炎；癃闭、关格等相当现代医学的急性肾功能衰竭；痛风、痹证、腰痛、淋证、癃闭、关格等病症相当现代医学的痛风性肾病；关格、癃闭、肾劳、水肿、溺毒、哕逆等病症相当现代医学的慢性肾功能衰竭等。

现在的所有肾病，从肾炎到肾衰，在中医书籍中都能找到相应的中医病症，并且有相应的症状描述、处方和病案。中医书籍中记载的肾衰病案也多不胜举，并且是治愈的病例。

中医治疗肾衰，是按“证”治疗，不同的临床表现，归不同的“证”，用不同的方法和汤剂治疗。肾衰常见的证型有：脾肾气虚证、脾肾阳虚证、肝肾阴虚证、气阴两虚证和阴阳两虚证。肾衰是以虚为本，各种实邪为标，大多数是虚实夹杂。所以，临床上一定要辨证施治。

五、乐疗

心理健康是身体健康的前提和保证。心理不健康，可导致多种疾病。现代研究证明，由于心理因素造成的疾病（称身心疾病）已有80多种，包括我们常见的冠心病、消化性溃疡、糖尿病、癌肿等。若心理健康，则能有效地预防疾病。

心理健康对患病和康复的影响，人们2000多年前就有深刻认识。《素问·上古天真论》云“恬淡虚无，真气从之，精神内守，病安从来”，意思是我们要是能清心寡欲，真气就自然会保存，精神也就自然会内守，既然形体和精神都保护得很好，还会生什么病呢？

医学心理学认为，情绪对健康有决定性的影响。人体就是一个大药厂，情绪好造良药，情绪坏造毒药。洪昭光教授讲过“心理压力是很多疾病的根源”，“心理平衡，心态好的作用可以超过其他一切保健作用的总和”。2500年前，医学之父希波克拉底有句名言：“病人的本能是病人的医生，医生是帮助本能的。”德国研究机构发现人体自身有能力治愈60%~70%的不适和疾病。

笔者2008年11月23日发表的博文“心理作用可以治病也能致命”中举了两个例子，第一个是著名医学家马纳谢恩报道的病例，马纳谢恩用口含体温表，1日3次，没用任何药，3个月后可以下床，半年治愈一位瘫痪患者。众所周知，口里含一根玻璃棒（体温表）是没有任何治疗作用的，体温表治愈这例瘫痪病人，完全是他的心理作用。这个例子可以看到心理作用在治病方面的巨大力量。第二个是伟大生物学家贝柯夫报道的病例，有一位姑娘在与其男朋友谈恋爱时，从口中吐出一条蛔虫，这本来是人体的一种自我保护反应，但是，姑娘一方面认为自己肚子里蛔虫太多了，多到从口里吐出来了；另一方面当着自己的男朋友，感到不好意思，于是频繁呕吐，医生怀疑是幽门梗阻，进行了剖腹探查，打开腹腔一看，没有蛔虫，一切都是正常的。术后患者以为蛔虫已经清除干净，很快恢复健康。后来患者得知手术没用拿出蛔虫，患者感到医生在欺骗她，于是又开始呕吐，经二次剖腹，治疗仍无效，药物治疗也无效。最后这位患者因呕吐不止而死。这个例子说明了心理作用能够使一位年青姑娘致以死地。这两个例子足以说明心理作用对健康的巨大影响。

笔者多年的临床证明，乐疗是建立健康心理简便、经济、有效的方法。

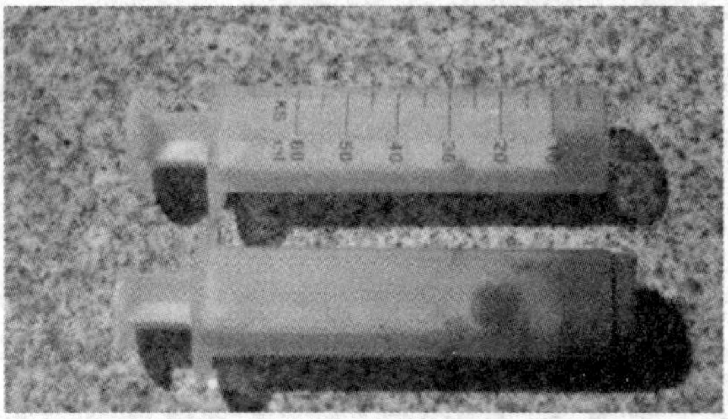

图 1 60ml 注射器

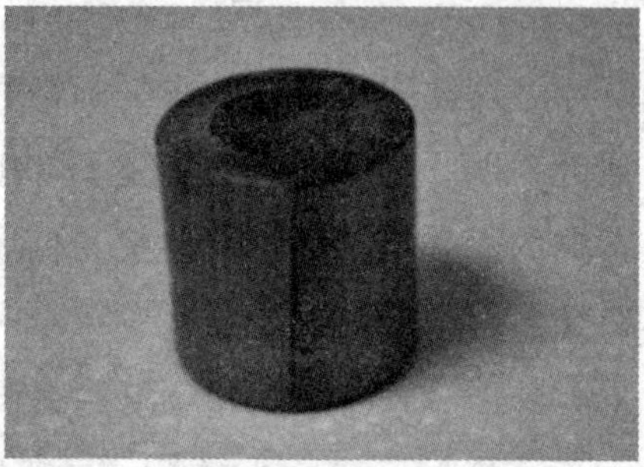

图 2 艾炷模

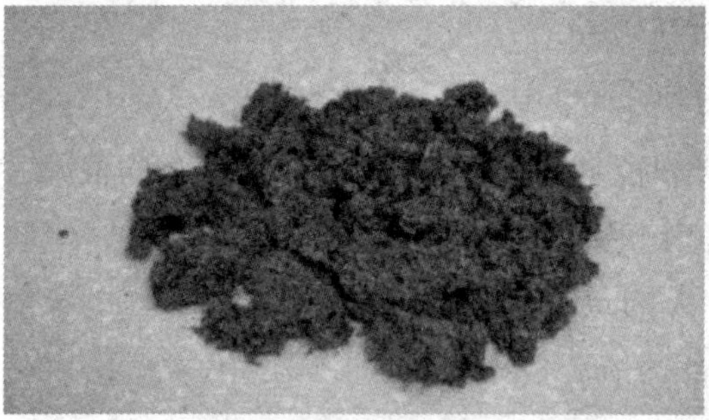

图 3 艾绒

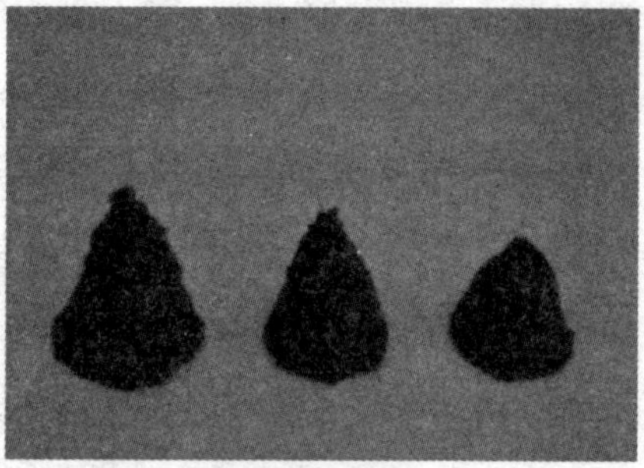

图 4 艾炷

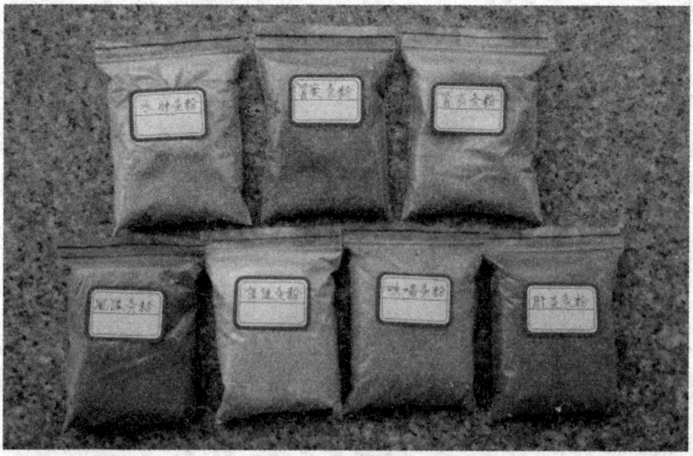

图 5 各种灸粉

第二节　五联疗法治法

一、隔药饼灸

（一）隔药饼灸需要器具

60ml 注射器 1 具，将装针头的一端磨平至针筒，供做药饼时用。（如图 1）艾炷模 1 个，用梨木做成上大下尖的锥圆型木模，上宽 3cm，深 3cm 的艾炷模（图 2），供做艾炷（图 4）时用。由艾叶加工而成的艾绒（图 3）；根据辨证论治配制而成的各种灸粉（图 5）；以及利多卡因注射液。

（二）具体操作

隔药饼灸是一种间接灸，即根据不同症状，用不同的中药打成细粉，以利多卡因调和，7 支 2ml 的利多卡因，调和药粉后做 5 个药饼（6 支利多卡因注射液 4 个药饼），稀稠度要适中，不能太干或太稀，装入备好的 60ml 注射器中，压紧，根据注射器的刻度，分成 5 等份（或 4 等份），向外推出至第一个刻度时，用线切割下来，如法切出 5 个药饼（或 4 个）。在药饼上放艾炷施灸，根据艾炷的大小分为温和灸和发泡灸。温和灸，艾炷较小，灸时不起泡，以皮肤发红、患者感到热向穴位里透为佳；发泡灸，艾炷较大，以起水泡并且病人可以忍受为佳。利多卡因是一种局部麻醉剂，它耐高温，不会因高温而失效，用来调和药饼，可以减轻灸时的灼痛。若用水调药粉做药饼（药饼中加了中药麻醉药），每个药饼用水 3ml，可以不用利多卡因注射液。

以灸肾衰患者为例：药饼用肾衰灸饼。穴位分为两组，第一组：肾俞、命门、肝俞或脾俞（有高血压病、脉弦等肝肾阴虚者，灸肝俞；有纳差、便溏、舌胖嫩等脾肾阳虚者，灸脾俞）；第二组：关元、中脘、足三里。灸第一组时，用 6 支 2ml 的利多卡因调和药饼，做 5 个灸饼，艾炷用艾炷模做，这样做的艾炷比较紧，大小均匀，每个穴位灸 3~7 壮（根据患者对热的耐受程度和艾柱的大小而定）；灸第二组时，用5支2ml的利多卡因注射液调和药饼，做成4个药饼。病重者第一、二组可同时灸，或上午灸一组，下午灸二组，每天1次。有水肿者，加灸水分穴，用水肿灸饼。灸水分穴的程度，以灸起水泡为好。刚开始施灸，艾炷可以做小一点，灸一段时间，患者耐受了，艾炷再慢慢加大。

二、穴位注射

（一）常用穴位

肝俞、肾俞、志室、脾俞、三焦俞、气海俞、肺俞、心俞、膏肓、曲池、内关、手三里、足三里、三阴交、太溪、阴陵泉、中脘、气海。背俞穴每次取2~4个，四肢穴每次各取1~2个。其他穴根据临床症状临证加减，如：第一组，肝俞、脾俞、肾俞、志室、曲池、足三里；第二组，肺俞、三焦俞、气海俞、内关、三阴交。以此为基本方，再随症加减。

（二）常用的注射液

黄芪注射液、香丹注射液、当归注射液、参麦注射液、复合维生素B注射液、胎盘注射液、核酪注射液等。

黄芪补气、提高免疫功能、利水消肿，有助消除蛋白尿，为治疗各种肾病最常用的一种注射液。香丹注射液是由降香、丹参提炼出的注射液。丹参祛瘀补血生新，凉血消肿；降香行气止痛，祛瘀止血，二药提炼出的注射液，可活血化瘀，行气止痛，凉血消肿。肾病患者，多有“久病必瘀”，水肿、气滞等，所以香丹注射液也是治疗肾病常用的穴位注射。

当归注射液，当归补血活血，消肿润肠，肾病患者多有肾性贫血、浮肿等，常用当归注射液穴位注射，以补血消肿。参麦注射液，由党参和麦冬提炼的注射液，党参健脾补肺，益气生津；麦冬滋阴润肺，益胃生津，清心除烦，有气阴两虚者适用。

复合维生素B注射液，每支2ml，内含维生素B_1 20mg，维生素B_2 2mg，维生素B_6 2mg，烟酰胺30mg，对因缺乏B族维生素引起的神经症状，包括糖尿性、妊娠及病毒性感染（如感冒、腮腺炎、风疹等）后的多发性神经炎均有效，也用于消耗性疾病及疾病康复期的辅助治疗。肾病是慢性病，多有恶心、纳差等症状，用复合维生素B注射液穴位注射，能获得较好的效果。

胎盘，中药称紫河车，为血肉有情之物，益气养血，补肾益精，对治疗肾病有益。核酪注射液，由核酸水解物、酪蛋白水解物和多种氨基酸组成。每只注射液中含对羟苯甲酸甲酯0.8mg、对羟苯甲酸丙脂0.2mg，有增强机体非特异性免疫功能的作用，提高患者的抵抗力，对抵抗力弱的患者适用。

以无特殊症状的肾衰患者为例：第一次药物用黄芪注射液2ml+香丹注射液2ml+利多卡因1~2ml；取穴：脾俞、肾俞、志室、曲池、足三里；第二次，药物同上，取穴：肝俞、三焦俞、气海俞、手三里、三阴交。若有水肿，四肢穴位用阴陵泉、内关。若有恶心、纳差，药物用复合维生素B注射液4ml+利多卡因2ml，穴位用胃俞、中脘、脾俞、肾俞、志室、内关、足三里。若肾性贫血明显，药物用当归注射液2ml+香丹注射液2ml+利多卡因1~2ml，穴位：膈俞、脾俞、肾俞、志室、曲池、足三里。根据症状，药物和穴位随症灵活应用。药物也可用血肉有情之物，如胎盘注射液，也可用提高抵抗力的核酪注射液等。

三、耳穴疗法

肾衰患者多用耳穴针刺法，用13mm针灸针，耳郭常规消毒后，刺入所选耳穴，深度以刺入耳软骨，而不刺透耳软骨为度。留针30分钟以上。少数特别怕痛的患者，可用耳穴压丸法。但耳穴压丸法的疗效不如耳针法，常用的耳穴如下所述。

①交感：解痉镇痛（主要是内脏痛），滋阴潜阳，调整自主神经功能，是肾病患者的常用穴。

②角窝上：平肝息风，降血压。

③咽喉：清咽利喉。肾病患者常伴有咽炎，可用本穴。

④枕：镇静止痛，安神息风。肾病患者常伴有头昏、头痛、失眠等，可用此穴。

⑤皮质下：补髓益脑，止痛安神，是肾病患者的常用穴。

⑥对屏尖：利肺定喘，清热解毒，止痒，祛风邪，是肾病患者的常用穴。

⑦胃：和胃益脾，补中安神。肾病患者常有纳差、恶心、口中乏味等，可配用此穴。

⑧肾：补肾聪耳，壮骨填髓，是肾病的主穴。

⑨肝：平肝清热，舒筋活血，降血压，是治疗肝肾阴虚患者的常用穴。

⑩脾：健脾化食，生化营血，营养肌肉。肾病患者伴有腹胀、腹泻、消化不良、食欲不振、肌无力等症状，可用脾穴治疗。

⑪心：宁心安神，调和营血，止痛止痒。肾病患者伴有失眠、心悸、口舌生疮、皮肤瘙痒等症状，可用心穴治疗。

⑫肺：推动气血运行，补虚清热，利皮毛，疏水道。肾病患者伴有咳喘、胸闷、皮肤瘙痒、脱发、便秘等症状，可用肺穴。

⑬内分泌：疏肝理气，通经活络，祛风邪，补下元，调整内分泌，有祛风湿、抗过敏、抗感染的作用，是肾病患者的常用取穴。

⑭耳背沟：平肝降逆，降血压，利皮肤。肾病患者多伴有高血压，可选用此穴治疗。

⑮大肠：清下焦，利肺气，对便秘、腹泻有效，还是治疗咳嗽、痤疮的常用配穴。

⑯缘中：益脑安神，调节内分泌，是肾病患者的常用穴。

⑰肾上腺：清热止痛，解痉祛风。有祛风湿、抗过敏、抗休克、抗感染等作用，是肾病患者的常用穴。

⑱胃三角：即胃、肝、脾三穴。

四、中药汤剂

以肾衰1号（已经报专利）和肾衰2号（已经报专利）为基本方，加减如下。

①蛋白尿加水陆二仙丹（金樱子、芡实）、萆薢、蝉蜕、苏叶。

②血尿加白茅根、大小蓟、地榆、侧柏叶、仙鹤草、藕节、茜草。

③汗多、易感冒加玉屏风散（黄芪、白术、防风）、浮小麦。

④贫血加熟地、当归、白芍，或加鹿角胶、龟甲胶。

⑤失眠加夜交藤、枣仁、远志。

⑥血压高加钩藤、石决明、菊花。

⑦心衰、心律不齐加炙甘草汤（党参、麦冬、生地黄、大枣、炙甘草、麻仁、桂枝、阿胶、生姜）。

⑧胸腔积液加葶苈子、枳壳、枳实、牛膝、车前子。

⑨血尿酸高加二妙散（炒黄柏、炒苍术），或四妙散（二妙散加牛膝为三妙散，再加薏仁为四妙散）。

⑩高尿酸血症，药用女贞子、墨旱莲、黄柏、苍术、牛膝、薏苡仁、黄芪、太子参、黄精、麦冬、知母。

不同肾病，临床中主要应用“八纲辨证”后，选用相应的方剂加减。

五、乐疗

肾病四联疗法治疗各种慢性肾脏病和肾衰竭，是治疗身体的疾病，心理治疗没有纳入治疗方案。而患者往往都有不同程度的心理问题，尤其是慢性肾衰竭的患者，医院的医生常把西医学对肾衰竭的认识告诉患者“肾衰竭是一种慢性、进行性、不可逆的疾病，预后严重”“没有什么治疗方法，只有透析、换肾”患者往往失望，甚至绝望，心情非常沉重，对治疗失去信心。

我们在治疗肾病的过程中，一直都在寻找解除肾病患者的心理问题的方法，经阅了很多心理学方面的著作，我们一致认为到目前研究为止，建立心理健康的有效的方法是：战胜贪欲，树立公心；战胜敌意，树立爱心；战胜消极，树立信心；战胜孤独，融入群体；相信科学，不迷信；保持“乐”“善”的心态；适当运动，生活有序。这些心理学的研究成果，是科学的，令人信服，但是缺乏具体的操作方法。那么，要有一种“入手”之法。

（一）建立心理健康的方法

1. 战胜贪欲，树立公心

贪欲即无休止地求取，是心理活动偏离正常的表现，是一种不健康的心理，也是犯罪的根源。贪欲之心是永远不会满足的，所以不会有真正的快乐。即使满足了需求的一瞬间，会产生一时的快乐，但是，很快又有新的求取，这一时的快乐顿时又消失了。随着求取得到东西的增加，怕有朝一日“事发”惹出“乱子”，又会产生一种不安的恐惧感。这种永不满足的贪欲和忐忑不安的复杂心情交织在一起，形成一种特殊的不健康心理。要战胜贪欲，必须树立公心。公心，就是奉献之心，就像教育家陶行知所说的“捧着一颗心来，不带半根草去”，有这样一颗心，你就乐意去做善事，乐于助人，每当你做了一件善事，精神上就会感到舒服，心里就会感到满足，快乐就会从心里油然而生。这种情感对健康是有益的，是健康心理。

2. 战胜敌意，树立爱心

敌意是敌视心理，是一种不健康的心理表现。对别人怀有敌意，总是指责、埋怨别人，或是仇视别人，必然造成人际关系的紧张，从而造成两个结果，一是心情不愉快，二是心理效率和社会效率降低。这两点正是衡量心理健康的标准。同时，人际关系也是衡量心理健康的标准。用这三个衡量心理健康的标准去衡量敌意，都说明敌意对心、身都是非常有害的。要战胜敌意，必须培养和树立爱心。去掉敌意，有了爱心，就能“面带笑意，心平气和”，与别人交谈时就会“面传心意，口传心声”，周围的人自然而然就愿意接近你，与你笑脸相迎。有了爱心，就能改善人际关系，与周围的人和谐相处。爱心还能有效地搞好家庭关系。因为爱心能使你看到别人的优点和长处，克服自己的不足，完善自我。所以，树立爱心能使人“生乐”“真乐”“中乐”“常乐”“同乐”，是获得心理健康的有效方法和途径。

3. 战胜消极，树立信心

消极是否定的、反面的、不求进取的、消沉的情绪，是心理不健康的表现。消极是自我评价过低，不能发挥自己的聪明才智，自我否定，总感到自己无用，从而大大降低了心理效率和社会效率。消沉的情绪导致心情抑郁。近代的研究证明，长期抑郁可导致免疫功能降低，从而诱发多种疾病。流行病学的调查发现，癌与长期心情抑郁有明显的相关性。可见，消极对人体的健康危害极大。要战胜消极，必须树立信心。信心是相信自己的愿望一定能够实现的心理，是一种健康心理。信心可鼓舞人，提高人的心理效率和社会效率。信心可使人心情愉快、心境良好，从而可以纠正抑郁情绪。

4. 战胜孤独，融入群体

孤独是不合群、不愿意与别人来往、孤立无所依附的心理，是一种不健康的心理表现。孤独首先是心理上不愿意或不敢接触他人。“害人之心不可有，防人之心不可无”这句话没有错，但是应该看到，社会是由绝大多数好人和极少数坏人组成的，应该大胆放心地与人接触。人是一种社会动物，是不能脱离社会的。同时，社交是人的基本需要之一，失去社交本身就是一种病态。人的年龄分生理年龄、社会年龄和心理年龄，若社交减少，容易导致社会年龄过早老化，加重心理不健康。要战胜孤独，必须树立众心。众心即博大宽容之心，融入群体之心，善意助人之心。树立众心，就是树立共同之心，以心换心，心心相通，恢复人类从众之心，促进万众一心。众心是一种健康心理，有了众心，就不会感到孤独。

5. 战胜迷信，相信科学

迷信是信仰鬼神等不存在的事物，是一种不健康的心理，不仅影响身心健康，有时甚至会自残生命。由于迷信而讳疾忌医，损害了健康，或由于迷信而产生心身疾病的例子多不胜举。多年来，迷信对人类的危害极深。战胜迷信，必须树立科学之心。树立科学之心，不仅要相信科学，重要的是学习科学知识。当然，宗教的信仰已经变成精神上的寄托和安慰，不影响正常的心理活动，不影响生活和工作，不属我们现在讲的迷信。

乐疗提供了“入手”之法，给出了具体操作方法，按照乐疗所教的方法做，部分患者可获得健康的心理。现对乐疗简介如下。

（二）习练乐疗需要知道的常用术语

五乐、四善、三和谐是习练乐疗的最高境界，也是习练乐疗的目的。

1. 乐的五个准则

自古至今，养生学家们一致认为，“乐”是养生的核心。保持乐的心态和情绪，可以祛病延年，已为大量事实所证实。那么，什么样的乐，才是养生学家们所指的“乐”呢？符合“五乐”准则的乐才是真正的有益健康的乐，即：生乐、真乐、常乐、中乐、同乐。

（1）生乐

“乐”是一种自我体验。生乐是指从内心产生出来乐。要想从内心生出乐来，应注意做到下面三点。①要“崇尚事业，淡泊名利”。热爱自己的工作，努力为自己的事业奋斗，但不追求名利和报答，这样就会有一种满足感。没有名利的烦恼，而有工作成绩的欣慰，乐自然会从内心油然而生。②要有切合实际的“期望值”，正确对待“实现值”。没有期望，则没有动力，也不会产生乐。但期望值要切合实际，通过努力要能达到。当期望实现了，乐则从内心产生。若实现还有点出入，能正确对待，仍能获得满足而生乐。③善于“忘”和“忆”。要善于忘掉那些不愉快的事，而记住那些令人欣慰的事。时时回忆些愉快的事，自然是乐的。

（2）真乐

乐应是真的，不是假的。要获得真乐，也有两条。一是“真乐源于善”。什么是善或善事？凡是不损害自己、不损害他人、不损害集体和国家的事，是低层次的善事，凡有利于自己，有利于他人、集体和国家的事，是高层次的善事。因为自己是寓于集体和国家中，所以有益于自己，有益他人、集体和国家一般是一致的。做了善事，心里就踏实、就欣慰。做了善事产生的乐才是真乐。二是“真乐源于净”。净是指心地纯洁、清净，只有心底纯净，乐于做善事，才能产生真的乐。

（3）常乐

是指经常处于乐的状态，不是一时一事的乐。这需做到三点。①要不断排除“急、悔、怨、恨、恼、怒、烦”这些不良情绪。没有这些不良情绪，自然是乐的。②要学会调整情绪和心态。人生活在社会上，不可能永远没有不良情绪，但要学会调整不良情绪，一旦有了，要自觉地调整它，不要沉溺于不良情绪中。③要培养一两种爱好。与爱好伴随，本身就是乐。

（4）中乐

是指中等程度的乐。《礼记·曲礼上》曰：“志不可满，乐不可极。”意思是快乐的心情不可以“满”，乐不可以达到极点。不论多高兴的事，都不大乐，永远保持中等水平的乐，这要做到三点。①“中乐必需静”，静指宁静、平静，心情不过分激动。尤其有了很高兴、很激动人心的事，保持既乐又平静的心态，这样的乐才能持久，才有利于健康。②记住“大乐生悲”的辩证道理。因为大乐会引起神经系统、循环系统等各系统的功能紊乱，损伤身体，“悲”可能随即到来。③要练就“宠辱不惊，闲看庭前花开花落。去留无意，漫随天外云卷云舒。”

（5）同乐

指与大家共同乐。这是我们的目标。要努力让大家都快乐。由于自己的快乐是寓于同乐之中，没有同乐，其实也没有自己的乐。若你周围的人或家庭不乐，试想你能乐吗？所以，我们要努力培植“康乐场”。

2. 善的四要素

（1）善的动机

对个人来说是为了自我完善，自得其乐，同时也为了社会进步，大家同乐。

（2）善的情绪

面带笑意，心平气和，慈祥愉快，自由自在，善的情绪有利于自己，也有利于他人，至少不损害他人。

（3）善的行为

善的行为是，以善为乐，与人为善，助人为乐，因势利导，有效斗争，这里有动有静，动指行为、静指思想，要动中善，静中善，对己善，对人善。

（4）善的结果

对个人来说，就是治病健身，益智延寿，还应发展为家庭和、事业兴、万事谐。这四要素缺一不可。

3. 四关

要想通过乐疗治疗好病，要在乐疗的过程中过好“四关”。过“四关”的问题，是每个进行乐疗的人必须了解、必须解决的问题。这四个关口谁过去了，谁就会获得快乐和健康。每位患者都要经受着这两关关口的考验，别无他路，而且同一个关口往往要反复多次才能真正通过。

（1）过迷信怀疑关

迷信不好，怀疑也不好。习练乐疗的人，一开始往往有两种倾向，一是认为乐疗一触即发，听一两次乐友的交流，病突然就好了；或跟老师握握手、交流一下，病瞬间就好了；另一种是对乐疗抱怀疑态度，不相信乐疗可以治病，或半信半疑。有人认为，如果笑眯眯、乐呵呵，就能治病，那就不需要医院了。乐疗对这类患者的确没有作用，不会有疗效。有的患者半信半疑，抱着试试看的态度，乐疗不怕试，如果这类患者遗传信息好、道德品质高尚，就会一试就灵，万试万灵。为了不迷信、不怀疑，过好相信关，必须在“四真”合一上下功夫，做到“真心实践如痴醉，真实体验最知味，真理指导增智慧，真气显现最实惠”。

（2）过气冲病灶关

气冲病灶是乐疗过程中最常见的现象。气冲病灶包括两个部分：一是真气治疗心理疾病；二是真气治疗生理疾病。此气是真气，不是邪气。攻击病灶，即改造病灶。心理病灶指的是不健康的心理，如存在“急悔怨恨恼怒烦”“喜怒忧思悲恐惊”等不良情绪，心理压力大而迟迟不能解脱，受到别人的误会或诬蔑攻击后心里不服，亲友病重或死亡导致悲痛而不能自拔等。随着时间的推移，表面上好像已经过去，心里深处其实还存在痕迹，这就形成心理病灶。如某人曾经因为受到刺激而患了抑郁症，通过治疗而临床治愈。其实在心理深处还存留有一些痕迹。习练乐疗后，可能会出现短时间的抑郁症状，这就是气冲心理病灶，坚持乐疗，可恢复正常，这时的心理病灶就被清除了。我们应该“高兴、感激、欢迎”，以真气为我们清理了心理病灶。生理疾病就是我们临床上见到的各种疾病。通过乐疗激起人体的免疫功能，激发起人体自身的抗病能力，治疗疾病。在这个过程中，可能会出现两种情况：一种是病情慢慢减轻，感到很舒服地病就好了；另一种是很痛苦，很疼痛，然后病情减轻，疾病突然或慢慢地好了。我们提倡“双管齐下”的治疗方法，即一方面用现在临床常用的有效方法治疗，一方面乐疗，实际上是一方面治疗身体的疾病，一方面治疗心理疾病。

遇到气冲病灶的痛苦怎么办？第一时间就要想到笑和谢，不断地微笑、念谢，在必要时也可以大声笑和大声念“谢谢”，根据情况也可用急救药或及时拨打“120”。待痛苦减去后，要找产生痛苦的原因，并下决心加以改善。总之，要过气冲病灶关，就要真心笑谢一切，就要正确使用双管齐下。

“宽容”是乐疗的重要组成部分。宽容是人效法自然而形成的最伟大和最完美的道德，它包含“博大爱心、容纳一切、化解一切”三要素。

衡量乐疗的标准可用“随遇而安”这四个字来概括，“随遇而安”有两层含义。第一是态度。乐疗时，不管自己身上的气感如何、幻觉多与少、难受还是舒服；也不管在日常生活中顺利与否，总是保持随遇而安的心态。要做到无论遇到多大的痛苦和困难都能承受，无论面对顺境或逆境，都能笑面相迎，笑面相送，镇静自若，顺其自然。要从思想上认识到，我们遇到的痛苦、不顺利都是前进道路上的必经过程。在自然与社会的道路上，不会都是平坦的，出现困难、险阻，是正常的，要乐观对待，高高兴兴地处理，或乐观等待，顺其自然。

"随遇而安"第二层表现在两个方面。其一对气冲病灶，遭遇倒霉、不如意的事情，能正确认识，保持心理平衡、心平气和。其二，唯有经过艰苦曲折的考验，承受得住气冲病灶带来的痛苦、难受，甚至是一种濒临死亡的感受，然后才能得到解放和新生，获得生理和心理上的高层次的平衡与和谐。其结果一定是身心健康，全身轻松、舒服，心情舒畅，情绪安定，心平气和，大脑清静，最后达到最高的身心健康境界。

4. 怎样区别"病情加重"和"气冲病灶"

那么怎样区别"病情加重"和"气冲病灶"呢？一般根据以下几条即可以区分。

乐疗过程中，没有严重犯"急悔怨恨恼怒烦""喜怒忧思悲恐惊"的七情，没有违反"肾病四忌"。

乐疗过程中，发现引起不舒服的原因后，积极面对，克服心理障碍，保持乐观、自信，病症会减轻，身体比原来舒服、轻松。

乐疗过程中，没有摄入有害的物质，如吃野生菌、煤气中毒、长期吃过多油腻或生冷食物；没有用过对肾脏有害的药物，对肾脏有害药物、我简要介绍如下。

（1）西药类

①引起肾小管坏死的药物：氨基糖苷类如，阿米卡星、庆大霉素、卡那霉素、奈替米星、链霉素、妥布霉素；磺胺类（各种消炎片）。

②引起肾间质疾病的药：磺胺类（各种消炎片）：青霉素、苄星青霉素、氨苄西林、甲氧苄青霉素；H_2受体拮抗药：西咪替丁、法莫替丁、尼扎替丁、雷尼替丁、罗沙替丁；止痛药物；非激素类消炎药。

③引起血肌酐升高的药：头孢氨苄Ⅳ、头孢唑啉Ⅴ、头孢拉啶Ⅵ、头孢呋

辛等。

④肾毒性药：抗真菌类药如，两性霉素B、氟康唑、氟胞嘧啶、灰黄霉素、伊曲康唑、米康唑；治疗关节炎药：金诺芬、金硫丁二钠、青霉胺；化疗药物：顺铂、环孢素A（CsA）、蒙诺。

⑤引起急性肾衰的药：甘露醇、鱼胆、造影剂、毒蕈中毒、汞、蜂螫伤、毒蛇咬伤、海洛因、朱砂莲、消栓灵、有机磷农药中毒等。

（2）中药类

木通，以及含有木通的中药复方，如耳聋左慈丸、导赤散、甘露消毒丹、龙胆泻肝丸等。或含有斑蝥、蜈蚣、蜂毒、朱砂、鱼胆、雄黄、铅丹等成分的中药复方。

符合以上三条者，属于“气冲病灶”，否则就可能是“病情加重”。属于“气冲病灶”者，一定要坚持“高兴、欢迎、感激”的六字方针，同时也需要咨询医生。

（三）动疗

生活中要做到：脸上微笑、心理念谢、行善改过、促进“三和”（“和”即和谐，“三和”即与自然和谐，与社会和谐，身与心和谐）。

1. 脸上微笑

要随时随地都拥有美好的心情、美好的情感和美好的理想、脸上保持着微笑的表情。如果自己没有遇到高兴的事情，或者由于受到病痛和受到外来的环境刺激而感到痛苦，怎么办？要真心“装笑”，即真心模仿笑。在一般情况下，只要微笑就可以了。当自己遇到严重的病痛或灾难时，也可以大声地笑出来。也可以在不影响他人生活和工作的情况下，习练大笑。通过真心“装笑”会引发真笑。要笑对一切人和事，要学会看得惯、想得通，因势利导。“大肚能容容天下难容之事，慈颜常笑笑天下可笑之人”，也许自己就是其中一个。

2. 心里念谢

最好能做到随时随地心里怀着博爱之心和感激之情。一般情况下，只要心里想到谢谢就可以了。当别人帮助你做一点好事时，应及时真心地说“谢谢”，当你做了损害别人的事情时，应及时诚恳地说“对不起”，并及时改错。要学会乐责己，乐闻过，见恶不怒。遇恶可练心，逆境可升人，失败是成功之母。因此，我们也应该感谢恶人、逆境和失败。

3. 行善改过

“行善”，就是随时都提醒自己要做善事，对别人善言美语；“改过”，就是做了错事，做了对自己、对别人不快乐的事，提醒自己要改过来。自觉地“整己化人”；“整己”，就是检讨自己，提高自己，完善整己；“化人”，就是尊重别人，宽容别人。总之，要善己化人，还要虚心学习，永不自满。把善内善外很好地统一起来。保证做到生活有序化。

4. 促进“三和”

“三和”即人与自然和谐，与社会和谐，身与心和谐。“和”是真理，乐能通达，随与开心，逢难必化。一谢了（疗）之，一笑了（疗）之，一乐了（疗）之。笑谢一切，化解一切。先天下之忧而乐善，后天下之乐而善乐。

（四）静疗

在闭目养神（休息、睡觉、养病）时，要脸上微笑、心里念谢、明理思过、心平气和。可取坐、卧、站的自然姿势，以舒适为度。

1. 明理思过

前文介绍过“脸上微笑”“心里念谢”，这里我重点介绍下“明理思过”“心平气和”。明理就是明白道理，思过就是想一想自己有没有做错的事，或不愉快的事。

习练静疗时要快乐地明理思过。除了要明白练性治病的道理外，还要查找自己患病和产生痛苦的原因。一般人都符合以下三条原因：情绪不好，生活无序，相信不该相信的东西。这些都要加以认识和改正。由于只有充分发扬优点和成绩，才能更有效地克服缺点和错误。因此，我们更要用“四找”（找优点、找好处、找成绩、找进步）的方法来提高自己练性化命的勇气和信心。

2. 心平气和

就是不急、不燥、不追、不惊，身心逐步进入适应、平衡、和谐的状态。

不论出现什么症状、气感和幻觉，还是发生什么自发动作，统统采用“乐观、耐心、积极等待，任凭自然调节”的方法。在明理思过以后，要任其自然，完全放心。当遇到气冲病灶的痛苦时，要坚持“医疗与心疗相结合，以心疗为主”的方针。

乐疗就是生活，要将快乐生活化，生活有序化。乐疗不意守、不导引，动疗或静疗都是修心养性，练性化命，都是学会做人。这好比两条腿走路，动静交替，动静有序，才能获得康乐。以乐求乐，献乐得乐，这就是真正的人生、健康的人生。

第三节　论文选编

一、肾衰能治愈——肾单位可以再生

现代医学认为肾功能衰竭（简称肾衰）是一种慢性、进行性、不可逆的疾病，预后严重。西医是用透析来延续生命、换肾进行治疗。透析对肾衰没有治疗作用，只是代替肾脏排除人体的一些代谢废物。按“用进废退”原理，虽然透析可以延长生命，但是，随时间推移，肾脏必将完全失去功能，萎缩废用。其结果只能换肾。换肾一是价格高昂；二是肾源太缺乏，仅能满足 1% 左右的肾衰病人；即使找到了肾源，还有配对合不合适和抗排异的问题。

笔者 2000 年不幸患了慢性肾衰，经查阅了 1370 多份文献，清楚地看到了现代医学治疗肾衰的现状。

笔者 14 岁时曾患肾病综合征，经中西医治疗无效，高度水肿、高蛋白尿、高血压，无奈之下，先父（管正斋，云南省首批名中医）动员笔者用隔饼药灸。先父担心笔者怕痛，但鉴于求生的欲望，笔者同意并接受了灸疗。经过几个月的隔药饼灸，笔者渐渐好转，最终临床症状不显。

笔者在亲身经历的基础上，用隔药饼灸、耳穴疗法、穴位注射和适当配合中药（简称“四联疗法”），在自己身上试治。经过反复组合实验，笔者的慢性肾衰逐渐好转。治疗 3 年后，笔者肾功恢复正常。

笔者从 2003 年开始用“四联疗法”治疗肾衰病人，现已经治疗慢性肾衰病人 141 例。有治疗前后化验指标对比，列入统计的 74 例，获得了满意效果。介绍如下。

（一）临床资料

1. 病例入选标准

所选病例来源于“管遵信医馆”的门诊患者，并符合以下条件：①血肌酐＞ 177μmol/L，血尿素氮＞ 7.1mmol/L；②神智清楚，能配合治疗；③不伴有传染性疾病、精神病及中毒性疾病；④有治疗前后化验指标对比、能判断疗效者。

2. 一般资料

141 例慢性肾衰患者，资料完整，有化验指标可以进行治疗前后比较者 74 例。其中男 44 例，女 30 例，年龄最小 16 岁。最大 76 岁，血肌酐：最低 188μmol/L，最高 1628μmol/L，绝大部分的血肌酐在 250~700μmol/L 之间。透析 1 年以上者 6 例，透析不到 1 年者 12 例，没有透析过的患者 56 例。

（二）治疗及观察方法

1. 治疗方法

采用“四联疗法”肾衰隔药饼灸一组：肾俞、脾俞（脉弦者改用肝俞）；二组：足三里、关元；②耳穴疗法针刺或耳穴压丸，取肾、肝、脾、交感、神门、皮质下、内分泌、缘中，血压高者加耳背沟，不高者加肾上腺；③穴位注射药物用黄芪注射液 2ml、复方丹参注射液 2ml、利多卡因 1~2ml；穴位取肾俞、肝俞、脾俞、三焦俞、气海俞、足三里、三阴交、太溪、内关，每次选 3~4 个穴位；④中药以“肾衰 1 号”为基础，再根据病人当时的临床症状、舌、脉和化验指标，辨证用药。四种治疗方法联合应用。

2. 观察指标和方法

观察指标主要用肾功能（以血肌酐为主，参考尿素氮和尿酸）和尿常规（以尿蛋白和尿潜血为主）。参考临床症状，如患者每天的小便数量、有无水肿、贫血、饮食好坏、大小便、睡眠、精神状况等。为具有可比性，要求每个患者固定在一个省（或市）级正规大医院化验。

（三）治疗结果

1. 疗效评定标准

参考《实用肾脏病学》有关标准，临床治愈：血肌酐下降到132μmol/L以下，临床症状消失，恢复正常工作和生活；肾功能显著改善：血肌酐下降50μmol/L以上，临床症状明显改善，可以从事不重的工作和日常生活；肾功能稳定：血肌酐下降不到50μmol/L，临床症状有所改善；无效：血肌酐不下降或上升，临床症状无明显改善，或恶化。

2. 治疗结果

74例中，临床治愈6例，占8.1%；肾功能显著改善31例，占41.9%；肾功能稳定16例，占21.6%；无效21例，占28.4%。显效率50%，总有效率71.6%。

（四）典型病例

病例一

黄某，女，64岁。2005年1月10日初诊。

［现病史］1968年出现水肿，1969年当地医院诊断为肾盂肾炎。30余年来，下肢水肿时轻时重。1992年发现左肾萎缩（8.1cm × 3.7cm × 1.9cm），1993年右肾萎缩（7.4cm × 3.9cm × 1.1cm）。

下肢凹陷性水肿，面色萎黄，乏力，纳差。脉沉细、舌质紫暗、苔中腻水滑。1月11日化验结果：肌酐214μmol/L，尿素氮11.2mmol/L，尿酸444μmol/L，葡萄糖4.9mmol/L。

［诊断］慢性肾功能衰竭（失代偿期）。

［中医辨证］脾肾阳虚，水湿停聚。

［治疗方案］采用“四联疗法”。每日治疗1次。治疗1个月后，水肿消失，精神明显好转，饮食正常。2月17日化验结果：肌酐164μmol/L，尿素氮9.5mmol/L，尿酸432μmol/L。又治疗1个月后，自觉一切正常。

3月29日化验结果：肌酐125μmol/L，尿素氮8.8mmol/L，尿酸465μmol/L；尿常规化验结果全部正常。又巩固治疗了1个多月，临床痊愈。患者于4月2

日高高兴兴地返回四川。嘱回四川后，每周隔药饼灸 2 次，以善其后。

复发：在四川因感冒发热，用抗生素治疗后，2006 年 6 月 27 日肌酐又回升到 224.92μmol/L，尿素氮 16.47mmol/L，再次来昆明用“四联疗法”治疗，8 月 10 日化验结果：205.5μmol/L，尿素氮 18.2mmol/L，嘱咐控制蛋白质摄入量。继续治疗至 9 月 16 日化验结果：肌酐 128μmol/L，尿素氮 9.5mmol/L。回四川后，嘱其每周隔药饼灸 1 次，以善其后。随访 1 年后，肾功稳定，临床治愈。

【按语】

这个病例提示：首先，肾衰患者即便是肌酐不高，治疗时间仍然需要很长的时间；其次，即便是已经临床治愈，仍然存在再次肾衰的可能；肾衰病人治愈后，仍要预防感染、发热、滥用抗生素等肾毒性药物。

病例二

罗某，女，32 岁。2006 年 11 月 18 日。

［既往史］2003 年 11 月怀孕期间发现高血压病（190/110mmHg），自认为生小孩后会自愈，没有治疗。2004 年 10 月体检时发现尿蛋白（+++），10 月 15 日肾穿刺诊为局灶增生硬化性肾小球肾炎。用泼尼松等西药治疗。2005 年 12 月肌酐 202μmol/L，2006 年 3 月肌酐 313μmol/L，4 月 30 日肌酐 513μmol/L，内生肌酐清除率 8.4ml/min（正常参考值：80~120ml/min），开始血液透析，每周透析 2 次。在透析过程中，肌酐仍继续上升，2006 年 12 月肌酐 733μmol/L，进入尿毒症期。

［现病史］面色灰黄，脉沉细弦。诊断：慢性肾功能衰竭，尿毒症期。

［中医辨证分析］阴阳两虚，水不涵木。因患者的尿量少，不愿意服中药，所以用“三联疗法”（隔肾衰药饼灸、穴位注射、耳穴压丸）治疗。

［治疗方案］2007 年 1 月 24 日透析前的肌酐 919μmol/L。隔肾衰药饼灸原来是一天灸关元，足三里；一天灸肝俞、肾俞。改为每天 4 个穴全灸。耳穴压丸改为耳针。穴位注射不变。

［随访］2007 年 3 月 5 日透析前的肌酐降到 824μmol/L，继续治疗。5 月 2 日减去一次透析，由原来的每周 2 次，改为每 2 周透析 3 次，7 月 4 日肌酐降到 741μmol/L。7 月 24 日，改为每周透析 1 次。8 月 4 日透析前的肌酐降到 651μmol/L。改为隔 10 天透析 1 次。精神、体力、饮食、睡眠、大小便均正常。

患者很有信心，继续中医治疗。

【按语】

这个病例提示，虽然透析了1年多，内生肌酐清除率已经降低到8.4ml/min，但肌酐高达919μmol/L，肾脏明显萎缩，用针灸治疗（此例没有用中药），仍然可以取得满意的疗效。还有2例患者，经中医治疗现在已经停止透析，肌酐降到300μmol/L左右。

（五）讨论

1.肾单位是否可以再生

肾单位是肾脏的结构与功能的基本单位，包括肾小体和肾小管两部分。两个肾约有260万个肾单位，当肾单位因为坏死、硬化、萎缩等造成功能丧失的数量超过80%时，即产生肾功能衰竭。以前的理论认为肾单位不能再生，所以，肾衰只可能是慢性、进行性、不可逆的，只能用透析维持生命，用换肾的方法治疗。

肾单位能不能再生，则成为肾衰能不能治愈的关键。

近代对肝细胞生长因子（hepatocyte growth factor，HGF）的研究给我们找到了答案。研究证明，HGF通过与特异性膜受体c-met结合后，可以促进细胞扩散迁移，而且具有独特的形态发生原作用，诱导多种上皮细胞形成分支管状结构，包括肾小管上皮细胞。HGF/c-met还参与肾脏的发育、代偿性肾生长、急性损伤后肾小管的修复与再生等。

肾组织主要由肾小管上皮细胞组成。在正常情况下，细胞大都处于非分裂的静止期。当肾小管上皮细胞损伤时，细胞分裂指数可增加10倍。HGF在损伤后肾结构和功能恢复过程中发挥重要作用。Liu等的研究证明了HGF/c-met信号体系靶向作用于损伤器官的机制。并且c-met表达的变化是特异地发生在肾组织。研究还证明，外源性重组人HGF的应用能减轻肾损伤，加速肾结构和功能的恢复，促进正常肾组织的重建，HGF可能通过减少诱发损伤的因子而限制损伤，HGF还可增加细胞DNA合成，促进细胞分裂增殖。

许多研究证实，HGF是肾发育以及急性肾损伤后肾小管重建过程中的重要调节因子，是肾小管上皮细胞再生和修复过程中的一个重要调节物。HGF可能通过改变细胞周期调控，诱导细胞分裂分化，抑制细胞凋亡及改变肾血流动力学等机制，参与肾脏的分化发育，加速急性肾损伤后肾功能的恢复。HGF的作用主要表现为：①急性肾功能损伤后 HGF/c-met 信号体系启动异常迅速；② HGF/c-met 对肾小管上皮细胞有多种功能，如促分裂、促运动、促小管再生和促进细胞外基质重建，这些功能均利于肾小管趋于完整；③ HGF 可抑制凋亡，这不仅能促进肾小管修复而且还保护肾上皮细胞免受损伤；④ HGF/c-met的修复作用能准确地靶向损伤器官。

综上所述，通过对 HGF 的研究，可以得出一个结论：肾单位可以再生，肾功能能够重新组建，因此，肾衰是可以临床治愈。但需要采用适当的治疗方法，使 HGF 的修复功能发挥出来。

2. 四联疗法

是用隔药饼灸、耳穴疗法、穴位注射、中药汤剂四种治疗方法联合应用治疗肾病的方法，是在家传的基础上发展起来的。隔药饼灸的药饼有很多种：如肾衰药饼、肾炎药饼、水肿药饼、肝炎药饼、保健药饼等。不同病用不同的药饼，艾炷大小、灸的壮数也各异。现代的实验研究和临床证实，隔药饼灸可以调整和提高机体的免疫功能，为隔药饼灸治疗肾病提供了实验依据。以隔药饼灸为主，配合耳穴疗法、穴位注射、中药汤剂治疗肾衰，通过 5 年，对 141 例肾衰患者的治疗，表明这是一套治疗肾衰行之有效的方法。

3. 分析临床治愈肾衰患者的启示

6 例患者中，1 例是服草药中毒性急性肾衰（肌酐 1320μmol/L）；1 例糖尿病肾病引起的肾衰（肌酐 206μmol/L）；其他 4 例均为肾病引起的慢性肾衰，肌酐在 196~320μmol/L 之间。这 6 例治愈的肾衰患者给我们三点启示：一是部分急性肾功能衰竭是可逆性的，虽然肌酐高，临床治愈的可能性仍然很大；二是肾衰患者尚在代偿期和失代偿期（肌酐在 177~442μmol/L）时，临床治愈的可能性大，若肌酐大于 442μmol/L，治疗起来则比较困难，能否治愈，有待进一步观察；三是治疗时间很长，一般都在 1 年以上。临床治愈或肾功能显著改善以后，还可能有恶化或小反复的可能。

4. 分析无效病例的启示

74 例肾衰患者中，无效 21 例，占 28.4%。从无效病例中我们获得以下启示：①透析时间长，肾脏萎缩，已经无尿的患者，无效（上述病例二，患者罗某某尚有小便）；②治疗一段时间，疗效尚未显现而停止治疗者，无效；③怕痛，不坚持隔药饼灸的患者，无效；④慢性肾衰（急性肾衰除外）的肌酐超过707μmol/L，进入尿毒症期的患者，虽然肾功有所恢复，肌酐有所下降，临床症状改善，但是尚无1例治愈的患者。若通过更长时间的治疗，能否获得满意的疗效，尚待今后较长时间的临床观察。

5. 肾衰患者日常保健

治疗肾衰不能仅依靠治疗。还要注意，心态平和乐观，锻炼身体，合理饮食，起居有常，生活规律等。治疗肾衰应该采取“三分治疗，七分养”的策略。患者一定要重视“非治疗”的积极作用。

（1）肾衰是一种慢性病，在治疗上患者要有打“持久战”的心理准备，并调动一切积极因素。肾衰的治疗和调养、肾单位的再生、肾功能的重新组建，是一个漫长的过程，患者必须百倍地呵护自己的肾脏，避免过多使用抗生素等药物，尤其是有肾毒性的药物，我已经接诊了4例服中草药中毒性急性肾衰患者。千万不能相信吃了某种“仙丹妙药”就能治愈肾衰的夸大宣传。对肾衰一定要有一个正确、科学的认识。患者还要调动各种积极因素，如戒酒、忌怒、防劳、防感冒等，以达到尽早康复的目的。

（2）重视心理因素对肾衰转归的影响。心理治疗在治疗包括肾衰在内的各种慢性疾病中都发挥着重要作用。近代对“心身疾病”的研究表明，由心理因素引起的身体上的疾病，有80多种。调动肾衰患者乐观的心态是十分重要的。

（3）合理饮食。肾衰患者的饮食基本要求是在减少蛋白质总摄入量的前提下，保证摄入一定量的优质蛋白及足够热卡的膳食，以及低食盐饮食。牛奶、鸡蛋、瘦肉、鸭肉、鸡肉、鱼肉等含优质蛋白多，可适量食用；植物蛋白不是优质蛋白，慢性肾衰病人尽量少摄入或不摄入植物蛋白。豆质类制品（如豆腐等），高尿酸血症（如痛风）须禁食。慢性肾衰病人应该摄入足够量的主食，如米饭、面食等淀粉类食物。主食是摄入热卡的主要来源。采用高淀粉低蛋白、高热卡的饮食，可以促进机体适应性，减少内源性蛋白质的分解，从而减轻氮质潴留所产生的毒性作用，同时，促进自身尿素分解产生的氮利用于蛋白质的合成。蛋白质摄入量的计算方法（包括主、副食）：慢性肾衰患者须按照肾脏排泄尿素的能力来调整蛋白质的摄入量。一方面使血尿素氮维持在21.4mmol/L 以下，另一方面又不要因为降低蛋白质的摄入而产生负氮平衡。计算方法常用肌酐清除率（Ccr）来确定：Ccr ＞ 30ml/min，不需限制蛋白质摄入量；Ccr 在 20~30ml/min，供给量每日 0.7g/kg，如果体重是 60kg，供给蛋白质为 60×0.7=42g；Ccr 5~20ml/min，供给量每日 0.4g/kg，如果体重是 60kg，供给蛋白质为 60×0.4=24g。

《素问 · 金匮真言论》上说"多食盐则伤肾"。2000 多年前，我们的祖先就知道"多食盐则伤肾"，近代都知道，多食盐会引起钠潴留水肿、高血压病等。肾衰患者的食盐日摄入量在 3g 以下为宜。

（4）适当运动。肾衰患者一般都有神疲乏力，懒于活动，活动后出现较多的尿蛋白等症状。若因此就整天卧床、不做任何运动，对肾衰的治疗会起消极作用。"生命在于运动"，实践证明，肾衰患者每天做适当的运动，有利于肾功能的恢复。如每天坚持散步，做力所能及的运动，如早操、慢跑、打太极拳等。运动时以不感到疲劳，稍加休息即可恢复为度，即为"适当"。

二、中医肾病四联疗法的创立和临床应用

（一）四联疗法的创立

笔者出生于中医世家。曾祖父管家岱，山东省高密中医师，管氏针灸开山鼻祖。先祖父管庆鑫，齐鲁名医。家父管正斋，云南省名中医，教授，主任医师。笔者 14 岁（1952 年）时曾患肾病综合征，经中西医治疗无效，高度水肿、蛋白尿、高脂血症、低蛋白血症，生命垂危。无奈之下，先父管正斋用隔药饼灸挽救了我的生命。先父嘱咐我，"你以后还可能患肾病，要记住这套治疗方法"。这就是创立四联疗法隔药饼灸治疗肾病的起源。

在家传隔药饼灸的基础上，笔者参阅了数百篇文献，对药饼进行了深入研究，做了多次改进，在自己身上进行了无数次的实验，获得了现在用的这套隔药饼灸。

20 世纪 70 年代编著了《耳针学讲义》，20 世纪 80 年代，笔者发明的耳穴染色法，荣获 1984 年度卫生部科技成果乙等奖，1992 年研究的"耳穴诊治疾

病的原理研究”获云南省科技进步三等奖，1995年出版了专著《中国耳针学》。把耳穴疗法引入治疗肾衰，加强了四联疗法的作用，提高了疗效。

穴位注射是把提纯的中药做成注射液，注射到针灸穴位里，达到针灸和药物双重治疗疾病的作用，引入治疗肾衰，是现代医学与传统针灸结合的产物。用穴位注射治疗肾衰，获得了预期的效果。

用中医中药治疗肾病，已经有数千年历史。历代医书中记载的理论、汤药处方、病例等多不胜举。只是病名与现在不同。现在的急性肾小球肾炎、慢性肾小球肾炎、隐匿性肾小球肾炎、肾病综合征、IgA肾病、急性肾功能衰竭、慢性肾功能衰竭等，在中医书籍中都可以找到相应的症状描述、处方和病案。中医书籍中记载的肾衰病案也很多，并且是临床治愈的病例。

中医治疗肾衰，是按“证”治疗，不同的临床表现，归不同的“证”，用不同的方法和汤剂治疗。只要辨证正确，用药恰当，就可以药到病除，起死回生。

（二）四联疗法的临床应用

慢性肾衰竭为各种原发性和继发性肾脏疾病持续进展的共同转归，是“慢性、进行性、不可逆的疾病”，近年来，其发病率逐年上升，其终末期为尿毒症；血液透析、腹膜透析、肾移植是目前西医治疗的方法，而肾移植费用高昂，还存在排异问题、并且肾源奇缺，我国肾源只能满足1%。笔者11年来，应用“中医肾病四联疗法”治疗慢性肾脏病700余例，肾衰患者400余例，有治疗前后化验指标对比，列入统计的肾衰患者158例，具体报道如下。

1. 临床资料

（1）病例入选标准。所选病例来源于“管遵信医馆”的门诊患者，并符合以下条件：①血肌酐＞133μmol/L，血尿素氮＞7.1mmol/L；②神智清楚，能配合治疗；③不伴有传染性疾病、精神病及中毒性疾病；④有治疗前后化验指标对比、能判断疗效者。

2. 一般资料

①余例肾衰患者，资料完整，有化验指标可以进行治疗前后比较者158例，其中男86例，女72例；年龄最小14岁，最大82岁；血肌酐最低146μmol/L，

最高 1436μmol/L，绝大部分的血肌酐在 250~700μmol/L 之间；透析 1 年以上者 34 例，透析不到 1 年者 12 例，没有透析过 112 例。

3. 治疗方法

（1）治疗方法

“四联疗法”即隔肾衰药饼灸一组：肾俞、脾俞（脉弦者改用肝俞）；二组：足三里、关元；耳穴疗法针刺或耳穴压丸，取穴：肾、肝、脾、交感、神门、皮质下、内分泌、缘中，血压高者加耳背沟，不高者加肾上腺；穴位注射药物用黄芪注射液 2ml、复方丹参注射液 2ml、利多卡因 1~2ml；穴位取肾俞、志室、肝俞、脾俞、三焦俞、气海俞、足三里、三阴交、太溪、内关，每次选 3~4 个穴位；中药以“肾衰 1 号”为基础，再根据病人当时的临床症状、舌、脉和化验指标，辨证用药，四种治疗方法联合应用。

（2）观察指标和方法

观察指标主要用肾功能（以血肌酐为主，参考尿素氮和尿酸）和尿常规（以尿蛋白和尿潜血为主），并参考临床症状，如每天的小便数量、有无水肿、贫血、食欲、大小便、睡眠、精神状况等，要求每个患者固定在一个省（或市）级正规大医院化验。

4. 疗效标准及治疗结果

（1）疗效评定标准。参考《实用肾脏病学》有关标准，临床治愈：血肌酐下降到 132μmol/L 以下，临床症状消失，恢复正常工作和生活；肾功能显著改善：血肌酐下降 50μmol/L 以上，临床症状明显改善，可以从事不重的工作和日常生活；肾功能稳定：血肌酐下降不到 50μmol/L，临床症状有所改善；无效：血肌酐不下降或上升，临床症状无明显改善或恶化。

（2）治疗结果。158 例中，临床治愈 14 例，占 8.86%；肾功能显著改善 66 例，占 41.8%；肾功能稳定 44 例，占 27.8%；无效 34 例，占 21.5%；显效率 50.6%，总有效率 78.5%。

5. 典型病例

病例　马某，男，44 岁，已婚，公务员，石屏县地方税务局人。

[主诉] 发现肾功能异常 4 个月，透析 3 个月（共 38 次）。

患者因患“胃肠病”，经别人介绍服用“草药朱砂莲（马兜铃科）”约20g左右，服后当天下午，出现2次呕吐，次日出现乏力、口中黏液泡沫较多，病症逐日加重。

2007年3月14日入住石屏县人民医院，胃镜检查诊为：十二指肠球炎，慢性浅表性胃炎；肾功检查：肌酐643μmol/L，尿素氮15.94mmol/L，尿蛋白（+++），诊为急性肾衰竭。

转昆明四十三医院肾病科，肾功检查结果：肌酐707μmol/L，尿素氮14.9mmol/L，尿酸84μmol/L，尿量700~800ml/日，诊断为：①急性肾功能衰竭，②中草药中毒，③十二指肠炎，④慢性浅表性胃炎；给予血液透析治疗，每周2次，治疗3个月后，透析后的肌酐276μmol/L，尿素氮7.59mmol/L，尿酸300μmol/L。患者对治疗失去信心，经人介绍，来管遵信医馆求治。

2007年7月7日初诊。主诉较多，面色灰暗，对治疗半信半疑；血压95/65mmHg，无水肿，脉弦、滑、数，舌淡红，苔薄白腻，胃肠不适10余年，近几月腹胀、纳差，乏力，精神不佳，每周透析2次。给予“四联疗法”治疗，每天治疗1次。治疗1周后，自觉各种症状均有明显好转。

患者于2007年7月23日出院，并且停止血液透析和西药的治疗。只用四联疗法治疗，每天治疗1次。耳穴压丸改用耳针。

2007年8月8日肾功检查结果：肌酐203μmol/L，尿素氮10.7mmol/L，尿常规正常。治疗31天，肾功能明显改善。回石屏县家中，用“二联疗法”（隔肾衰药饼灸、中药汤剂）继续治疗。

2008年5月1日B超检查结果：肾、肝、胆、胰等均未见异常，肾功和尿常规正常，共治疗215天。

随访3年，肾功一直保持正常。

（三）讨论

（1）经过十年的临床实践证明“四联疗法”具有较强的可重复性，表明这是一套治疗肾衰行之有效的方法。

（2）肾衰是一种慢性病，治疗的时间较长，患者要有打“持久战”的心理准备，在治疗过程中，要保持心理健康，乐观自信，适当锻炼身体，合理饮食，起居有常，生活有序化，治疗规律化，快乐生活化，同时戒酒、忌怒、防劳、防感冒等，以达到尽早康复的目的。

（3）分析治疗显效病例的启示

①急性肾功能衰竭，治愈的可能性较大，及时用四联疗法治疗，配合透析，根据肾功的改善、临床症状的好转、适时减少或停止透析，防止转变为慢性肾功能衰竭，是治愈急性肾衰的关键。

②近 10 年治疗肾衰患者的经验及病历统计资料表明，用四联疗法治疗：一期（代偿期 Cr133~177mmol/L）临床治愈率达 58.8%，有效率达 100%；二期（失代偿期 Cr178~442mmol/L），有效率达 81%；三期（肾衰竭期 Cr443~707mmol/L），有效率达 77.8%，四期（尿毒症期 Cr707mmol/L 以上），临床治愈病例极少，但有效率仍可达 62.5%，再次证明“四联疗法”是目前治疗慢性肾衰行之有效的方法。

③治疗时间长，一般都在 1 年以上；但因肾衰患者肾功比较脆弱，临床治愈或肾功显著改善以后，因违反“肾病四忌”（一忌劳累，二忌感染发热，三忌肾毒性药物，四忌高盐高蛋白饮食）还可能有恶化或反复的可能。

（4）分析无效病例的启示

①惧针怕痛，治疗期较长，患者没有信心毅力长期坚持四联疗法。

②进入透析后患者自觉症状好转，自行停止用四联疗法治疗。

③原发病（高血压、糖尿病、肾小球肾炎等）控制不好，影响肾功能的恢复。

④肾衰患者尚未透析者，疗效较好；已经透析的病人疗效较差，透析超过 1 年，疗效很差。

三、管氏肾病四联疗法治疗慢性肾功能衰竭疗效观察

慢性肾功能衰竭（CRF）为多种慢性肾脏疾病晚期肾功能严重受损导致的一系列临床综合征，是临床的一种难治病症，其预后差，可发生在各种慢性肾病的基础上，缓慢地出现肾功能减退直至衰竭。管老自己患有慢性肾衰竭，他用四种方法在自己身上试治，经过反复组合、验证、研究实践，创立了管氏肾病四联疗法，笔者有幸师从管老，体会颇深，现将管老治疗肾病经验及疗效介绍如下，以飨同道。

（一）临床资料

1. 一般资料

选取2009年3月~2013年3月管遵信医馆及云南省中医医院门诊CRF患者80例，按照就诊年月日与门诊序列号相加的和取尾数，对照随机数字表随机分为观察组、对照组，各40例。其中，观察组，男24例，女16例；年龄17.3~62.6岁，平均（40.1±1.4）岁；病程1.6~15.7年，平均（3.2±2.3）年；属CRFI期者11例，Ⅱ期者23例，Ⅲ期者5例，Ⅳ期者1例。对照组，男26例，女14例；年龄16.5~61.2岁，平均（41.2±1.1）岁；病程1.7~12.7年，平均（4.4±5.3）年；属CRF I期者10例，Ⅱ期者26例，Ⅲ期者3例，Ⅳ期者1例。两组患者性别、年龄、病程等一般资料比较差异无统计学意义，具有可比性。本试验方案经云南中医药大学第一附属医院（云南省中医医院）伦理委员会批准。

2. 诊断标准和分期标准

参照王海燕主编《肾脏病学》的诊断标准，符合下列条件可以诊断CRF：①确切的肾脏病史；②慢性肾衰竭的临床表现；③肾功能损害。分期标准参照《原发性肾小球疾病分型与治疗及诊断标准座谈会纪要》制定的“CRF分期标准”。第I期（肾功能代偿期）：肌酐（SCr）133~177μmol/L，肾小球滤过率（GFR）80~50ml/min（临床常用肌酐清除率来代表GFR）；第Ⅱ期（肾功能失代偿期）：SCr 178~442μmol/L，GFR 50~20ml/min；第Ⅲ期（肾功能衰竭期）：SCr 443~707μmol/L，GFR 20~10ml/min；第Ⅳ期（尿毒症期或肾衰终末期）：SCr＞707μmol/L，GFR＜10ml/min。

3. 纳入标准

①符合CRF的西医诊断和分期标准，且感染、酸中毒、电解质紊乱、高血压病等加重因素得到有效控制；②年龄40~65岁，本人及其家属同意参加本研究并能接受肾病四联疗法，且签署知情同意者；③1周内未服用其他相关治疗药物或采用相关治疗方法者。

4. 排除标准

①透析超过2年的CRF患者；②6个月内有合并心血管、脑、肝和造血系

统等严重疾病，及尿病酮症酸中毒、精神病患者；③不符合纳入标准，未按规定服药，无法判断疗效，或资料不全者。

（二）治疗方法

1. 观察组

采用管氏肾病四联疗法治疗，包括隔药饼灸、耳针、穴位注射及联合中药汤药治疗。

（1）隔药饼灸

第一组取穴：肾俞、脾俞（脉弦者改用肝俞）；第二组取穴：足三里、关元。灸饼制作：用肾衰灸粉（黄芪、党参、熟地、炙淫羊藿、山茱萸，按3∶3∶2∶1∶1比例配方）碾细成粉状制成，由管遵信医馆提供。用20ml注射器去头后制成灸饼模具。将上述灸粉用2%利多卡因调匀成糊状后，置于注射器模具中压紧，后推出厚度2~3mm药饼，用细线切割，制成直径（2±0.2）cm的圆型薄饼。艾炷制作：用天平称取细艾绒200mg，将细艾绒填塞至艾柱模具制成炷底直径约1.0cm，炷高1.0cm大小艾柱。操作：取穴定位后，将肾衰灸饼置于穴位上，艾炷放在药饼上施灸，一般每炷燃尽至无热感为度，约5~6分钟，在施灸的过程中如患者太热受不了，可将药饼连同艾炷拿起片刻再继续，每天灸一组穴位，每穴灸3壮，两组穴位交替，5次为一疗程，疗程间休息2日，进行下1个疗程。灸后如出现水泡，需保持疮面清洁干燥，避免感染。

（2）耳针

取穴：肾、交感、肾上腺、肺、皮质下、缘中。针刺方法：应用0.40mm×15mm毫针针刺，进针时，术者用左手拇食二指固定耳郭，中指托着针刺部的耳背，然后用拇、示、中三指持针，慢刺法刺入皮肤3~4mm即可，得气为度，即患者出现酸、胀、痛等针刺感应。留针30分钟。起针时，左手托住耳背，右手起针，并用消毒干棉球压迫针眼，以免出血。每次针一侧耳穴，两耳交替。每天治疗1次，5次为一疗程，休息2日，进行下1个疗程。多数患者用耳穴针刺法，少数特别怕痛的患者，可用耳穴压丸法，具体做法：用75%酒精棉球擦洗耳郭，以去脂、消毒，用王不留行籽、胶布在耳压板上制成0.8cm×0.8cm方块，取穴、疗程同耳针，每次贴一侧耳穴，隔天一换，两耳交替，嘱患者每天按压3~5次。

（3）穴位注射

取穴：肺俞、脾俞、志室、肾俞、三焦俞、气海俞、曲池、阴陵泉、足三里、三阴交。每次背俞穴取2~3个穴，上下肢各取1个穴，用黄芪注射液10ml，利多卡因注射液1ml备用。用5ml注射器取上述两种药液混合，刺入穴位约25mm有酸胀感后回抽无回血，每穴注入0.5~1ml药液。穴位交替使用，每天治疗1次，5次为一疗程，休息2日，进行下1个疗程。

（4）中药汤剂

基本方：肾衰1号120g（黄芪30g，党参30g，黄精30g，炙杜仲10g，炙淫羊藿10g，鹿衔草10g），其中黄芪、党参均增至80g，水蛭10g，丹参20g，蛇舌草20g，茯苓30g，泽泻20g，牛膝20g，车前子30g，猪苓20g，桂枝10g，白术20g，金樱子20g，芡实20g，白茅根30g，小蓟20g，苏叶10g。

随症加减：眩晕、头痛、血压高，加桑寄生10g，草决明20g，夏枯草20g，牛膝20g；大便不畅，加枳实10g，生地20g；便秘，加枳实10g，大黄4g，制白附片3g；恶心呕吐，加法半夏20g，生姜10g，茯苓15g，陈皮6g；合并心力衰竭，加生脉散（人参15g，麦冬12g，五味子10g）合当归15g，巴戟天10g，知母10g，黄柏10g，肉桂3g；浮肿、尿少，加桑白皮15g，冬瓜皮20g，茯苓20g，泽泻20g，猪苓20g，车前子30g，或土茯苓30~60g，车前子30g；尿浊，加萆薢20g，白茅根20g；头面浮肿，加炙麻黄10g，杏仁10g，牛膝10g；血尿明显，加大蓟10g，小蓟10g，仙鹤草10g，白茅根10g。每天服1剂，5天为一疗程，休息2日，进行下1个疗程。

观察组采用管氏肾病四联疗法治疗6个月，6个月后进行疗效评定，治疗期间嘱患者低蛋白、低磷饮食，蛋白质与热量的摄入量同对照组。

2. 对照组

低蛋白、低磷饮食，蛋白质的摄入量为0.4~0.6g/kg体重/日，热量摄入为30~40kcal/kg体重/日，配合雷米普利降压治疗2.5mg，口服，每日一次，或贝那普利10mg，口服，每日一次，对高血压患者和血压控制不稳定者可加用氨氯地平5mg，口服，每日一次，或美托洛尔12.5~25mg，口服，每日两次，使收缩压维持在120~150mmHg，舒张压维持在75~85mmHg，水肿明显者以双氢克尿噻片利尿消肿 25mg，口服，每日三次，对于 CRFII 期以上的患者，可用吸附剂包醛氧化淀粉吸附胃肠道中的氨、氮等有害物质 1 包（5g），口服，每日 3 次治疗，并纠正酸中毒、贫血、水电解质紊乱。对照组治疗 6 个月，6 个月后进行疗效评定。

（三）疗效观察

1. 观察指标

将头昏、倦怠乏力、腰膝酸软、畏寒肢冷、纳呆、恶心、呕吐、水肿、脘腹胀满、皮肤瘙痒、大便不实、大便干结、夜尿清长共 13 项症状、体征，根据程度分为轻、中、重 3 级，分别计 1、2、3 分，于治疗前后每例累计平均分统计；全自动生化分析仪（美国贝克曼公司）检测各组治疗前后血清肌酐（SCr）、血尿素氮（BUN）、内生肌酐清除率（Ccr）；治疗前后 24 小时尿蛋白定量检测。

2. 效果评价标准

参照 1987 年第 3 次全国中医肾病学术会议通过的 CRF 拟定的标准判定。显效：头昏、倦怠乏力、腰膝酸软、畏寒肢冷、纳呆等临床症状、体征均明显改善，上述积分减少 $\geq$ 60%，Ccr 增加 $\geq$ 30%，或 BUN、SCr 下降 $\geq$ 30%；有效：头昏、倦怠乏力、腰膝酸软、畏寒肢冷、纳呆等临床症状、体征均明显改善，上述积分减少 $\geq$ 30%，Ccr 增加 $\geq$ 20%，或 BUN、SCr 下降 $\geq$ 20%；无效：头昏、倦怠乏力、腰膝酸软、畏寒肢冷、纳呆等临床症状、体征无改善或加重，Ccr 增加 $<$ 20%，或 BUN、SCr 下降 $<$ 20%。

3. 统计学处理方法

采用 SPSS13.0 统计软件包进行数据分析，计数资料构成比用 χ_2 检验，两组显效率、总有效率之间比较用非参数两样本率比较，检验水准 $\alpha = 0.05$。计量资料用（均数 ± 标准差）（$S \pm \bar{X}$）表示，组内比较用配对 t 检验，组间比较用独立样本 t 检验。$P < 0.05$ 为差异有统计学意义。

4. 治疗结果

（1）两组患者经过治疗后进行疗效比较（见表 1）

表 1　两组慢性肾功能衰竭患者临床疗效比较

组别	例数	显效	有效	无效	总有效率 %
观察组	40	20	13	7	82.51
对照组	40	10	8	22	45

注：与对照组比较，$P < 0.05$。

由表 1 可见，两组显效率比较，χ_2=4.94，$P < 0.05$，总有效率比较，χ_2=6.23，$P < 0.05$，差异均有统计学意义，提示观察组显效率、总有效率均优于对照组。

（2）两组患者治疗前后 SCr、BUN、Ccr、24 小时尿蛋白定量变化比较（见表 2）

表 2　两组患者治疗前后肾功、Ccr 及 24 小时蛋白定量比较

组别	例数	SCr（μmol/L）	BUN（mmol/L）	Ccr（ml/min）	尿蛋白（g/24h）
观察组治疗前	40	284.78 ± 114.31	15.15 ± 1.34	37.12 ± 5.42	2.89 ± 3.72
观察组治疗后	40	145.76 ± 61.82	10.78 ± 7.72	45.65 ± 7.01	1.65 ± 8.12
对照前治疗前	40	293.18 ± 63.34	14.15 ± 2.14	36.97 ± 3.67	2.43 ± 6.81
对照组治疗后	40	244.78 ± 41.92	12.34 ± 5.32	44.21 ± 3.51	2.05 ± 8.42

由表 2 可见，观察组与对照组治疗前各项指标比较均（$P > 0.05$），差异无统计学意义，具有可比性；观察组各项指标治疗前后比较均（$P < 0.05$）；对照组各项指标治疗前后比较均（$P < 0.05$）；治疗后组间比较，血清肌酐、尿素氮、24 小时尿蛋白定量水平均降低（$P < 0.05$），差异均有统计学意义，内生肌酐清除率水平升高（$P > 0.05$），差异无统计学意义。提示治疗后两组肾功能均得到改善，观察组 SCr、BUN、24 小时尿蛋白定量改善程度优于对照组，但 Ccr 改善程度不明显。

（四）讨论

慢性肾功能衰竭（CRF）为多种慢性肾脏疾病晚期肾功能严重受损导致的一系列综合征，是世界公认的难治病，病程绵长且后期肾脏的替代治疗均给社会与家庭带来极大经济负担，严重威胁着患者的生命与健康。西医认为 CRF 是“慢性、进行性、不可逆的疾病”，其终末期为尿毒症；血液透析、腹膜透

析、肾移植是目前西医治疗的方法，透析对肾衰没有治疗作用，只是代替肾脏排出体内的一些代谢废物，根据“用进废退”法则，透析时间长了，肾脏就会萎缩、废用。CRF 隶属于中医“水肿”“溺毒”“癃闭”“关格”“腰痛”“虚劳”等范畴，临床往往累及多个脏腑，但其病位常在脾、肾两脏。从辨证识病的角度审视肾病，总体判定为虚实夹杂，寒热交错。我们的临床治疗统计：脾肾气虚占 23.33%，脾肾阳虚占 26%，肝肾阴虚占 21.43%，气血两虚占 18.14%，其他占 11.1%，如水湿内停，湿浊困阻，湿热蕴结，阳明实热，瘀血内阻等，说明慢性肾衰竭有着明显的脾肾两虚症状。恶心、呕吐、大便秘结、浮肿、舌苔厚腻、白腻、黄腻等症状又反映了邪实的一面，正虚为本，邪实为标，由虚致实。

管氏肾病四联疗法是用隔药饼灸、耳穴疗法、穴位注射、中药汤剂四种治疗方法联合应用治疗肾病的方法，患者接受治疗初期，四种方法缺一不可，如果自行放弃其中任何一种疗法，疗效均会受到影响；此法一般要坚持治疗 2~3 个月方能见效。该疗法治疗 CRF 充分体现了中医学的本质，“辨证论治、整体观念”，“因地制宜、据病施方”。

隔药饼灸是中医针灸疗法的重要组成部分，它借助艾灸的温热效应和药物的作用，达到治疗疾病的目的。中医理论认为，隔药饼灸能治疗虚寒、虚损及陷下证候。施灸时，将艾柱直接放在药品制成的饼上施灸的方法，施灸后可能发泡也可能不发泡，发泡时局部组织经烫伤后产生无菌性的化脓，结痂后形成瘢痕。通过艾灸的热力作用，将药物的有效成分透过皮肤渗入腧穴，将艾灸与腧穴、药物辨证结合，从而产生了隔药饼灸的“综合效应”。有学者认为灸法是通过温通经脉、镇痛消炎，增强或调节免疫机能而实现其治疗作用。国外研究表明，肾内缺氧可以直接参与肾间质纤维化致肾功能衰竭，英国学者提出的“慢性低氧学说”是目前肾脏病学界的研究热点，该学说提出，肾小管间质的慢性低氧缺血是促进肾脏疾病进展致肾衰的重要原因。关于艾灸对组织供氧及血液的作用：许多学者的研究证实：艾灸的热疗效应和艾叶焦油的化学成分等对经穴的刺激作用，能激活血管的自律运动，改善局部微循环，使微循环血流量增加。灸疗可引起施灸局部的皮肤中过氧化脂质显著减少，艾灸时的红外线辐射，既可为机体细胞代谢活动、免疫功能提供必要的能量，也可为能量缺乏的病态细胞提供活化能量，并有利于生物大分子氢键偶极子产生受激共振，从而产生“得气感”，同时又可借助反馈调节机制，纠正病理状态下的能量信息代谢的紊乱，调控机体免疫功能。因此，艾灸通过增强机体非特异性和特异性免疫功能的作用，增强肾小球的滤过功能，促使肾单位再生，恢复肾功能，是一种安全、有效、经济、无副作用的治疗方法。

穴位注射就是用黄芪注射液注射到不同穴位，针药并用，能起到事半功倍的效果。耳穴的诊治疾病原理，是通过多条途径（经络、神经、体液、内分泌，免疫等多个系统）、在多个层次上（组织学、形态学、分子生物学、基因学、分子生物学，从宏观到微观）进行多方面的调衡，使失去了阴阳平衡、生理平衡的机体获得调整，从而治疗疾病；把耳穴疗法引入治疗肾衰，加强了四联疗法中其他疗法的作用，提高了疗效。

中药汤剂以“肾衰1号”为基础，再根据病人当时的临床症状、舌、脉和化验指标，进行辨证论治，四诊合参，使用相应的方剂加减，中药治疗肾衰竭已有很多报道，在此不再赘述。管老治疗肾病辨证用药多注重瘀血、微炎症贯穿肾病的始终。

从管老十多年的临床实践及本研究结果来看，在肾衰的早中期，管氏肾病四联疗法，可以明显减轻甚至消除CRF患者的症状，不同程度地改善肾功能指标（控制、降低肌酐、尿素氮，提升内生肌酐清除率），改善生活质量及延缓肾衰进程，提高生存质量，防止尿毒症的发生，从而延长生命；这对于我国这样的发展中国家降低慢性肾衰竭的患病率和死亡率，改善患者生存质量，节省医疗开支，尤其具有现实意义。本研究结果证实该疗法治疗慢性肾功能衰竭疗效优于西药治疗，能够改善肾功能、临床症状及体征，提高患者生活质量，是临床治疗CRF的一个有效方法，值得临床应用推广，然而，该疗法是通过什么机制对肾单位发生作用，它干预肾单位的靶点在哪些方面，这些仍需要通过临床及实验作进一步研究。

第五章　肾病其他疗法

第一节　中药灌肠

用中药灌肠治疗慢性肾病，是将中药煎剂灌入结肠内，达到治疗的目的，已有数千年历史。近年来医学与现代科学结合，研制出“结肠透析机”（后改名为“经结肠治疗机”），使中药灌肠的操作更简便、安全、舒适，提高了疗效，故有人称“结肠透析”。

一、适应证与禁忌证

（一）适应证

适用于早期或中期慢性肾衰竭邪实明显而正虚较轻者。一般肌酐＞884μmol/L（10mg/dl）疗效欠佳，故有学者认为本法适用于非终末期CRF，即SCr＜884μmol/L。或尿素氮BUN＜35mmol/L为宜，对于厌食、恶心、呕吐、腹痛、腹泻频繁，不能纳药者尤佳，结肠透析可促进尿毒素通过肠道排出体外，结肠透析对降低尿素氮疗效明显。

疗程2~4周，可反复使用。也有学者认为，灌肠疗法多在泻下后即起效并持续2周左右，增加疗程并不能再提高疗效，并认为适用于慢性肾衰竭因感染、疲劳、饮食不节、药物损害使病情急剧恶化阶段，一般SCr 354~884μmol/L，BUN 14.2~35.5mmol/L疗效较好，小于或大于此值均疗效较差。

结肠透析是五联疗法的补充，在五联疗法治疗的基础上，加上结肠透析可以提高两者的疗效，不要拘泥于结肠透析的适用范围。

（二）禁忌证

本法无绝对禁忌证，但对于身体极度衰竭、阳气衰败患者，注意辨证施治，多用滋补气血的中药，大黄用量不可过大，否则损伤正气，加重病情，有的病情可导致骤然恶化。终末期尿毒症效果较差。有痔疮、肛门疾患不宜灌肠；有严重贫血、高血压病、出血或大便溏薄甚或腹泻每日 3 次以上者，用此法时注意辨证用药。

二、灌肠注意事项及作用机制

（一）灌肠注意事项

（1）纱布滤过灌肠煎剂，以免堵塞肛门。灌肠液温度应接近人体温度（37~40℃）为宜。

（2）灌肠前嘱患者排便，或先行清洁灌肠。

（3）肛门插管时动作要轻柔，幅度不宜过大、过猛，以免造成损伤感染。

（4）患者灌肠后，腹泻应控制在 3~4 次，灌肠至 5~10 天，待尿素氮下降比较稳定不再回升时，可根据患者耐受情况酌情安排灌肠次数，如隔日 1 次，或每周 2 次。

（5）灌肠疗法应以不损伤患者正气为原则，并注意患者电解质及酸碱平衡情况，如出现失衡，应注意纠正，并定期复查血生化情况。

（6）长期灌肠如疗效不好，应适当修改中药处方，或加大剂量或及时调整药味。

（二）作用机制

1. 排毒

以大黄为主的中药灌肠疗法，主要通过泻下达到从肠道排泄毒素、降低体内毒素的目的。有报道利用灌肠汤每日至少可从肠道清除毒素 5g，最多者可达到（2.5~6）g/h。

2. 大黄等药物的综合作用

大黄具有降低 BUN、抑制残余肾肥大、抑制系膜细胞增生、抑制血管紧张素转换酶、清除氧自由基、利尿、抗感染等综合作用，配伍具有其他作用的中药，从肠道吸收入机体，可达到内服中药一样的效果。

3. 抑毒

灌肠剂能使肠道内产生尿素的细菌受到抑制，增加粪氮的排泄。大黄还可使氨基酸合成蛋白，而使尿素合成减少。

4. 利尿

通过灌肠，可减轻肾周围压力，从而常表现为利尿作用，亦可促进肾脏的排毒。

单从大黄来讲，其有泻下解毒、活血化瘀、推陈出新、安和五脏等功效。根据配伍不同而表现为不同的作用，如配伍温阳药，表现为温阳泻浊；配伍清热药，表现为清热泻浊；配伍活血药，表现为活血泻浊作用。总之，其主要作用机制是以泻浊为主。

（三）中药灌肠疗法

中药灌肠疗法有使用复方、单味药及依据辨证灌肠等。

1. 单味中药灌肠

常用单味大黄液保留灌肠或灌洗。

2. 复方中药灌肠

郭兆安等用清氮灌肠液（大黄 15g，附子 15g，蒲公英 30g，丹参 30g，生牡蛎 30g，水煎浓缩 200ml，保留灌肠）治疗 CRF 194 例，随机分为治疗组和对照组，治疗组用清氮灌肠液治疗，对照组 66 例用包醛氧化淀粉治疗，结果治疗组用药后 PTH（甲状旁腺激素）、SCr 均较治疗前改善（$P < 0.05$ 或 $P < 0.01$），而对照组无明显改善（$P > 0.05$），两组疗效比较差异有显著性（$P < 0.01$）。康萍等以中药大黄为主药灌肠治疗 CRF，结果显示患者主观症状

和肾功能都得到了明显改善。杨永光用灌肠方（生大黄、煅牡蛎、槐花、蒲公英）灌肠，灌肠组总有效率高于对照组且差异显著（$P < 0.05$）。吴晋峰用大黄、生牡蛎、蒲公英、益母草、丹参灌肠治疗 CRF 82 例，总有效率 84.2%。尹继明等对 67 例 CRF 病例用大黄合剂（生大黄、煅牡蛎、蒲公英、附子、槐花）进行灌肠治疗，每天 1 次，8 周为 1 个疗程，测定治疗前后 SCr、BUN 和 Hb 值均有显著性差异（$P < 0.05$）。刁金囡用大黄附子汤（生大黄、生牡蛎、制附子）灌肠治疗 48 例，总有效率 81.3%。杨柳竹用疏瘀降浊汤（生大黄、煅牡蛎、莱菔子、枳实、丹参）保留灌肠治疗 CRF 48 例，总有效率 91.6%。陈东阳用自拟肾愈散（生大黄、丹参）治疗 CRF l6 例，总有效率 75%。

3. 依据辨证灌肠

根据疾病证候的不同，辨证采用不同的处方灌肠。例如广东省中医院肾内科对临床无明显阳虚表现者选用大黄、蒲公英、益母草、牡蛎各 30g 煎汤灌肠。肾病临床上常见的证型如下。

（1）脾肾气虚。面色无华、口黏口淡不渴或渴不欲饮或饮也不多、纳差腹胀、大便偏稀、少气乏力、腰膝酸痛、手足不温、夜尿频多、舌淡有齿痕、脉象沉弱。方用：大黄、黄芪、党参、蒲公英、丹参。

（2）脾肾阳虚。面色苍白、口黏口淡不渴、纳差便溏或有水肿、神疲无力、腰膝酸痛或腰部冷痛或有畏寒肢冷、夜尿频多清长、舌淡嫩胖、齿痕明显、脉象沉弱。方用：附子、干姜、肉桂、黄芪、党参、益母草。

（3）肝肾阴虚。面色淡黄或晦暗、口苦、不喜饮或喜凉饮、目睛干涩、大便干结、腰膝酸痛、手足心热、头晕耳鸣、舌淡红形瘦、无苔或苔薄黄，脉细或弦细。方用：黄芪、熟地、山萸肉、生牡蛎、丹参。

（4）气阴两虚。见脾肾气虚证及肝肾阴虚证者即可确定。方用：黄芪、党参、熟地、山萸肉、牡蛎、丹参。

（5）阴阳两虚。见脾肾阳虚证及肝肾阴虚证即可确定。方用：黄芪、党参、附子、干姜、熟地、山萸肉、牡蛎、丹参。

肾病的全过程都存在着微炎症状态，根据临床表现，常需要加清热解毒药，如蒲公英、金银花、白花蛇舌草、板蓝根等药；肾病常夹杂下焦湿热，需要加清利湿热的药，如滑石、通草、萆薢、石韦、土茯苓等。

三、灌肠方法

（一）中药灌注法

灌肠桶挂于输液架上，灌肠液多为浓缩煎剂，待药液温度降到37~40℃时，选用细肛管，用液体石蜡润滑管端，缓缓插入肛门20~25cm渐渐灌入药液，压力宜低，药液平面不宜高于肛门口25 cm。药液量一般为150~250ml。如药液太少（不足100ml者），则达不到治疗目的；如药液量过多（＞300ml），则液体容易从肛门溢出造成浪费。灌肠要使药液存留在乙状结肠以上，药液灌完后，应适当抬高臀部，慢慢拔出肛管，然后嘱患者平卧休息半小时以上。慢性肾衰竭患者病情多危重，多伴有肠道内出血、水肿，因此操作上应力求轻柔，插肛管幅度不宜过大、过猛，以免造成损伤和感染。保留时间至少在30min以上，2~4h为佳，保留时间越长效果越好。清洁灌肠后，可保留更长时间，效果更好。每日1~2次，7~10天为1个疗程，必要时可休息2~4天，再进行下一个疗程，目前此种方法较为多用。

亦有低位灌肠者，如有将大黄10~30g，煅牡蛎30g，蒲公英20g研细，用滚开水600~800ml浸泡30分钟，搅拌待凉至38℃左右，低位灌肠保留20分钟，每日1次。

（二）中药直肠点滴法

对少数结肠极度敏感的患者，无法保留药液者，可采用中药直肠点滴法。其方法拟静脉输液的方法在直肠内点滴灌注中药，滴注前可先行清洁灌肠以利药液吸收。药物要求煎两次，然后将两次煎出液混合放置，沉淀后取用。煎出液总量应控制在300ml左右，分早晚2次滴入，或一次滴入。操作时应让患者先取左侧卧位，然后将选好的导尿管连接于输液皮管远端的玻璃接管上，将螺旋夹夹紧皮管，将中药煎出液倒入输液吊瓶处，用胶布固定。继之让患者取仰卧位，松开螺旋夹，使药液缓慢滴入。点滴速度宜控制在每分钟30~60滴，避免过快，以利吸收。滴注结束后，将导尿管拔出，让患者静卧休息。

（三）经结肠治疗机（结肠透析机）

经结肠治疗机现在已经研制到第四代，是一种多功能智能型肛肠结肠透析机，具有隐蔽、安全、高效、舒适的特点，是肾内科、肛肠科新型高效的治疗手段。

1. 经结肠治疗机的特点

经结肠治疗机的特点有：经结肠治疗机，有一根直径 0.8cm 的导管，对肛门括约肌无刺激，更安全。经结肠治疗机半仰卧式的水疗床，遵循人体原理设计，更舒适。结肠透析机自动传感压力和温度控制系统，更智能化、更安全。经结肠治疗机全程直视式观察镜，使患者在水疗过程中更容易看到排泄物。经结肠治疗机自行控制装置，可以直接操作，隐秘性增强，更安全。结肠透析机清洁系统完整，排泄同时进行全结肠清洗。

经结肠治疗机它不仅能够在治疗的同时进行全结肠清洗，完全彻底清洗了结肠内的粪便及体内各种毒素，又可减少结肠黏膜对肠内有毒物质的重新吸收，减轻了肾脏的负担。特别对于小儿、老年人便秘及消化道出血合并肾功能衰竭者，起到一举多得的治疗作用。最重要的是结肠透析无损伤，对患者不造成额外负担，在舒适、轻松环境下完成治疗过程，可免去家属的许多顾虑。

经结肠治疗机还可以进行综合治疗。它还有一个其他透析方法所做不到的特点就是在清除体内毒素完成后，再进行中药保留灌肠，实行中医、西医结合的治疗，做到清除粪便等毒素与灌肠治疗同时进行。

其适用范围非常广泛。一是对于轻、中度（血肌酐＜ 600μmo1/L）但尚不需作血透或腹透的肾衰患者；二是身体条件不适合做血透或腹透的患者；三是对于不愿做血液透析和腹膜透析的患者；四是对于小儿肾衰患者、经济条件无法承受血透或腹透之高费用的患者。同时，它用于高血容量综合征、高血压病、浮肿及急性高尿酸血症等治疗有显著效果。

此外，它还可以达到美容的功效，对于使年轻人十分烦恼的青春痘有很好的治疗效果。它创造性地将肠道清洗、药物保留灌肠两种相辅相成的治疗方法融为一体的特色治疗，为患者提供了优质的健康服务。它还是最好的家庭保健医生。时代进步科技发展，制造了大量杂音、电磁波辐射、化学废料、化学耕种、食品加工严重污染了空气、水源、土壤、粮食；现代人不断追求富裕的生活，都处于饮食不当，长期营养失调，忙碌、紧张、压力、睡眠不良的状态，导致身体毒素剧增，造成消化系统失调，肠道生态不平衡，蠕动功能下降，便秘情况日渐严重，促使结肠积聚了很多的宿便。便秘与宿便是一切慢性疾病、肿瘤的主因。经结肠治疗机是目前世界上最流行的绿色人体环保净化治疗，能有效快速解决便秘，清除宿便，是一种以温水为媒介，不含药物帮助结肠恢复正常功能的自然疗法，治疗严重便秘或肿瘤患者安全无副作用，可达到疗效快标本兼治的方法。

2. 举例

杭州市中医院近年来开展了以单味大黄煎液灌肠及单味大黄液结肠灌洗的临床对照研究，前者采用传统的中药灌肠方法，即前法隔日 1 次，1 个月为 1 个疗程，后者采用结肠治疗仪及其微机系统（即结肠灌注机），以带有专业探头的双腔导管，轻柔缓慢地插入结肠，置管深度为 55~60cm，然后以 10% 大黄液 20000ml（内含钠 100mmol/L，钾 1.2mmol/L，氯 100mmol/L，钙 3mmol/L）灌肠。药液温度控制在 37~39℃，每进液 30s，停贮 40s，交替进行 2 小时，使全结肠在灌区洗期内始终充满药液，每周 2 次，疗程相同。疗效判定标准参照 1977 年全国肾衰保守疗法专题学术会议标准。结果灌肠组 30 例，显效率 10%，有效率 16.7%；灌洗组 55 例，显效率 40%，有效率 23.64%。灌肠组 SCr（427.05 ± 1970.48）μmol/L，治疗后降至（387.12 ± 169.43）μmol/L；灌洗组治疗前 SCr（494.71 ± 236.32）μmol/L，治疗后降至（390.53 ± 194.18）μmol/L，两组总体疗效及 SCr 值对比，均示大黄灌洗疗法为优（$P < 0.05 \sim 0.005$），这可能与灌洗组置管深，药液用量大，兼具灌肠给药和清洗肠道尿毒素的双重作用等因素有关。

第二节　中药沐浴

中药沐浴疗法是一种皮肤透析的方法。皮肤是天然的半透膜，具有吸收、分泌、排泄的作用。成人的皮肤面积约 1.5m^2，几乎与肾小球滤过膜面积接近，而当体内有毒物质血浓度甚高时，可通过汗腺大量排出体外，如尿毒症患者排出大量尿毒素等，而且不同部位的皮肤吸收程度也不同，且因外界的药物、浓度以及密闭湿度等条件的改变，大大改变皮肤半透膜的活性，促进或加速体内外的交换，即吸收和排泄，这种药浴皮肤透析理论比较符合透析疗法的平衡原理，这也是夏季尿毒症患者病情稍轻的原因。肾衰竭水肿、尿少用利尿剂无效，而又不能透析治疗的，以及部分透析患者皮肤瘙痒者，可用中医“开鬼门”的药浴方法。

一、药浴方法

（一）药浴方药

①慢性肾衰：附片 20g，桂枝 10g，红花 10g，川芎 15g，大黄 20g，白茅根 20g，蝉蜕 10g。

②肾小球肾炎：防风 10g，桂枝 10g，蒲公英 25g，苦参 20g，黄柏 10g，土茯苓 20g，野菊花 10g。

③单纯血尿：白茅根 20g，小蓟 20g，丹皮 10g，川芎 10g，当归 10g，侧柏叶 20g，地榆 20g。

④单纯蛋白尿：萆薢 20g，蝉蜕 10g，苏叶 10g，白蒺藜 15g，苍术 10g，金樱子 10g，芡实 10g，当归 10g，川芎 10g。

（二）沐浴方法

将选用的方药打成粗粉，放入纱布袋中，浸泡半小时，煮沸 20 分钟，连同药袋一起倒入沐浴桶中，然后加热水。热水深度要浸泡到颈部，头露在外上面。水温调到 38~40℃，浸泡半小时左右。

（三）参考方药

应用的药物多为发汗、活血解毒、祛湿类，如有用肾衰水浴方（浮萍、桂枝、桑白皮、生附子、川芎、桃仁、红花、赤芍、益母草、六月雪、土茯苓、苦参、白鲜皮）进行浸泡加中药辨证论治治疗慢性肾衰竭（CRF）34 例，结果治疗 3 周，总有效率 88.4%。赵松梅应用中药开腠泄浊药浴疗法（麻黄、川桂枝、细辛、白芷、一口钟、羌活、独活、藿香、苍术、大黄、苦参、净蝉蜕、地肤子、红花、当归、银花、野菊花、肉苁蓉、黄芪等），上药按一定比例配制研末装袋，每袋 750g，外用棉纱布包装成袋，将药末连同药袋一并置入约 5000ml 水中煎煮半小时，取汁，再将药汁置入消毒后的浴盆或浴缸中，加入适量温水，水量以能使患者全身浸泡为宜，一般每周洗 6 次，每次用药 1 袋，每次泡浴时间 1h。治疗 22 例 CRF，观察统计总有效率 68.2%。经治疗 SCr、尿蛋白和血浆 D- 二聚体等指标均有显著改善。作者分析认为，本疗法具有开腠、降浊、排毒、解毒、抗凝、补益气血、调节免疫等功能，可作为 CRF 早中期的一线治疗方法及晚期患者的辅助治疗手段。王建军用药浴辅助治疗慢性肾衰竭 60 例，患者在常规治疗基础上加用药浴，药浴处方：麻黄 60g，桂枝 60g，羌活 60g，独活 60g，丹参 60g，川芎 60g，大黄 60g，苦参 60g，地肤子 60g，白鲜皮 60g，白花蛇舌草 120g，艾叶 120g。提取方法：把中药装入煎药机桶内，用 8 L 清水浸泡 lh，先用武火烧开，再用文火煎 30 min，滤出 6L 药液；用同样方法再煎 1 次，滤出药液 6L，共提取药液 12L。药浴方法：把 12L 药液倒入木制的药浴桶内，加入温水至 120L，调水温约 40~41℃，患者坐入药浴桶内，水浸至颈部为宜，泡至患者全身出大汗。每 3 天药浴 1 次，15 次为 1 个疗程。结果总有效率为 85.0%，通过 60 例的临床治疗，观察到中药药浴对 CRF 有较好的疗效，对消化道症状明显、不能进服中药者尤为适合。值得一提的是，药浴对改善 CRF 的症状有一定的作用，特别是对皮肤瘙痒改善明显。但药浴属汗法，发汗过甚则伤及气阴，年老、体质特别虚弱、血压过高者，当属禁忌。

王永钧应用苏叶、木瓜、土茯苓、细辛组成药浴处方，药浴治疗 CRF 患者，临床观察发现于药浴后机体可排出大量汗液，由于汗液的排出可带走尿毒素，因此可消除水肿、改善患者症状，其中 4 例 CRF 伴严重皮肤瘙痒患者通过治疗后瘙痒减轻。

二、药浴注意事项

应用药浴疗法宜注意时间，使患者有一个适应过程，首次治疗时间宜短，逐渐增加，一般洗浴 1 小时左右。洗浴时要求室内通风、保温。在药浴过程中，应有医护人员监护，观察血压、呼吸、脉搏，反复询问患者有无头晕、心悸、全身乏力等不适，若症状明显，且有气促、面色苍白者，应立即停止药浴，予以相应处理。药浴时切勿用肥皂等物一并洗浴，需要时，患者可在接受治疗前后清洁洗浴，药浴完毕后，勿再用清水冲洗身体，可用清水湿毛巾拭干皮肤。不宜空腹及饭后半小时以内洗浴。为防止患者虚脱，可让患者在治疗过程中适当进食，如红枣汤等。发热、高血压病、主动脉瘤、冠心病、心功能不全及有出血倾向、皮肤疾患、年老体弱者，均不宜采用此法；或在医护人员的严密监护下接受洗浴，每次时间应控制在半小时内。对 SCr > 700μmol/L，或浮肿明显，伴有胸腹水，或血钾偏高者，建议在药浴同时每周行血液透析 1~2 次，以控制症状。

三、药浴疗法的作用机制

正如元代《外科精义》中指出“疏导腠理，通调血脉，使无凝滞”的作用，属于汗法的一种，通过热水浴的渗透作用和药物本身的功效，达到开腠发汗的作用。汗出则肿消，毒物从腠理排出，同时又有益于肺之肃降功能，加强行使肺通调水道的功能，达到“提壶揭盖”的作用，促进了津液从膀胱而出，加强了毒物的上下分消。从报道的病例看，通过药浴治疗，患者在不使用利尿剂的情况下，几乎所有患者尿量均有明显增加，促进了体内毒素的排泄。

从目前报道看，药浴疗法有一定的治疗效果，但其毕竟容易导致汗出伤阳，损耗津液，限制了其使用范围。因此，使用时要注意筛选病例，注意监护，必要时服一些中药防止其可能出现的并发症，可服用生脉饮（人参、麦冬、五味子）、大枣汤（大枣、黄芪、附子、生姜、麻黄、甘草）以益气养阴生津。再者，不可单纯依赖药浴疗法，应采取多途径给药的综合治疗，才能取得较满意的疗效。

第三节　中药浴足

中药浴足疗法是用热的中药药液浸泡脚达到治疗目的的方法。人的六条经脉均起于或止于足，足太阴脾经、足少阴肾经、足厥阴肝经均起于足；足阳明胃经、足少阳胆经、足太阳膀胱经均止于足。足少阴肾经的井穴涌泉，形容水从地下涌出，肾经之脉气从足底而出，是治疗肾脏病、调节肾脏功能的要穴，有泻热、降火、开窍、醒厥的作用，还有涌泉是“小心脏”之说，有强心、益智、安眠的作用。

《灵枢》曰：“病在脏者，取之井。”意思是说，病在脏者，可以取其“井穴”，各脏的病可以取各脏所属经络的井穴。如足太阴脾经的井穴隐白在足大趾指甲端内侧，足厥阴肝经的井穴大敦在足大趾指甲端外侧，足少阴肾经的井穴涌泉在足底的中央，足阳明胃经的井穴历兑在足第二趾甲端外侧，足少阳胆经的井穴足窍阴在足第四趾甲端外侧，足太阳膀胱经的井穴至阴在足小趾甲端外侧。可见，足上六条经脉的井穴都在趾端或足底，这些脏器有病，都可以通过这些井穴来治疗。

三阴交是三条阴经的交汇处，也是治疗肾病的要穴，在内踝上三寸。所以，泡足时的水深应该超过内踝上 3 寸。

皮肤是天然的半透膜，具有吸收、分泌、排泄的作用。通过泡足还有发汗、消肿、促进毒物从腠理排出等作用，中药浴足的药方，在第二节中药沐浴中的方剂可以参考，下面列举笔者常用的浴足方。

肾衰方：附片 20g，桂枝 10g，丹参 20g，红花 10g，大黄 20g，细辛 10g。

肾炎通用方：苦参 20g，蒲公英 30g，金银花 20g，地丁 15g，防风 10g，丹参 20g。

肾炎尿潜血方：白茅根 30g，小蓟 20g，川芎 15g，丹参 15g，赤芍 15g。

肾炎尿蛋白方：萆薢 20g，蝉蜕 10g，苏叶 15g，当归 20g，川芎 20g。

一、美容浴足方

鲜嫩丝瓜及新鲜叶藤等能凉血解毒具有美容护肤、防皱、杀菌消炎的功效可防治皮肤粗糙、面疣、粉刺、毛囊炎。

白芷、白及、瓜蒌、白蔹等可滋润皮肤、消炎杀菌、防止皮肤萎黄、暗黑、粗糙及痤疮的产生。

其实，用中药浴足不仅起到放松身心、活血通经的作用，如果加以足部反射区的按摩，还会有很好的抗衰老、美容作用。

二、失眠浴足方

配方：吴茱萸 40g，米醋（白醋）适量。

用法：用吴茱萸煎汁，加入温水，再加入米醋，倒入足浴盆浸双足 30 分钟，每日一次。

三、高血压病浴足方

1. 磁石降压方

磁石、石决明、党参、黄芪、当归、桑枝、枳壳、乌药、蔓荆子、白蒺藜、白芍、炒杜仲、牛膝各 6g，独活 18g，同放锅中，加水适量，浸泡 5~10 分钟后，水煎取汁，待温时泡足，每日 1 次，每次 20~30 分钟，一剂药可用 2~3 次。该方可平肝潜阳，血压即可降至正常。

2. 双桑汤

桑枝、桑叶、茺蔚子各 10~15g。加水 1000ml 浸泡 5~10 分钟后，煎至 600ml，倒入浴盆中，待水温为 40~50℃时，泡脚 30~40 分钟，擦干后就寝，每晚 1 次。可清热泄肝，用于肝阳上亢型高血压病。一般泡脚 30 分钟后开始降压，1 小时后作用最强，维持 4~6 小时。若 8 小时后血压回升，可煎汤第二次熏洗。

3. 牛膝钩藤汤

牛膝、钩藤各 30g。加清水适量，浸泡 5~10 分钟后，水煎取汁，放入浴盆中，待温时足浴，可不断加热水以保水温，加至盆满为止。每日晨起和睡前足浴，每次 30~40 分钟，以不适症状减轻或消失为 1 疗程，连续 1~2 个疗程。可平肝潜阳、引热下行，适用于肝阳上亢型高血压病。

4. 决明降压汤

石决明 24g，黄芪、当归、牛膝、生牡蛎、白芍、玄参、桑枝、磁石、补骨脂、丹皮、乌药、独活各 6g。其中，石决明、牡蛎、磁石先煎 30~60 分钟，取其煎液加温水适量，入浴盆足浴，每日 1 次，每次 1 小时，每次 1 剂，连续 7~10 剂。可平肝潜阳，适用于高血压病之头晕头痛、小便短少、肢体水肿、麻木等症。

四、痛经浴足方

用药：益母草 30g，菊花 15g，黄芩 15g，夜交藤 15g。

用法：水煎，去渣，混入温水用足浴盆浸泡双足 30 分钟，每日 1 次。

五、便秘浴足方

每晚睡觉前，用花椒、姜、盐、醋、小茴香等浴足并按摩，对功能性便秘有较好的防治效果。

预防便秘十要歌诀也说："功能便秘不吃药，自然疗法益处多。睡前浴后做足疗，健身祛病排泄好。"可见，足疗，尤其是中药浴足，对便秘有较好的防治效果，尤其适用于那些体质较强的习惯性便秘患者。

六、糖尿病浴足方

糖尿病足是一类在糖尿病周围神经病变和外周血管病变基础上，由于足应力、外伤、感染等因素引起的严重下肢病变的总称。在它的无坏疽期，对于那些患足凉麻、色苍白或苍黄、紫暗的患者，即可以采用中药浸浴泡法，通过皮肤透皮吸收达到温经、活血、止痛、改善循环的作用。

配方：金银花、紫丹参、乳香、没药、黄柏、苦参、川芎等。用此方足浴可起到清热解毒、活血止痛的作用，主治糖尿病足早期下肢疼痛跛行者，但如有皮肤溃烂则禁用。

七、慢性支气管炎浴足方

配方：鱼腥草 150g，蝉蜕 20g，麻黄 50g，细辛 100g。

方法：水煎，先趁热用药蒸气熏鼻，待水温适当时，进行足浴。每日 1~2 次。

八、中老年足跟痛浴足方

配方：当归 30g，威灵仙 30g，乳香 15g，没药 15g，栀子 15g。

方法：水煎、足疗，每日 2~3 次。

九、足癣浴足方

配方：皂角刺 15g，大枫子 15g，大黄 15g，黄柏 15g，苍术 15g。
方法同上。

十、足冻疮浴足方

配方：当归 15g，红花 15g，花椒 15g，鲜萝卜 200g。
方法同上。

十一、足皲裂浴足方

配方：陈皮 30g，葱白 15g。
方法同上。

第四节　离子导入

一、对中药离子导入疗法的认识

中医学认为，人体是以五脏为中心，通过经络把六腑、五体、五官九窍、四肢百骸等全身组织联系成有机的整体，并通过精、气、血、津液的作用，五脏六腑共同完成机体的功能活动，保持生命活动的正常。经络是人体气血运行的通路，是沟通五脏六腑、表里上下的独特系统。经络又是一个多功能、多层次、多形态的调控系统，可使各层次的生理活动相互联系、激发、协调，从而导致生理效应的平衡。

现代医学研究表明，皮肤是一个天然的吸收膜。药物成分可以通过 3 条途径进入人体：毛囊、汗管及角质层。其中分子量小的药物成分能顺浓度差向角质层中扩散，分子量大的则以毛孔和汗腺途径扩散为主，此即透皮吸收，主要是药物的主动渗透，其渗透量非常有限，多只局限于机体局部起作用，难以到达远处靶器官或组织，而全身作用微弱。通过外源性能量以改变皮肤的渗透性，促使药物较大量渗透，从而达到全身治疗的目的。当通直流电时，在一定范围内形成电场，根据电场内电荷同性相斥、异性相吸的特性，电场力可以促使药物离子、离子团或极性分子透过皮肤而进入人体。同时，直流电对人体产生一系列复杂的电生理或生物学变化，通过神经或体液调节机体状态，发挥治疗作用。

二、中药离子导入法的机制

中药离子导入疗法是根据直流电场内，同性电荷相斥、异性电荷相吸的原理，使阳离子从阳极，阴离子从阴极导入到人体内，中药离子透入电疗机即根据这一原理生产的。

药物离子被导入人体的主要通道是皮肤的毛孔和汗腺管的开口等。中药有效成分在通过皮肤上的汗腺管开口、毛孔、皮脂腺开口以及细胞间隙等途径进入体内时，因受到诸多阻力，进入量有限，表皮角质层是药物进入体内的主要屏障。当皮肤上加电压后，其主要角质层两侧产生电压强，可引起角质层α-螺旋角蛋白多肽分子重新分布而形成新的孔道结构，同时汗孔、毛囊等孔道的电阻小，有利于电流通过，使药物易于透入。这些药物离子经直流电导入皮肤内，一部分离子失去原来的电荷，变成原子和分子态，保持该治疗药物原有的药理特性，在局部与某些组织成分或病理产物发生物理化学反应，或刺激神经感受器，通过反射途径而引起一系列躯体变化。还有一部分药物离子经汗腺管开口等进入皮肤内后，较长时间地停留在皮肤表层，形成所谓的皮肤离子堆。这部分药物离子将逐渐进入血流，在血管内刺激感受器，而产生相应的治疗作用，并且由于血液循环的输送，也可以对远隔器官产生影响，同时离子刺激皮肤或黏膜的神经末梢，作用于血管壁的感受器，有增强活血化瘀的功效。

三、中药离子导入法的优点

中药离子导入疗法集物理疗法、药物疗法、经络穴位疗法等多方位效应于一体，其优点如下。

①可以把药物直接导入浅层局部病灶，直达病所，并在局部保持高浓度。

②在皮内及皮下形成离子堆，使药物长时间持续渗透而维持治疗作用，提高疗效。

③防止因口服给药所导致的药物生物利用度降低或药物在代谢和吸收过程中产生的动力学变化。避免药物通过肝脏的首过效应，无任何不良反应。

④直流电对人体产生一系列复杂的电生理或生物学变化，通过神经或体液调节机体状态，加上药物进入人体后产生的药理作用。

⑤运用神经反射治疗作用治疗时，通过感觉－自主神经节段反射机制而影响相应节段的内脏器官和血管的功能。

⑥适于半衰期短的药物，可随时中断治疗，使用方便。

离子导入具有改善临床症状、肾功能，以及延缓病情进展的作用。董文霞等采用保肾液（由附子、肉桂、甘遂、冰片等组成）离子导入治疗慢性肾衰竭，将 60 例患者随机分为两组均采用常规治疗，治疗组加用保肾液离子导入，取患者双侧第 1 腰椎至第 3 腰椎棘突旁开 1 寸区域，先用酒精预处理皮肤，再将 2 块浸透保肾液的衬垫分别置于上述部位，再在衬垫上分置正负电极板，分别加盖纱布后加压固定，对照组加用口服尿毒清颗粒。结果：两组临床总有效率、主要症状积分、血生化指标较治疗前均有明显改善（$P < 0.01$），两组间比较无显著差异（$P > 0.05$）。

王祥生用三联同步疗法（中药治疗、中药灌肠、离子导入）治疗慢性肾衰竭 178 例，将慢性肾衰竭患者分成两组，对照组进行中药治疗，治疗组在中药治疗基础上加用中药灌肠及离子导入，中药口服。治疗组与对照组均根据中医分型辨证治疗：脾肾气虚型，治宜补益脾肾，方用补中益气汤（黄芪、人参、白术、炙甘草、当归、陈皮、升麻、柴胡、生姜、大枣）；气阴两虚型，治宜益气养阴，方用大补元煎（人参、山药、熟地、杜仲、当归、山茱萸、枸杞、炙甘草）；肝肾阴虚型，治宜滋养肝肾，方用杞菊地黄汤（枸杞、菊花、熟地黄、山萸肉、山药、泽泻、牡丹皮、茯苓）；阴阳两虚型，治宜阴阳双补，方用济生肾气丸（熟地黄、山茱萸、牡丹皮、山药、茯苓、泽泻、肉桂、附子、牛膝、车前子）。

加减：合并湿浊者，加用砂仁、陈皮、半夏；合并血瘀者加用桃仁、红花、水蛭；合并热盛者加用蒲公英、白花蛇舌草。治疗组加用中药辨证结肠透析。实证：透析1号（大黄30g，槐米30g，蒲公英30g）200ml保留灌肠1~2小时，每天1次。虚证：透析2号（大黄30g，附子12g，细辛9g）200ml保留灌肠1~2小时，每天1次。肾区活血方（桃仁15g，血竭6g，透骨草30g，生甘遂9g，山慈姑15g，威灵仙20g）每天灌肠后立即同步双肾区离子导入2小时。结果：肾功能及Hb测定结果比较治疗组治疗后SCr、BUN较治疗前下降非常显著（$P < 0.01$），Ccr、Hb显著上升（$P < 0.05$）。对照组治疗后SCr、BUN较治疗前亦有所下降（$P < 0.05$），但Ccr、Hb上升不明显（$P > 0.05$）。可见治疗组肾功能的改善及Hb上升均明显优于对照组（$P < 0.05$），两组疗效比较，治疗组明显优于对照组（$P < 0.01$）。因而认为三联同步疗法集药物与非药物疗法于一身，能明显降低血肌酐、尿素氮，增加血红蛋白，延缓肾衰竭的进展，且无任何不良反应。

第六章　肾病禁忌

第一节　肾病四忌

一、一忌劳心、劳力、生活无序

肾病的第一忌劳心。保持心理健康是治疗肾病的第一要素。

劳力是身体的劳累、体力的消耗，因为劳累增加的代谢废物、产生的有害物质，会增加肝肾的负担，扰乱正常的生理代谢，造成内分泌和免疫系统的紊乱，加重病情。

生活无序是指生活要有规律，早睡、早期、适当运动、注意休息。肾病患者也不可剧烈运动，这会加速肾病恶化。

二、二忌感染、感冒、发热

感染可诱发、加重肾病。许多肾病与上呼吸道感染有关，尿路感染本身就是肾病的一种，肺炎和心力衰竭可导致急性肾衰。身体的任何部分感染发炎都可加重或促使肾病恶化。所以，要尽可能地预防和阻止感染发炎。

感冒、发热是很多疾病的祸根，如大家都熟悉的感冒发热引起肺炎等。许多肾病也是它引起的，如急性肾小球肾炎，各种肾病的突然恶化等均与感冒发热有关。肾衰病人尤其怕感冒发热，只要一感冒发热，肾功就会迅速恶化，许多肾衰病人往往一次感冒发热就丧失了生命。

所以，感染、感冒、发热是肾病的一大忌。预防和有效地治疗感染、感冒发热，对肾病病人至关重要。

三、三忌食高盐、高蛋白

高盐，是指每人每天摄入的食盐量不宜超过5g（国外提出不超过3g/天）。食盐的摄入量多了，容易引起水肿、高血压病等。具体说，咸菜、腌腊制品基本都属禁忌，因为其含盐量较高。若有条件，每次炒菜称5g食盐，实践一下更好。

高蛋白，是指高质量的蛋白、低摄入量。每人每天的高质量蛋白质（动物蛋白）摄入量不宜太多，低质量的蛋白（植物蛋白）尽量少吃（不是绝对不吃）。肾衰患者每人每天的蛋白质摄入量不超过60g，（约1g/kg）但也不能低于40g（0.7g/kg）。举个例子：每天吃一个鸡蛋，含蛋白质约7g；200ml牛奶含蛋白质约6g；200g大米，含蛋白质约15g；500g蔬菜含蛋白质约6g，猪肉100g，含蛋白质约13.2g；草鱼100g含蛋白质约16.6g；以上合计63.8g。也就是说，在吃正常饮食的情况下，吃鸡鸭鱼肉，每人每天不能超过150g。因为植物蛋白属低质量蛋白质，所以肾病患者尽量少吃豆腐、豆类的食品，但是也不可忌吃。

四、四忌肾毒性的药物、食物及不良情绪

严格地说，任何肾病都不要摄入有肾毒性的食物和药物。我们有2例病人是吃了“治疗胃病”的草药，患了急性肾衰；有2例是吃野生菌后，患了急性肾衰。有肾毒性的中草药有：苍耳子、马钱子、雷公藤、斑蝥、朱砂、木通、泽泻、防己、独活、牵牛子、马兜铃、细辛、青木香（马兜铃的根）、天仙藤、寻骨风等。其中苍耳子、雷公藤、泽泻、独活、细辛肾毒虽然较轻，但是用量不仅要小，也不可长期使用。

有肾毒性的西药比较多，用药时注意看该药的说明书，上面写有“肝肾患者慎用”“禁用”的药，一般对肾脏都有不同程度的毒性。用这些药时，健康人要注意，肾病患者则是禁忌了。

不良情绪指急、悔、怨、恨、恼、怒、烦，要避免这些不良情绪。人体就是一个大制药厂，“好情绪、制良药，坏情绪、制毒药”，20世纪70年代的研究已经证明，一个人情绪不好、恼怒时，人体会分泌去甲肾上腺素等对人有害的毒性物质；人情绪良好时，人体会分泌五羟色胺、内啡肽等对人有益的

物质。所以，不良情绪与肾毒性药物或食物同样有害。中医的“七情”是喜、怒、忧、思、悲、恐、惊，“喜伤心，怒伤肝，忧思伤脾，悲伤肺，恐惊伤肾”。我们应该保持平稳、良好的情绪，保持“快乐生活化，生活有序化”。

五、总结

分析10年的临床经验，有20%左右的无效病例，主要有下列因素，大都与肾病四忌有关。

（1）患者对自己的病情不了解，不知道其严重性，没有明显症状时不予重视，延误了治疗的时机，或没有得到规范治疗。

（2）患者得病后，“病急乱投医”，多渠道多种方法齐头并进，过度治疗，人为的损伤肾脏。

（3）患者不了解“五联疗法”原理，或对“五联疗法”半信半疑不能持续治疗，或因为家庭条件限制（路途遥远、经济受限、家人不支持、信心不足）不能继续治疗，难以显现疗效。

（4）医生对患者的首诊宣教不够，导致患者对“五联疗法”的治疗信心不足。

（5）患者自觉症状稍有好转，盲目乐观而犯“肾病四忌”致肌酐升高。

（6）原发病（高血压病、糖尿病、肾小球肾炎等）控制不好，继续损伤肾脏。

（7）患者透析后自觉症状好转，不愿续用“五联疗法”治疗。

（8）患者在治疗过程中，不认真、不规律，屡犯“肾病四忌”。

（9）患者怕痛、惧针，不能坚持用五联疗法治疗。

（10）患者患病后，悲观失望，情绪低沉沮丧；或对疾病没有认识，不积极治疗，听之任之，任病自然发展；或情绪波动，或怒火中烧等。总之，缺乏健康的心理。

第二节　肾病十二忌

肾病十二忌即：一忌劳累，二忌感染，三忌饮酒，四忌吸烟，五忌恐惧与恼怒，六忌焦虑，七忌悲观，八忌乱用补药，九忌生活不规律，十忌肾毒性药物和食物，十一忌乱投医，十二忌过度挑食或忌口。

前文肾病四忌是在肾病患者十二忌的基础上总结、归纳、提炼出来的。为了患者方便记忆、在生活和治疗中容易赋予实施，才提出肾病四忌。临床证明，患者只要能记住肾病四忌，积极配合治疗，即可明显提高疗效。下面，笔者讲一下肾病十二忌。

一忌劳累：包括劳心和劳力。肾为先天之本，是人体的重要代谢器官。肾病患者肾功能失常，劳累产生的代谢废物不仅肾脏难以排泄，加重肾脏负担，而且代谢废物损伤肾脏，加重病情。

二忌感染：感染会从多方面损伤肾脏，感染使人体处于应激状态，患病的肾脏难以承担这种应激；感染产生大量废物，损伤和毒害肾脏；感染是多种肾病的诱发因素，感染本身就可以诱发肾病或加重肾病。一次肺部感染引发急性肾衰而造成肾病患者死亡的案例屡屡可见。

三忌饮酒：酒精中的杂醇油和亚硝胺可使肾脏组织变性，甚可致癌，因此肾病患者应忌酒，以免肾脏受损。

四忌吸烟：烟草含60多种有害物质，能损害肾功能，抑制肾单位修复，因此肾病患应该戒烟。

五忌恐惧与恼怒：中医学认为恐伤肾，怒伤肝，肝肾同源，恐惧和恼怒都会损伤肾脏，加重病情，不利治疗。

六忌焦虑：肾病（特别是尿毒症患者）久治不愈，常使人焦虑，大脑皮层高度紧张，引起肾脏毛细血管痉挛，不仅对肾病（尤其是女性患者）康复不利，还会损伤肾脏。

七忌悲观：肾病患者一旦对治疗失去信心，病情就越发难以控制。因此，病人要乐观、豁达，增强信心。

八忌乱用补药："平衡是金"，保持阴阳平衡是身体健康的基本条件，如滋补不当，打破平衡，必将损伤肾脏。

九忌生活不规律：十分病七分养，充足的睡眠，合理的运动和休息，节制房事，有规律的生活，树立保护肾精就是保护生命。

十忌肾毒性药物和食物：慎用或禁用对肾脏有损伤的药物。如某些抗生素（庆大霉素、青霉素Ⅰ、灰黄霉素、头孢类抗生素等20余种）必要时合理应用，不要滥用；此外，各种毒菌中毒等；中药类如含有木通的中药复方，如：耳聋左慈丸、导赤散、甘露消毒丹、龙胆泻肝丸等；斑蝥、蜈蚣、蜂毒、朱砂、鱼胆、雄黄、铅丹等一定要慎用。

十一忌乱投医：不可轻信轻易许诺包治百病的人，笔者这里已有多例肾病患者，轻信他人的“包医”，服药后，病情加重，甚至有几例已经去世。

十二忌过度挑食或忌口：人是杂食动物，遗传性决定了人要杂食，即粮食、蔬菜、肉类水果等样样都吃，才能获得均衡的营养。肾病患者要合理饮食，应该低盐、低蛋白、足够热量的食物，但是不可过度忌口，以免营养不足，影响肾病的康复。肾病的合理膳食，十分重要。

下面列出常用食物营养表，供合理膳食时选用。

食物营养表

肉类、蛋类（每 100g 食物中含蛋白质和能量的值）		
猪肉：100g	蛋白质：13.2g	能量：395kcal
猪肚：100g	蛋白质：15.2g	能量：110kcal
猪肝：100g	蛋白质：19.3g	能量：129kcal
猪心：100g	蛋白质：16.6g	能量：119kcal
猪血：100g	蛋白质：12.2g	能量：55kcal
牛肉：100g	蛋白质：20.2g	能量：106kcal
牛肚：100g	蛋白质：14.5g	能量：106kcal
牛肝：100g	蛋白质：19.8g	能量：139kcal
羊肉：100g	蛋白质：20.5g	能量：118kcal
羊肚：100g	蛋白质：12.2g	能量：87kcal
羊肝：100g	蛋白质：17.9g	能量：134kcal
鸭：100g	蛋白质：15.5g	能量：240kcal
烤鸭：100g	蛋白质：16.6g	能量：436kcal
鸡：100g	蛋白质：19.3g	能量：167kcal
鸡肝：100g	蛋白质：16.6g	能量：121kcal
田鸡：100g	蛋白质：20.5g	能量：93kcal
狗肉：100g	蛋白质：16.8g	能量：116kcal

续　表

肉类、蛋类（每 100g 食物中含蛋白质和能量的值）		
驴肉：100g	蛋白质：21.5g	能量：116kcal
马肉：100g	蛋白质：20.1g	能量：122kcal
香肠：100g	蛋白质：24.1g	能量：508kcal
火腿：100g	蛋白质：16.4g	能量：318kcal
腊肉：100g	蛋白质：22.3g	能量：181kcal
兔肉：100g	蛋白质：19.7g	能量：102kcal
鹌鹑蛋：100g	蛋白质：12.8g	能量：168kcal
鹅蛋：100g	蛋白质：11.1g	能量：196kcal
鸡蛋：100g	蛋白质：12.8g	能量：156kcal
松花蛋：100g	蛋白质：14.2g	能量：171kcal
鸭蛋：100g	蛋白质：12.6g	能量：180kcal
咸鸭蛋：100g	蛋白质：12.7g	能量：190kcal
水产品		
鳊鱼：100g	蛋白质：18.3g	能量：135kcal
草鱼：100g	蛋白质：16.6g	能量：112kcal
大黄鱼：100g	蛋白质：17.7g	能量：96kcal
带鱼：100g	蛋白质：17.7g	能量：127kcal
黄鳝：100g	蛋白质：18g	能量：89kcal
鲫鱼：100g	蛋白质：17.1g	能量：108kcal
鲮鱼：100g	蛋白质：18.4g	能量：95kcal
鲤鱼：100g	蛋白质：17.6g	能量：109kcal
鳗鱼：100g	蛋白质：18.6g	能量：181kcal
鲇鱼：100g	蛋白质：17.3g	能量：102kcal
鲨鱼：100g	蛋白质：22.2g	能量：110kcal
泥鳅：100g	蛋白质：17.9g	能量：96kcal
青鱼：100g	蛋白质：20.1g	能量：116kcal
马鳢：100g	蛋白质：19.5g	能量：85kcal
鳕鱼：100g	蛋白质：20.4g	能量：88kcal

续 表

	水产品	
鳙鱼：100g	蛋白质：15.3g	能量：100kcal
鳟鱼：100g	蛋白质：18.6g	能量：99kcal
鲍鱼：100g	蛋白质：12.6g	能量：84kcal
海参：100g	蛋白质：50.2g	能量：262kcal
墨鱼：100g	蛋白质：15.2g	能量：82kcal
牡蛎：100g	蛋白质：5.3g	能量：73kcal
鲜贝：100g	蛋白质：15.7g	能量：77kcal
鱿鱼：100g	蛋白质：60g	能量：313kcal
对虾：100g	蛋白质：18.7g	能量：93kcal
河虾：100g	蛋白质：16.4g	能量：84kcal
龙虾：100g	蛋白质：18.9g	能量：90kcal
虾米：100g	蛋白质：43.7g	能量：195kcal
海蟹：100g	蛋白质：13.8g	能量：95kcal
河蟹：100g	蛋白质：17.5g	能量：103kcal
甲鱼：100g	蛋白质：17.8g	能量：118kcal
	乳制品	
黄油：100g	蛋白质：1.4g	能量：982kcal
炼乳：100g	蛋白质：8g	能量：332kcal
母乳：100g	蛋白质：1.3g	能量：65kcal
奶酪：100g	蛋白质：25.7g	能量：328kcal
奶油：100g	蛋白质：2.5g	能量：720kcal
牛乳：100g	蛋白质：3g	能量：54kcal
牛乳粉：100g	蛋白质：20.1g	能量：478kcal
酸奶：100g	蛋白质：2.5g	能量：72kcal
菜籽油：100g	蛋白质：0g	能量：899kcal
色拉油：100g	蛋白质：0g	能量：898kcal
面包：100g	蛋白质：8.3g	能量：312kcal
冰淇淋：100g	蛋白质：2.4g	能量：126kcal

续 表

蔬菜类		
百合：100g	蛋白质：6.7g	能量：342kcal
荸荠：100g	蛋白质：1.2g	能量：59kcal
甘薯：100g	蛋白质：1.1g	能量：99kcal
胡萝卜：100g	蛋白质：1g	能量：37kcal
萝卜：100g	蛋白质：0.9g	能量：20kcal
马铃薯：100g	蛋白质：2g	能量：76kcal
藕：100g	蛋白质：1.9g	能量：70kcal
竹笋：100g	蛋白质：2.6g	能量：19kcal
白菜：100g	蛋白质：1.7g	能量：21kcal
菠菜：100g	蛋白质：2.6g	能量：24kcal
葱头：100g	蛋白质：1.1g	能量：39kcal
大葱：100g	蛋白质：1.7g	能量：30kcal
大蒜：100g	蛋白质：4.5g	能量：126kcal
茭白：100g	蛋白质：1.2g	能量：23kcal
韭菜：100g	蛋白质：2.4g	能量：26kcal
芹菜：100g	蛋白质：1.2g	能量：20kcal
蒜黄：100g	蛋白质：2.5g	能量：21kcal
空心菜：100g	蛋白质：2.2g	能量：20kcal
莴笋：100g	蛋白质：1.0g	能量：14kcal
小白菜：100g	蛋白质：1.5g	能量：15kcal
雪里蕻：100g	蛋白质：2.0g	能量：24kcal
油菜：100g	蛋白质：1g	能量：23kcal
圆白菜：100g	蛋白质：1.5g	能量：22kcal
冬瓜：100g	蛋白质：0.4g	能量：11kcal
黄瓜：100g	蛋白质：0.2g	能量：95.8kcal
葫芦：100g	蛋白质：0.7g	能量：14kcal
木瓜：100g	蛋白质：0.4g	能量：27kcal
南瓜：100g	蛋白质：0.7g	能量：22kcal
甜瓜：100g	蛋白质：0.4g	能量：26kcal

续 表

	蔬菜类	
西葫芦：100g	蛋白质：0.8g	能量：18kcal
茄子：100g	蛋白质：1.0g	能量：19kcal
番茄：100g	蛋白质：0.9g	能量：19kcal
辣椒：100g	蛋白质：15g	能量：212kcal
榨菜：100g	蛋白质：2.2g	能量：29kcal
干海带：100g	蛋白质：1.8g	能量：77kcal
干蘑菇：100g	蛋白质：21g	能量：252kcal
鲜蘑菇：100g	蛋白质：2.7g	能量：20kcal
木耳：100g	蛋白质：12.1g	能量：205kcal
银耳：100g	蛋白质：10.0g	能量：200kcal
紫菜：100g	蛋白质：26.7g	能量：207kcal
	水 果	
菠萝：100g	蛋白质：0.5g	能量：41kcal
草莓：100g	蛋白质：1.0g	能量：30kcal
柑：100g	蛋白质：0.7g	能量：51kcal
红果：100g	蛋白质：0.5g	能量：95kcal
橘子：100g	蛋白质：0.7g	能量：40kcal
李子：100g	蛋白质：0.7g	能量：36kcal
梨：100g	蛋白质：0.4g	能量：32kcal
荔枝：100g	蛋白质：0.9g	能量：70kcal
芒果：100g	蛋白质：0.6g	能量：32kcal
枇杷：100g	蛋白质：0.8g	能量：39kcal
苹果：100g	蛋白质：0.2g	能量：52kcal
葡萄：100g	蛋白质：0.5g	能量：43kcal
葡萄干：100g	蛋白质：2.5g	能量：341kcal
桑椹：100g	蛋白质：1.7g	能量：49kcal
柿：100g	蛋白质：0.4g	能量：71kcal
柿饼：100g	蛋白质：1.8g	能量：250kcal

续　表

水　果		
人参果：100g	蛋白质：0.6g	能量：80kcal
桂圆：100g	蛋白质：1.2g	能量：70kcal
石榴：100g	蛋白质：1.3g	能量：64kcal
桃：100g	蛋白质：0.9g	能量：48kcal
香蕉：100g	蛋白质：1.4g	能量：91kcal
杏：100g	蛋白质：0.9g	能量：36kcal
杏脯：100g	蛋白质：0.8g	能量：329kcal
樱桃：100g	蛋白质：1.1g	能量：46kcal
柚：100g	蛋白质：0.8g	能量：41kcal
西瓜：100g	蛋白质：0.5g	能量：32kcal
鲜枣：100g	蛋白质：1.1g	能量：122kcal
硬果类		
核桃仁：100g	蛋白质：14.9g	能量：627kcal
花生仁：100g	蛋白质：25.0g	能量：563kcal
葵花子：100g	蛋白质：23.9g	能量：597kcal
栗子：100g	蛋白质：4.2g	能量：185kcal
南瓜子：100g	蛋白质：36.0g	能量：574kcal
松仁：100g	蛋白质：12.6g	能量：640kcal
西瓜子：100g	蛋白质：30.3g	能量：541kcal
榛子仁：100g	蛋白质：20.0g	能量：542kcal
豆类及其他		
稻米：100g	蛋白质：7.4g	能量：346kcal
面粉：100g	蛋白质：10.1g	能量：344kcal
糯米：100g	蛋白质：9.0g	能量：344kcal
小米：100g	蛋白质：9.0g	能量：358kcal
油条：100g	蛋白质：6.9g	能量：386kcal
玉米：100g	蛋白质：8.7g	能量：335kcal
豆腐：100g	蛋白质：8.1g	能量：81kcal

续 表

豆类及其他		
豆腐干：100g	蛋白质：16.2g	能量：140kcal
豆腐脑：100g	蛋白质：1.9g	能量：10kcal
豆浆：100g	蛋白质：1.8g	能量：13kcal
腐竹：100g	蛋白质：44.6g	能量：459kcal
黄豆：100g	蛋白质：35.1g	能量：359kcal
绿豆：100g	蛋白质：21.6g	能量：316kcal
豌豆：100g	蛋白质：20.3g	能量：313kcal
扁豆：100g	蛋白质：2.7g	能量：37kcal
蚕豆：100g	蛋白质：8.8g	能量：104kcal
刀豆：100g	蛋白质：3.1g	能量：35kcal
豆角：100g	蛋白质：2.5g	能量：30kcal
黄豆芽：100g	蛋白质：4.5g	能量：44kcal
豇豆：100g	蛋白质：2.9g	能量：29kcal
绿豆芽：100g	蛋白质：2.1g	能量：18kcal
毛豆：100g	蛋白质：13.1g	能量：123kcal
豌豆：100g	蛋白质：7.4g	能量：105kcal
芸豆：100g	蛋白质：0.8g	能量：25kcal
白砂糖：100g	蛋白质：0g	能量：400kcal
蜂蜜：100g	蛋白质：0.4g	能量：321kcal
米花糖：100g	蛋白质：3.1g	能量：384kcal
巧克力：100g	蛋白质：4.3g	能量：586kcal
藕粉：100g	蛋白质：0.2g	能量：372kcal
醋：100g	蛋白质：2.1g	能量：31kcal
花生酱：100g	蛋白质：6.9g	能量：594kcal
酱油：100g	蛋白质：5.6g	能量：63kcal
辣酱：100g	蛋白质：3.6g	能量：59kcal
盐：100g	蛋白质：0g	能量：0kcal

续　表

豆类及其他		
芝麻酱：100g	蛋白质：19.2g	能量：618kcal
白酒：100g	蛋白质：1.0g	能量：239kcal
果酒：100g	蛋白质：0.1g	能量：91kcal
黄酒：100g	蛋白质：1.2g	能量：78kcal
啤酒：100g	蛋白质：0.4g	能量：31kcal

各论

第七章　肾小球肾炎

第一节　急性肾小球肾炎

急性肾小球肾炎简称急性肾炎，是由于感染（主要是链球菌感染）所致的免疫反应引起的急性肾小球损害，起病急骤，以蛋白尿、血尿、水肿、高血压或伴有少尿、氮质血症等为主要临床表现的一组常见疾病。其特点是病变主要在肾小球，而肾小管功能基本正常；两侧肾小球呈弥漫性病变，以肾小球毛细血管内皮细胞增殖及肾小球内基底膜和上皮细胞间的沉积改变最为突出；发病前1~3周有急性上呼吸道感染或皮肤感染等感染病史；男女均可发病。

急性肾炎近期预后较好，长期预后难下结论，大约有1%的患者转变为慢性肾炎。根据急性肾炎的临床特征应属于中医学“水肿”“尿血”等病的范畴。

一、病因病机

中医学认为，急性肾炎的发生是在正虚的基础上感受风邪，导致脏腑功能失调，水液代谢紊乱，泛溢肌肤所致。

1. 感受风邪（风热或风寒）

风为百病之长，常挟其他病邪侵犯人体。起居不慎，感受外邪，风邪袭表，郁闭肺卫，肺为水之上源，肺失宣发，则肃降无权，水道不通，发为水肿。

2. 水湿浸渍

防护不当，冒雨涉水，久居湿地，感受水湿之邪，内困脾胃，脾失转输，水道不通而成水肿。

3. 湿毒浸淫

肌肤疮疡痈毒，未能及时清解，内归脾肺；或湿郁化热，湿热阻滞三焦，水液失于输布，泛溢肌肤而为水肿。

4. 正气不足

先天禀赋不足，年少失养；或饮食不节，劳倦太过，伤及脾胃，脾胃不能化生气血；或生育不节，房劳伤肾；或久病不愈，失于调养，正气耗伤；或年老体弱，正气自虚，导致外邪乘虚而入，内外相合而发病。正虚主要是肺脾肾之气虚，在疾病的演变过程中，由于病情得不到控制，可以进一步损伤肺脾肾的功能。肾失开合，水液潴留，水气可以上凌于心；水湿内困脾胃，脾胃功能衰败，导致浊邪泛溢；湿热或湿毒久留，从阳化热，损伤阴液，而湿热之邪不去，形成阴虚湿热证；阴虚则阳亢，有时则伴有肝阳上亢证；肺脾肾之气虚，不能气化水液，水湿内停，则可形成虚实并重的气虚湿阻证。

二、病例举隅

病例一

张某，男，12岁。初诊：2004年5月12日。

［主诉］发热10日。

［现病史］10日前因吹风后出现发热，体温为38.6℃，自觉午后寒热，头面出汗，颜面浮肿，下肢凹陷性水肿，口干欲饮，小便色赤，大便干，3~4日一行，未予治疗。脉浮数，舌质红，苔薄白。既往史：无特殊。

［辅助检查］2004年5月10日尿蛋白（++），尿潜血（+），尿上皮细胞（+）。

［西医诊断］急性肾小球肾炎。

［中医诊断］水肿（风水相搏证）。

［中医辨证分析］患者外感风邪，营卫痞塞，遂致水气不行，渗溢为水肿；

正邪相搏，故发为寒热；里热炽甚，故口干欲饮；迫血妄行，故而出现血尿。

［治法］疏风解表，宣肺行水兼清热。

［治疗方案——管氏肾病四联疗法］

（1）隔肾炎药饼灸。一组取穴，肾俞、脾俞；二组：关元、足三里。每天灸1次，每次灸单组穴，每穴灸3壮，两组交替。

（2）穴位注射。药物用板蓝根注射液4ml或鱼腥草注射液4ml，加利多卡因注射液2ml，混合备用。穴位：肺俞、脾俞、肾俞、志室、曲池、阴陵泉、三阴交、孔最，每天治疗1次。注射阴陵泉和三阴交后，若从针眼处流水，不要止住，任其外溢，注意不要感染即可，这样消肿更快。根据笔者十年来治疗经验，有的病例针眼处流水长达数小时，但无一例感染。

（3）耳针疗法。取穴：肾、交感、皮质下、肾上腺、神门。用13mm针灸针，耳郭常规消毒后，刺入所选耳穴，深度以刺入耳软骨，而不刺透耳软骨为度，留针30分钟以上。少数特别怕痛的患者，可用耳穴压丸法，经验证明，耳穴压丸法的疗效不如耳针法。

（4）中药汤剂。黄芪50g，旱莲草30g，芦根20g，冬瓜子20g，仙鹤草20g，生地15g，茯苓20g，车前子30g，麦冬10g，牛膝20g，瓜蒌10g，甘草6g。水煎服，每日1剂。

二诊：2004年5月18日。现症见：较前水肿渐消，食欲增加，精神好转，大便干结。尿蛋白（+），尿潜血（+）。治疗：因患者大便干结，中药在前方基础上加火麻仁20g，郁李仁20g，杏仁15g，余治疗同初诊。

三诊：2004年5月28日。水肿全消，饮食、睡眠、二便均已正常。治疗：继续用隔药饼灸，每周灸3次，以善其后。

3年后，因感冒来诊，述其肾炎从未复发。

病例二

赵某，女，14岁，学生，云南宜良县人。初诊：2008年4月12日。

［主诉］面部及下肢水肿伴发热、咽痛1周。

［现病史］1周前无明显诱因出现发热，体温为38.5℃，并伴有咽部疼痛，后自购抗生素（具体不详）口服治疗后，体温恢复正常，但仍感经常咽痛。3天前出现面部浮肿，下肢凹陷性水肿。现症见：面部浮肿，下肢凹陷性水肿，咽部充血伴有滤泡，反复咽痛，腰部酸楚。脉浮弦稍数，舌红，苔白薄腻。既

往史：无特殊。

［辅助检查］尿蛋白（+++），尿潜血（++），颗粒管型（+）。

［西医诊断］急性肾小球肾炎。

［中医诊断］水肿（风水相搏证）。

［中医辨证分析］风热袭肺，郁闭肺卫，而肺为水之上源，肺失宣发则肃降无权，水道不通，故发为水肿。热毒上炎，故出现咽痛。

［治法］疏风解表，宣肺行水兼以解毒。

［治疗方案——管氏肾病四联疗法］

（1）耳穴点刺放血。先揉搓耳朵，使其充血，耳尖常规消毒，用三棱针或6号一次性注射针头，捏住耳郭上部，深刺致耳软骨，然后挤压耳朵使其出血，出血量以3个棉球以上为宜，出血少则疗效不佳。每次单侧耳穴，两耳交替。也可双耳尖或双结节两穴交替施治，每日1次，10次为1个疗程。

（2）隔水肿药饼灸。一组取穴：水分、关元、足三里；二组：脾俞、肾俞。重灸水分穴，以灸起泡为佳。每天灸1次，两组交替施治。

（3）穴位注射。药物用板蓝根注射液2ml、鱼腥草注射液2ml、利多卡因注射液2ml，混合备用；或板蓝根注射液4ml，或鱼腥草注射液4ml单独与利多卡因注射液混合后备用。一组：肺俞、肝俞、脾俞、肾俞、志室、曲池、足三里；二组：肺俞、肝俞、脾俞、三焦俞、气海俞、内关、三阴交。治疗过程中，随症加减，下肢水肿加阴陵泉；颜面浮肿加风池；恶心呕吐加胃俞、中脘。

（4）中药汤剂。黄芪50g，太子参30g，桔梗10g，银花10g，野菊花6g，蒲公英15g，紫花地丁15g，紫背天葵子15g，防风10g，茯苓30g，泽泻20g，车前子30g，薏苡仁20g。每日1剂，水煎服。

二诊：2008年4月17日。较前水肿已消大半，精神、饮食明显好转。尿蛋白（+），尿潜血（+），管型（–）。治疗：同初诊。

三诊：2008年4月27日。水肿全消，精神、饮食恢复正常。辅助检查：尿常规正常。治疗：嘱其用保健药饼灸足三里，每周1~2次，以善其后。

共治疗17天，临床治愈。

病例三

唐某，男，24岁。初诊：2005年5月3日。

［主诉］头痛伴恶寒发热 3 天。

［现病史］3 天前因外出受凉后感头痛、恶寒、发热、无汗、鼻塞、流清涕、咳嗽、关节酸痛、腰痛、面色苍白。脉浮紧，舌质淡红，苔薄白。既往史：无特殊。

［西医诊断］上呼吸道感染。

［中医诊断］感冒（风寒感冒）。

［中医辨证分析］患者外感寒邪，卫阳被郁，腠理内闭，肺气不宣，故出现肺卫表证。

［治法］解表散寒。

［治疗方案］

（1）柴胡注射液 4ml 与利多可卡因注射液 2ml 混合，穴位注射。取穴：风池、迎香、肺俞、中府、肾俞、孔最、丰隆。

（2）中药汤剂：麻黄 12g，桂枝 10g，防风 10g，荆芥 10g，杏仁 10g，生姜 3 片，大枣 3 枚，甘草 6g，水煎服，嘱咐服药后盖被发汗，避风、不能再着凉。

二诊：2005 年 5 月 10 日。眼睑、面部浮肿伴下肢轻度水肿。感冒症状减轻，发热已退。现眼睑、面部浮肿伴下肢轻度水肿，小便量少，腰痛加重。脉细，舌淡红，苔薄白。既往史：无特殊。尿常规示：尿潜血（+），尿蛋白（++），透明管型（+）。

［西医诊断］急性肾小球肾炎。

［中医诊断］水肿（风水相搏证）。

［中医辨证分析］风邪袭表，肺气闭塞，肺失肃降，水道不通，通调失职，发为水肿。

［治法］疏风解表，宣肺行水。

［治疗方案——管氏四联疗法］

（1）隔肾炎药饼灸。一组取穴：肺俞、肾俞；二组：水分、关元、足三里。每天灸 1 次，每次灸单组穴，每穴灸 3 壮，两组交替施治。

（2）穴位注射。用黄芪注射液 2ml+ 丹参注射液 2ml+ 利多卡因注射液 2ml，混合备用。取穴：肺俞、脾俞、肾俞、志室、曲池、足三里，每天治疗 1 次。

（3）耳针。取穴：肾、交感、肾上腺、皮质下。耳郭常规消毒，用13mm针灸针，刺入所选耳穴，深度以刺入耳软骨，但不刺透耳软骨为度，留针30分钟以上，每天治疗1次，每次针单侧耳穴，两耳交替。

（4）中药汤剂。黄芪50g，党参50g，山萸肉30g，益母草30g，白茅根30g，小蓟20g，金樱子15g，芡实15g，炙甘草6g。每日1剂，水煎服。

三诊：2005年5月17日。水肿全消，饮食精神恢复正常，尿蛋白（+），尿潜血（-）。治疗同二诊。

继续治疗半个月，尿常规正常，无不适，临床治愈。嘱咐用保健灸粉灸足三里，每周灸1~2次，以善其后。

病例四

李某，男，4岁3个月，昆明市人。初诊：2006年5月30日。

［主诉］血尿伴尿频尿急半月余。

［现病史］患者于5月18日无明显诱因出现高热，体温为40.4℃，自服“小儿退热片”后，发热不解，随即出现眼及颜面浮肿伴肉眼血尿，遂到昆明市儿童医院门诊输液治疗（具体不详）3天后仍面部浮肿，血尿。为求系统诊治，故转住院部治疗。住院诊断为“急性肾炎”，予口服泼尼松龙60mg/d、静脉滴注抗生素（具体不详）治疗。出院后上述症状稍有缓解，但仍有血尿，尿频尿急，食欲亢进，大便调。舌淡红、尖红，苔薄黄，脉滑数。既往史：无特殊。

［辅助检查］2006年5月19日尿红细胞、白细胞满视野，尿蛋白＞3g/L。腹部B超：双肾实质回声增强；肝胆脾未见异常。2006年5月29日尿红细胞、白细胞满视野，尿蛋白＞1.5g/L。

［西医诊断］①急性肾炎；②泌尿系感染。

［中医诊断］水肿（湿毒浸淫证）。

［中医辨证分析］外感风热，壅塞三焦，湿热下注，损伤血络，湿毒淤阻，郁而不去，水湿内停，故发为水肿。

［治法］清热解毒，宣肺利水。

［治疗方案——管氏三联疗法］

（1）耳尖、结节两穴点刺放血。第1天取耳尖，第2天取结节，两穴轮流施治。耳郭常规消毒，捏紧耳郭上部，用针灸三棱针或一次性注射针头点刺，放血 2~3 个棉球。每天治疗 1 次。

（2）穴位注射。药用鱼腥草注射液 4ml 与利多卡因注射液 1ml 混合备用。一组穴位：肾俞、次髎、阴陵泉、中极；二组：志室、次髎、曲骨、肝俞、足三里；三组：三焦俞、气海俞、下髎、关元。三组轮流施治，每天治疗 1 次。

（3）中药汤剂。茯苓 15g，猪苓 15g，泽泻 15g，车前子 15g，白术 12g，萹蓄 10g，瞿麦 10g，滑石 20g，蒲公英 20g，黄柏 10g，苍术 10g，白茅根 15g，地榆 15g，小蓟 10g，桂枝 10g，甘草 6g。随症加减，水煎服，每天 1 剂。

二诊：2006 年 6 月 13 日。患者血尿、水肿等各种症状明显缓解。辅助检查：暂缺。治疗：泼尼松减到 6 片 / 天（即由原来的 60g/d，减到 30mg/d），嘱咐每天减半片（2.5mg/d）。余治疗同初诊。

三诊：2006 年 9 月 9 日。无水肿，服激素所产生的“满月脸”、肥胖，均已恢复正常，尿常规正常。

第二节 慢性肾小球肾炎

慢性肾小球肾炎简称慢性肾炎，是由于多种原因、多种疾病类型组成的原发于肾小球的一组慢性炎症性肾小球疾病。其特点是病程长，可有相当长一段时间无任何临床表现，多为缓慢发展。尿常规有不同程度的蛋白尿、血尿，尿沉渣检查可见红细胞及管型。随着病情进展，患者可出现不同程度的水肿、高血压病、肾功能不全。属于中医学的“水肿”“尿血”“虚劳”“腰痛”等疾病范畴。

一、病因病机

中医学认为，慢性肾小球肾炎的发生是在正气亏虚的基础上，因感受外邪而诱发。正如《内经》所说“正气存内，邪不可干”，“邪之所凑，其气必虚”。如素体禀赋不足，久病体虚，脏腑虚弱；或饮食不节，内伤七情，劳倦伤肾，导致正气亏虚，肺脾肾功能失调，成为疾病发生、发展的内在原因；感受六淫是发病的外因。其病因病机主要有4个方面。

1. 禀赋薄弱，脏腑虚损

慢性肾炎的发生主要责之于脏腑虚损，尤其是肺、脾、肾功能失调，肺、脾、肾虚损是发病的根本原因。《丹溪心法》中记载：“惟肾虚不能行水，惟脾虚不能制水，胃与脾气合，胃为水谷之海，又因虚不能传化焉。故肾水泛溢反得以浸渍脾土，于是三焦壅滞，经络壅塞，水渗于肤，注于肌肉而发水肿矣。”故水肿的发生主要与肺、脾、肾虚损有关，由于脾主转输，肾主气化，肺主通调水道。如秉赋不足，年少失养；或饮食不节，劳倦太过，耗伤气血；或生育不节，房劳过度，暗耗肾精；或久病不愈，失于调养，正气不复；或年老体弱，正气自虚，均可导致肺、脾、肾功能失调，外邪乘虚而入，内外相合，肺不能通调水道，脾不能转输水谷精微，肾不能气化津液，水湿停聚，外溢肌肤而发为水肿。

2. 肺气亏虚，感受外邪

肺气不足，不能抗御外邪，风寒、风热、风湿之邪乘虚侵袭人体，郁闭肺气，损伤肺脏的功能，导致肺失宣发、肃降。肺为水之上源，肺虚不能通调水道，下输膀胱，水液内停，风遏水阻，风水相搏而出现水肿。

3. 湿邪内侵，脾失健运

起居不慎，冒雨涉水，久居湿地，感受水湿之邪，入里困阻脾胃，导致脾胃转输失司，升降失常，水液代谢紊乱，停聚为水，溢于肌肤而为水肿。若肌肤湿热毒邪入里，亦可损伤脾胃功能，导致水液内停而发为水肿。

4. 肝气不舒，气滞血瘀

七情不舒，忧思恼怒，苦闷沉思，导致肝气郁结，疏泄失常。一则肝失疏泄，不能调畅气机，则三焦水道不畅，水液停留；二则肝木横逆克脾土，脾失健运，不能转输水津，停聚为水；三则肝郁气滞，血行不畅，气血郁阻，血液不得正化，反而化为水液，均可导致水液内停，泛溢肌肤而形成水肿。

在疾病演变、发展过程中，病机也随之变化。风寒、风热、水湿之邪久留，可以损伤肺、脾、肾等脏腑的功能，导致其气血阴阳亏虚，则可出现一系列虚实夹杂的证候。久病入络，久病多瘀。无论是风寒、风热、水湿、气滞，还是气虚、阴虚、阳虚，均可导致血液运行不畅，瘀阻肾络，使病情更加复杂。

综观慢性肾炎的发生主要责之于脾肾，但与肺、肝等脏腑密切相关。肾主藏精，主水，司前后二阴，为人身阴阳之根本。如肾虚不固，不能分清别浊，精微物质外泄，则出现蛋白尿；肾虚气化不利，水液潴留，则可出现水肿。脾为后天之本，主运化水谷精微，为制水之脏。如脾虚不能运化水谷，导致水湿停聚，泛溢肌肤而发为水肿；脾虚不能固摄精微，清气不升，精微物质反而下注，故而出现蛋白尿。肺为水之上源，主通调水道。如外邪侵袭，肺卫失和，郁闭肺气，水道闭塞，水液内停而为水肿。肝主疏泄，如七情伤肝，肝气郁结，导致三焦气机不畅，水液运行障碍，停聚为水肿。

二、病例举隅

病例一

王某，女，41 岁。初诊：2006 年 12 月 15 日。

［主诉］腰酸伴蛋白尿 3 年余。

［现病史］3 年前无明显诱因感腰酸，尿检发现蛋白尿，感冒发热时，蛋白尿增加，小便呈酱油色，后到当地人民医院治疗（具体不详）后稍缓解。出院后仍感腰酸，时有乏力，无水肿，纳眠可，二便调。舌淡红，苔薄白，脉沉细。无特殊既往史。

［辅助检查］2006 年 12 月 18 日蛋白尿（++），潜血（+++）；红细胞（++），白细胞（±）。

［西医诊断］慢性肾小球肾炎。

［中医诊断］水肿（脾肾气虚）。

［中医辨证分析］脾主运化水谷精微，脾虚不运，则精微不能营运全身而下陷；肾主蛰，封脏腑精气，肾虚失于固封，则精微必然下漏于尿中，形成蛋白尿。肾阴不足，导致湿热稽留，损伤血络，故出现血尿。

［治法］补脾益肾，滋补肾阴。

［治疗方案——管氏四联疗法］

（1）穴位注射。药用黄芪注射液 2ml+ 香丹注射液 2ml+ 利多卡因注射液

1ml，穴位：脾俞、肾俞、足三里、曲池；三焦俞、气海俞、三阴交、内关。隔日治疗1次，两组穴位交替施治。

（2）隔肾炎药饼灸。一组取穴：脾俞、肾俞；二组：关元、足三里。每日灸1次，每穴灸3壮，两组穴位交替施灸。

（3）耳穴压丸。取穴：肾、肝、交感、皮质下、内分泌、缘中、肾上腺。隔日治疗1次，每次压单侧耳穴，两耳交替。

（4）中药汤剂。黄芪30，党参30g，旱莲草15g，女贞子15g，鱼腥草15g，车前草15g，益母草15g，茜草15g，蛇舌草20g，石韦20g，白茅根20g，小蓟20g，地榆20g，苏叶10g，白蒺藜10g，甘草6g。在此方基础上，随症加减。

二诊：2007年1月30日。无不适，精神好，因外出进修，学习紧张，出现腰酸明显，乏力，早晨眼睑浮肿等不适症状。尿常规：尿蛋白（+++），潜血（+++）。

［治疗］患者因外出进修，治疗较前不规范。中药汤剂改为：黄芪50g，党参50g，旱莲草15g，女贞子15g，鱼腥草20g，车前草20g，萆薢15g，丹参20g，白花蛇舌草20g，石韦20g，金樱子10g，五味子10g，补骨脂10g，白茅根30g，地榆20g，侧柏叶20g，小蓟20g，甘草6g。余治疗同前。

三诊：2007年6月29日。患者腰酸、乏力、浮肿等症状完全消失，精神状态良好。2007年3月31日尿蛋白0.75g/L，潜血150/μL，镜下红细胞（++）。白细胞0~1个/HP；2007年5月5日尿蛋白0.25g/L，潜血150/μL，镜下红细胞（+），白细胞0~1个/HP；2007年6月29日尿蛋白（–），潜血50/μL，镜下红细胞0~2个/HP，白细胞0~1个/HP。治疗：同二诊。

四诊：2008年3月29日。因再次外出进修，治疗不规范。辅助检查：尿蛋白0.75g/L，潜血150/μL，镜下红细胞1~3个/HP，白细胞0~1个/HP。患者在病情不稳定情况下，中断治疗，造成病情反复。患者汲取教训，坚持每天隔药饼灸，尽量争取来昆明完成四联疗法的全部治疗。因患者距离较远，只能每周来治疗2~3次。由于工作忙，病情时有小幅度反复。

五诊：2010年11月11日。患者在前期的教训之下，治疗继续坚持，诉已无不适，临床痊愈。尿常规：尿蛋白（–），潜血（–），镜下红细胞（–），白细胞（–）。

【按语】慢性肾小球肾炎是慢性病，治疗起来需要长时间。这个病例从用四联疗法治疗，到疾病基本稳定共用了5年的时间。在疾病尚未治愈之前，不要终止治疗。虽然已经没有临床症状，但是容易造成病情反复。隔药饼灸是四联疗法中的重要组成部分。本病例患者后来坚持每天隔药饼灸，虽然每周只能用四联疗法治疗2~3次，最终也获得较满意的疗效。

病例二

李某，男，37岁。初诊：2005年9月13日。

［主诉］双下肢凹陷性水肿2个月余。

［现病史］4年前因“感冒”到当地医院门诊就诊查尿常规发现蛋白尿（++），尿潜血（+++），无水肿，后开服中药治疗，蛋白尿降至0.15~0.3g/L，尿潜血消失后未予重视。2个月前出现双下肢凹陷性水肿，咽部充血，为求进一步诊治，8月8日到云南省第一人民医院行肾活检提示“系膜增生性肾小球肾炎”。尿常规：蛋白尿（+++），尿潜血（++++），肾功能正常。舌淡紫，苔薄黄，脉沉细。既往史：2005年7月29日右肾积水病史，余无特殊。

［辅助检查］2005年9月13日尿蛋白3g/L，尿潜血（+）。

［西医诊断］慢性肾小球肾炎（系膜增生性）。

［中医诊断］水肿（肾虚夹瘀）。

［中医辨证分析］肾虚血瘀，湿热壅阻，三焦气化不利，肺失宣降，脾失建运，肾失蒸腾，肺、脾、肾功能俱损，故咽痛、水肿、蛋白尿、血尿俱发。

［治法］补益肝肾，清热祛瘀。

［治疗方案——管氏四联疗法］

（1）隔肾炎药饼灸。一组取穴：肾俞、脾俞；二组：水分、足三里、关元。每日灸1次，每穴灸3壮，每次灸单组，两组交替。

（2）穴位注射。药物用黄芪注射液2ml、香丹注射液2ml、利多卡因注射液1ml，混合备用。一组取穴：脾俞、肾俞、足三里；二组：三焦俞、海俞、三阴交。组穴轮流施治，隔日治疗。

（3）耳穴压丸。取穴：肾、肝、脾、交感、神门、皮质下、肾上腺、缘中、心。每次单侧耳穴，两耳交替，隔日治疗1次。

（4）中药汤剂。黄芪50g，党参30g，茯苓20g，车前子20g，石韦20g，旱莲草20g，鱼腥草30g，益母草10g，茜草10g，白茅根30g，小蓟20g，地榆10g，黄柏10g，苍术10g，丹参20，赤芍10g，甘草6g，在治疗中随症加减。

二诊：2005年11月29日。水肿全消，精神状态良好，无不适。尿蛋白0.3g/L，尿潜血（+）。治疗同前。

三诊：2006年8月12日。水肿完全消失，精神状态良好，无不适。2006年6月间复查尿常规，蛋白尿波动在0.3~1.0g/L之间，血尿时有时无；2006年8月12日尿常规正常。嘱咐患者一周灸2次，以善其后。

病例三

邱某，女，15岁，学生，湖南衡阳人。初诊：2009年8月19日。

[主诉]眼睑浮肿伴小便有泡沫2年余。

[现病史]患者2年前因感冒伴颜面及眼睑浮肿而行尿检：尿蛋白（++），尿隐血（+++），反复到南华大学附属医院前后2次住院治疗，经抗炎、口服泼尼松龙及中药治疗，尿常规曾短时转阴。2009年8月3日因眼睑浮肿再次住院治疗，尿蛋白（+），尿隐血（+）。经相关检查，诊断为“弥漫性系膜增生性肾小球肾炎伴局灶性硬化”。现症见：眼睑浮肿，小便有泡沫，汗出较多，纳眠可，二便调。舌质淡红，舌面有裂纹，苔薄白腻。既往史：无特殊。

[辅助检查]2009年8月3日心电图：T波倒置，心律不齐，频发期前收缩。肾穿刺活检：33个肾小球，27个病变明显，6个轻微病变，血压为80/50mmHg。

[西医诊断]①慢性肾小球肾炎；②心律不齐。

[中医诊断]水肿（脾肾气虚）。

[中医辨证分析]脾肾气虚，病久则湿热郁积下焦，损伤肾络，水不养肝，肝阳上亢扰心，故出现水肿、心律不齐。

[治法]滋养肝肾，补益气血，滋阴降火。

[治疗方案——管氏四联疗法]

（1）隔肾炎药饼灸。一组：肝俞、肾俞；二组：关元、足三里。每穴灸3壮，每天灸1次，每次灸单组，两组轮流施灸。

（2）耳针。交感、肾、皮质下、肾上腺。耳郭常规消毒，用13mm针灸针，刺入所选的耳穴，深度以刺入耳软骨，而不刺透耳软骨为宜，每天针刺一次，每次单侧耳穴，留针半小时以上，两耳交替。

（3）穴位注射。用黄芪注射液2ml+板蓝根注射液2ml+利多卡因注射液1ml，混合备用。取穴：肺俞、脾俞、肝俞、肾俞、三焦俞、气海俞、曲池、足三里、内关、三阴交等，每次背俞穴取 2~4 个穴，四肢取 1~2 个穴，每天治疗一次。所用注射液根据病情的变化，改用相应的注射液。

（4）中药汤剂。基本方：黄芪 50g，党参 50g，柴胡 15g，白芍 15g，茯苓 20g，白术 20g，板蓝根 20g，旱莲草 10g，淫羊藿 10g，黄柏 10g，苍术 10g。

二诊：2009 年 9 月 9 日。心律不齐、期前收缩有改善，但是仍有偶发期前收缩、心律不齐。尿常规正常。中药汤剂改用炙甘草汤加减以治疗心律不齐，具体组方：炙甘草 12g，人参 6g，大枣 10 枚，生地黄 50g，麦门冬 10g，麻仁 10g，阿胶 6g，桂枝 9g，生姜 9g。

三诊：2010 年 1 月 4 日。仍有心律不齐，尿中偶有少许潜血。2009 年 9 月 27 日尿潜血 10/μL，尿蛋白（–）。后反复检验多次尿常规均正常。治疗：之前一直用四联疗法治疗，现在继续巩固治疗肾炎的同时，重点转向治疗心律不齐，兼治尿中偶有少许潜血。治疗方案改用耳针和灸法继续治疗肾炎，中药和穴位注射重点治疗心律不齐。

四诊：2010 年 5 月 18 日。未发现心律不齐及期前收缩。无不适，面色红润，精神饮食等正常。心电图、尿常规均正常。治疗：继续同四诊。

患者继续治疗半年，慢性肾炎和心律不齐一直没有反复。1 年后电话随访，患者未诉特殊不适。

病例四

许某，女，10 岁。初诊：2004 年 7 月 15 日。

［主诉］食欲低下 3 日。

［现病史］2004 年 4 月出现右踝浮肿，遂至昆明市儿童医院住院予青霉素静滴数日治疗后仍无效，行尿常规示：尿蛋白（++），尿潜血（++）。5 月 24 日转昆明医学院第一附属医院肾病科治疗（具体不详）后，水肿消失，以“肾小球肾炎”为第一诊断出院。现症见：纳差、消瘦、面色萎黄，无水肿、无咽部充血，眠可，二便调，舌暗红，尖边红，脉沉滑，稍弦。

［既往史］2004 年 4 月因打预防针后出现发热，体温为 39.5℃，于当地医院经注射丹参注射液、青霉素等治疗后体温降至正常，余无特殊。

［辅助检查］尿潜血（+），尿蛋白（+）。

［西医诊断］肾小球肾炎。

［中医诊断］水肿（脾肾气虚）。

［中医辨证分析］脾肾气虚，脾气虚则运化无力；肾气虚则封藏失职，故产生少量蛋白尿和血尿。

［治法］振奋脾肾之气。

［治疗方案——管氏三联疗法］

（1）穴位注射。药物用核酪注射液 4ml，或胎盘注射液 4ml，或当归注射液 4ml+ 利多卡因注射液 1ml，每次用一种注射液，三种轮流应用。一组穴位：肾俞、脾俞、足三里；二组：三焦俞、气海俞、三阴交；三组：肝俞、志室、太溪。三组轮流施治，隔日治疗 1 次。

（2）耳穴压丸。肾、肾上腺、交感、神门、皮质下、内分泌、缘中。左右耳交替施治，隔日治疗 1 次。

（3）中药汤剂。黄芪 30g，党参 30g，旱莲草 20g，鱼腥草 20g，茜草 20g，益母草 15g，白茅根 20g，藕节 20g，黄柏 10g，黄芩 10g，白术 12g，木香（后下）10g，炙甘草 6g。

二诊：2004 年 7 月 20 日。无水肿，小便量少，色黄，舌暗红、尖红苔黄根腻，脉沉。辅助检查：尿潜血（+），尿蛋白 0.3g/L。治疗：中药处方改为：生地 15g，栀子 10g，小蓟 10g，木通 3g，竹叶 10g，滑石（先煎）20g，藕节 10g，当归 15g，旱莲草 10g，车前子 15g，益母草 15g，苏叶 10g，白蒺藜 10g，仙鹤草 10g，甘草 6g。

三诊：2004 年 8 月 3 日。纳差，胃部不适，舌尖红，舌淡黄根腻。辅助检查：2004 年 7 月 26 日尿常规正常，2004 年 8 月 3 日尿蛋白出现 0.3g/L。中药汤剂改为：黄芪 30g，党参 30g，茯苓 15g，白术 10g，泽泻 10g，车前子 15g，旱莲草 10g，益母草 15g，鱼腥草 10g，仙鹤草 10g，苏叶 10g，蝉蜕 10g，白蒺藜 10g，陈皮 10g，焦三仙 10g。

四诊：2005 年 2 月 1 日。患儿水肿无再发。此次因感冒、扁桃体炎，食欲不振、消化不良等不适来就诊。2004 年 8 月 10 日尿常规：尿蛋白 0.15g/L，余正常。后面尿常规时而正常，时而又出现尿蛋白 0.15g/L；2005 年 2 月 1 日尿常规正常。

从 2004 年 8 月 10 日开始每周治疗 1~2 次，家长仍不放心，每周化验一次小便，一直正常。到 2006 年 9 月 28 日每周化验尿常规一次，已经 1 年半，一直没有出现异常。

病例五

陈某，女，21岁，学生。初诊：2014年6月7日。

［主诉］双下肢凹陷性水肿2个月余。

［现病史］两月前无明显诱因感恶心、呕吐，曾到当地医院治疗，检查发现：尿蛋白（+++），尿潜血（+），经治疗（具体不详）后好转出院。出院后双下肢轻度凹陷性水肿，腰部酸痛，偶有头昏、胸闷、腹胀，时感上肢酸软无力，咽部干痒、干咳，月经、白带正常，纳眠可，小便量少，大便2天一行。舌暗红，苔薄白，脉沉，细弦。既往史：既往“呼吸道感染”反复发作，儿童时期反复发作“咽炎”，余无特殊。

［辅助检查］尿蛋白3.2g/L，尿潜血（+），胆固醇9.4mmol/L，高密度脂蛋白2.13mmol/L，低密度脂蛋白5.15mmol/L，总蛋白40g/L，白蛋白19g/L，球蛋白21g/L，肾穿刺病理活检诊断“肾小球微小病变型”，肾功能正常。

［西医诊断］肾病综合征。

［中医诊断］水肿（脾肾气阴两虚）。

［中医辨证分析］患者病程长，损伤气阴，其病在脾肾，脾为后天之本，肾为先天之本，二者相互影响相互促进，脾阳不振，运化无权，土不制水；肾失封蛰，固藏失职，故见水肿。

［治法］补益脾肾，益气养阴。

［治疗方案——管氏四联疗法］

用管氏肾病四联疗法治疗了10天，病情无明显缓解，水肿不退。6月17日动员参加“开心保健乐疗”，进行心理健康治疗。6月18日紧张心情有所缓解。6月19日参加了“乐疗的交流谈心”，听了病友的交流后，对“乐疗”有了认识，积极配合治疗，心情愉快、乐观自信。6月23日水肿全消。6月27日化验结果，尿蛋白降到1g/L，尿潜血为阴性。

【按语】该病例治疗前10天，由于父亲每天从哈尔滨打电话询问治疗情况，催促若还不消肿，必须立即上激素，造成患者及其母亲紧张、烦躁，病情无明显缓解。后来通过心理健康治疗，仅仅3天，水肿全消，又治疗4天，蛋白尿从3.2g/L，降到1g/L。虽然这是个例，也可以看出，同时治疗心理健康和身体健康是正确的，可以提高治疗肾病的疗效。

第八章　隐匿性肾炎

隐匿性肾小球肾炎又称为无症状性蛋白尿和（或）血尿。一般在体检或偶然情况下尿常规检查发现异常，而无症状、体征，且肾功能正常，是病情缠绵的一组原发性肾小球疾病。临床表现可以是无症状性血尿、无症状性蛋白尿或两者均有，但可以是其中一种表现更为突出。症状隐匿，病势缠绵，进展缓慢，患者可以长期保持良好的肾功能，一般预后较好。本病属于中医学“腰痛”“尿血”“尿浊”“肾风”“虚劳”等病的范畴。

一、病因病机

中医学认为，本病的发生以内因为主，禀赋不足，脏腑柔弱；饮食不节，损伤脾胃；内伤七情，肝气郁滞；体劳伤脾，房劳伤肾，都是疾病发生、发展的内在原因。外感热邪或湿热之邪是疾病发生的外因，是在内因的基础上起作用。蛋白尿和血尿的发生主要是由于脾失运化，肾失封藏，肝失疏泄，阴阳失调，导致精微物质下泄所致。

（一）病因

1. 禀赋不足

先天禀赋不足，后天失于调养，脏腑功能低下，尤其是脾肾功能虚衰，不能固摄精微物质而下泄，引起蛋白尿和血尿。

2. 饮食不节

过食肥甘、辛辣厚味，损伤脾胃，运化失职，内生湿热，下注膀胱，导致膀胱不能分清别浊而出现蛋白尿和血尿。若摄食不足，气血生化无源，机体得不到营养物质的补充，则影响脏腑功能，从而导致蛋白尿和血尿。

3. 劳倦伤脾

长期积劳成疾，损伤中焦，脾失运化，一方面气血生化无源，另一方面可以化生湿热，导致正虚邪实，脏腑功能失调而出现蛋白尿和血尿。

4. 房劳伤肾

房劳过度，劳欲伤肾，肾精亏虚，肾气不足，不能分清别浊，精微物质下泄而引起蛋白尿和血尿。

5. 七情郁滞

思虑过度，忧思气结，损伤脾胃，脾失健运，统摄无权，则精微物质下泄；或肝郁气滞，血行不畅，血液瘀阻，损伤血络，营血和精微物质外泄，则可出现蛋白尿和血尿。

6. 感受外邪

生活起居不慎，调养失宜，感受外邪，或为湿热，或为热邪。湿热或热邪蕴结下焦，损伤膀胱功能，或损伤阴络，导致蛋白尿和血尿。

（二）病机

1. 脾肾气虚

脾主统摄，肾主封藏。若脾失固摄，精微物质外泄，则可出现蛋白尿和血尿；若肾失封藏，不能分清别浊，精微物质随尿液排出，也可出现蛋白尿和血尿。脾为后天之本，肾为先天之本，二者相互促进。若脾虚日久势必导致肾虚，反之，肾虚日久也会累及脾胃，最终形成脾肾两虚证。

2. 阴虚火旺

精微物质属阴，长期蛋白尿和血尿必然会导致阴液亏虚，阴虚则火旺，虚火又反过来损伤阴络和脾肾功能，使病情加重。劳欲过度，耗伤阴精，也可导致阴虚火旺证。

3. 气阴两虚

久病不愈，损伤气阴，或阴损及气（阳），气损及阴，导致气阴两虚。气虚不能固摄，精微物质外泄，则可出现蛋白尿和血尿；阴虚则火旺，虚火损伤阴络，血液外溢，则可出现血尿，甚至出现蛋白尿。

4. 瘀血阻络

由于久病入络，血行不畅，则瘀血停滞；或气虚不能推动血液正常运行，血行瘀滞；或阴虚血少，血行不畅，血液瘀阻；或肝气郁结，气滞血瘀，均可导致瘀血内停，脉络受阻，血不循经，出现血尿。瘀血也可损伤脾肾功能，导致蛋白尿。

5. 湿热阻滞

外感湿热，或外感湿邪，入里化热，或脾失健运，内生水湿，郁久化热，均可导致湿热之邪下注，损伤肾与膀胱，固摄失司，气化不利，精微物质外泄，出现蛋白尿和血尿。

6. 外感热邪

起居不慎，外感热邪，由表入里，热伤血络，血不循经，则可出现血尿。热邪损伤肾与膀胱功能，出现蛋白尿。

二、病例举隅

病例一

王某，女，48 岁，昆明市人。初诊：2011 年 1 月 22 日。

[主诉] 双下肢轻度水肿 2 年余。

[现病史] 2 年前，患者体检发现：尿蛋白（-），尿潜血（++），双下肢轻度浮肿，晨起较轻，下午较重，未予重视。后到云南省第一人民医院检查：尿潜血（++），尿蛋白（-）；镜检：红细胞（+），白细胞（-）。既往史：无特殊。

[辅助检查] 尿潜血（++），尿蛋白（-），红细胞（+）。

[西医诊断] 隐匿性肾炎。

[中医诊断] 水肿（脾肾气虚）。

［中医辨证分析］脾肾气虚，脾主统摄，肾主封藏，脾气虚失固摄，精微物质外泄，可出现蛋白尿、血尿；肾失封藏，不能分清秘浊，精微物质随尿液排出，出现血尿。

［治法］补脾益肾止血。

［治疗方案——管氏四联疗法］

（1）隔肾炎药饼灸。一组：肾俞、脾俞；二组：水分、关元、足三里。每穴灸 3 壮，每天灸一次，每次灸单组，两组轮流施治。

（2）耳针。取穴：交感、肾、皮质下、肾上腺。耳穴常规消毒，用 13mm 针灸针刺入耳穴，深度以刺入耳软骨，不刺透耳软骨为度，留针半小时以上。每天治疗一次，每次单侧耳穴，两耳交替。

（3）穴位注射。药用黄芪注射液 2ml+ 香丹注射液 2ml+ 利多卡因注射液 2ml 混合备用。取穴：脾俞、肾俞、志室、曲池、阴陵泉、三阴交。每天治疗 1 次。

（4）中药汤剂。黄芪 50g，党参 50g，白茅根 30g，小蓟 20g，仙鹤草 30g，茯苓 30g，泽泻 20g，车前草 30g，土茯苓 30g，甘草 6g。每日 1 剂，水煎服。

二诊：2011 年 2 月 22 日。患者已无不适，精神状态良好，尿常规显示尿蛋白、尿潜血全部阴性。治疗：同初诊，为证明化验的可靠性，嘱咐连续 3 天取晨尿化验尿常规，结果全部正常。

病例二

李某，男，23 岁，大学生。初诊：2006 年 7 月 3 日。

［主诉］体检发现尿蛋白阳性。

［现病史］1 个月前，体检发现：尿蛋白（+++），尿潜血（+++）；镜检：红细胞（+++），白细胞（+），无水肿、咽痛等不适，纳眠可，二便调，舌淡红，苔薄白，脉缓。既往史：平素体健，余无特殊。

［辅助检查］2006 年 6 月 21 日尿蛋白（+++），尿潜血（+++）；红细胞（+++），白细胞（+）。

［西医诊断］隐匿性肾炎。

［中医诊断］水肿（阴虚火旺）。

［中医辨证分析］患者平素爱好打篮球，出汗耗阴，加之忙于写论文等，消耗心血，导致阴虚。阴虚则火旺，虚火下注损伤阴络，故而血尿。脾肾阴虚

则脾不能固摄，肾不能封藏，导致精微外漏，形成蛋白尿。

［治法］补益脾肾、滋阴。

［治疗方案——管氏四联疗法］

（1）隔药保健饼灸。取穴足三里，灸3壮，每天灸1次。

（2）穴位注射。药用黄芪注射液2ml+香丹注射液2ml+利多卡因注射液2ml，混合备用。一组取穴：肝俞、脾俞、肾俞、志室、足三里；二组：三焦俞、气海俞、肝俞、脾俞、三阴交。每天治疗1次，两组穴位交替施治。

（3）耳穴压丸。取穴，交感、肾、脾、神门、皮质下、肾上腺、对屏尖。隔日治疗一次，每次单侧耳穴，左右耳交替。

（4）中药汤剂。生地30g，山药20g，山萸肉30g，旱莲草15g，茜草10g，白茅根20g，地榆20g，小蓟10g，苏叶10g，白蒺藜10g，金樱子10g，芡实10g，甘草6g。随症加减。每日1剂，水煎服。

二诊：2006年9月20日。无任何不适。尿蛋白（+），尿潜血（+）。中药改为隔日2剂，灸足三里改为每周灸3次，嘱咐少打篮球减少活动量。余治疗同前。

三诊：2008年5月3日。患者未诉不适，临床痊愈。辅助检查：尿常规正常。嘱咐每周灸1次足三里，以善其后。

第九章 IgA 肾病

免疫球蛋白 A（IgA）肾病又称为“IgA–IgG 系膜沉积性肾炎”或“IgA 系膜性肾炎”等，是常见的原发性肾小球疾病，是以 IgA 为主的循环免疫复合物沉积在肾小球系膜区所致。IgA 肾病的特征是：反复发作性肉眼血尿或镜下血尿，多以上呼吸道感染为诱因，伴有系膜 IgA 广泛沉积，同时有系膜细胞增多，基质增生，系膜区电子致密物沉积。临床表明，IgA 肾病的预后并非良好，有 15%~20% 的病人在 10 年内最终发展成慢性肾衰竭，但发展的速度有明显的个体差异。

根据 IgA 肾病的主要临床表现血尿，可参考“尿血”；IgA 肾病表现为水肿或单纯蛋白尿者，属本节的范围。

一、病因病机

中医学认为，本病的发生主要是由于在人体抵抗力低下时，感受了风热或湿热之邪，或思虑劳倦损伤脾肾，气血失和，终致瘀血阻络，或热邪、湿热之邪损伤阴络，血不循常道而成尿血。病久不愈，或反复发作，损伤正气，致脾肾亏虚，脾虚气弱，则气不摄血；肾虚阴亏，则阴虚火旺，均可致尿血。

本病属本虚标实，虚实错杂之证。急性期多为风热犯肺，或火热炽盛，或湿热瘀阻，损伤阴络，致血液外溢而致尿血，以邪实为主；慢性期多因脾肾亏虚，或气血两虚，或阴虚火旺，或因虚致瘀，损伤血络，血液不循常道而外溢。IgA 肾病的病位在肾，与心、脾关系密切。从临床上看，本病以肾虚为主，且多阴虚火旺之证，并出现以下 6 个方面的证候。

（1）风热扰络：起居不慎，感受风热之邪，热邪循经下扰阴络，导致血不归经，溢于脉外而致尿血。

（2）下焦湿热：暑湿季节感受湿热之邪，或冒雨涉水，久卧湿地，或饮食不节，嗜食肥甘厚味，聚湿生热，湿热阻滞中焦，下注膀胱，损伤血脉而致尿血。

（3）心火炽盛：思虑过度，暗耗心血，血不养心，致心火独亢，向下移热于小肠，热伤血络而致尿血。

（4）阴虚火旺：劳欲伤肾，或色欲过度，损伤肾阴，水不济火，相火独亢，损伤阴络而致尿血。

（5）气不摄血：体劳过度，或营养不良，或久病正虚，先天不足影响后天，导致脾胃亏虚，中气不足，

（6）瘀血阻络：久病入络，或火热之邪与血相搏，血与热结，阻于下焦，导致血不归经，引起尿血。

二、病例举隅

病例一

李某，女，32岁，昆明市人。初诊：2010年5月28日。

［主诉］2个月前体检发现尿蛋白（±），尿潜血（++）。

［现病史］2个月前体检发现尿蛋白（±），尿潜血（++），镜下红细胞20~25个/HP，咽痛反复发作，无水肿、乏力等不适，即到社区医院予抗生素治疗，无明显疗效。一周前到昆明市人民医院住院治疗（以抗生素治疗为主）后无明显疗效。现症见：咽痛反复发作，无水肿、乏力等不适，纳眠可，二便调。舌淡红，苔白根腻，脉沉细弦、稍数。既往史：无特殊。

［辅助检查］尿潜血（+++），镜下红细胞（+++），尿蛋白（+）。肝肾功针刺，肾穿刺活检：符合IgA肾病。

［西医诊断］①IgA肾病；②肾小球肾炎。

［中医诊断］水肿（脾肾气虚）。

［中医辨证分析］脾肾气虚，虚火上炎，气虚则不能摄血，故而血尿；肾气虚，固摄无力，精微下漏，出现蛋白尿、血尿；虚火上炎，故脉数、咽痛。

［治法］补脾益肾止血。

［治疗方案——管氏四联疗法］

（1）隔肾炎药饼灸。一组：肝俞、肾俞；二组：关元、足三里。每天灸单组，每穴灸3壮，两组交替施灸。

（2）耳针。交感、肾、肝、皮质下、肾上腺。耳郭常规消毒，用13mm针灸针，刺入穴位，以不刺穿耳软骨为度。每天治疗1次，每次单侧耳穴，两组交替。

（3）穴位注射。药用黄芪注射液2ml+香丹注射液2ml+利多卡因注射液1~2ml，混合备用。一组取穴：肝俞、肾俞、志室、曲池、足三里；二组：肺俞、脾俞、三焦俞、气海俞、内关、三阴交。每天治疗1次，每次用单组穴位，两组穴位交替施治。

（4）中药汤剂。黄芪50g，党参50g，白茅根30g，小蓟20g，仙鹤草20g，侧柏叶20g，旱莲草15g，女贞子15g，蝉蜕10g，白蒺藜15g，甘草6g。

二诊：2010年7月12日。自觉无明显疗效，咽喉常反复疼痛充血，有血尿，脉浮细或细弦。辅助检查：较前比较无明显改变。治疗：分析了2个半月的治疗方案，认识到IgA肾病的血尿，之所以称“难治性血尿”，用止血的方法，是难以奏效的，应该以辩证为主。患者经常咽喉疼痛、充血，浮脉细或细弦，说明上焦有虚火，脾肺肾气虚，应该补脾肺肾之气，清上焦之虚火。故中药方改为：黄芪50g，党参50g，茯苓20g，白术20g，当归20g，熟地20g，赤芍15g，白茅根30g，小蓟20g，丹参20g，山萸肉30g，益母草20g，旱莲草15g，用以补气、止血、活血化瘀。

分析：从现代医学观点看，IgA肾病是大量免疫复合物沉积在肾小球的系膜、基底膜上，造成肾小球的损伤，产生血尿。从中医的角度看这些沉积物属“瘀”，这个瘀是气虚造成的。因此，不管从中医或西医的角度，都应该从两个方面着手治疗，一是阻断沉积物的生成；二是将已经沉积的物质慢慢清除掉。这一过程，显然是一个很长的过程。患者在两次住院治疗没有疗效的情况下，看了管遵信教授的博客，在“肾病专辑”中了解了IgA肾病的病理过程是个漫长的过程；又理解了四联疗法治疗肾病机理，有信心坚持治疗下去。灸、耳针、穴位注射，可以有效地调节免疫，并且是双向调衡，无副作用，只会有疗效高低的差别，不会出现问题。关键是中药汤剂，我们在治疗的过程中，不断地根据辨证改变方剂，出现外感时，“急则治其标”，病情稳定时，标本兼治。

该患者一方面治疗，一方面工作，2012 年 5 月 12 日化验结果：尿蛋白（–），尿潜血（–），临床痊愈。共治疗 2 年 2 个月。

病例二

苏某，女，41 岁，农民，云南省嵩明人。初诊：2003 年 12 月 2 日。

［主诉］反复腰痛伴双下肢凹陷性水肿 6 年。

［现病史］6 年前无明显诱因出现腰痛、双下肢凹陷性水肿，曾到当地人民医院住院，诊断为：“肾病综合征”，经治疗（具体不详）后好转出院。出院后，腰痛、水肿反复发作，时轻时重，纳眠可，二便调。舌暗红，苔薄黄少津，脉沉弱。既往史：无特殊。

［辅助检查］2003 年 11 月 28 日尿蛋白（++），尿潜血（++），血肌酐 232μmol/L，尿素氮 11.8mmol/L，尿酸 438μmol/L，BP 180/120mmHg，肾活检诊断为：IgA 肾病。

［西医诊断］① IgA 肾病；②慢性肾功能不全失代偿期；③肾性高血压。

［中医诊断］水肿（脾肾两虚夹瘀）。

［中医辨证分析］久病脾肾两虚，久病入络，瘀阻于下焦，引起尿血和蛋白尿；脾虚不能制水，故水肿；肾阴虚不能涵木，故高血压。

［治法］滋补肝肾，补益脾肾，利水渗湿，活血化瘀。

［治疗方案——管氏四联疗法］

（1）隔肾衰药饼灸。一组：肾俞、脾俞；二组：关元、水分、足三里。每天灸 1 次，每次灸单组，两组交替施灸，每穴灸 3 壮。

（2）耳穴压丸。肾、肝、交感、耳背沟、心、神门、皮质下、枕。隔天治疗 1 次，每次单侧耳穴，两耳交替。

（3）穴位注射。药物用胎盘注射液 4ml，一组取穴：肝俞、肾俞、志室、内关、三阴交；二组：三焦俞、气海俞、曲池、足三里。每天治疗 1 次，两组轮流施治。

（4）中药汤剂。肾衰 1 号 120g，黄芪 50g，党参 50g，丹参 20g，萆薢 20g，白术 15g，茯苓 20g，苡仁 10g，泽泻 10g，黄柏 10g，苍术 10g，随症加减。

二诊：2004 年 1 月 7 日。水肿完全消退，精神明显好转，血肌酐 197μmol/L，尿素氮 14.2mmol/L，尿酸 412μmol/L，尿蛋白 0.75g/L（+），尿潜血（-），BP 128/90mmHg。治疗：同初诊。

三诊：2004 年 3 月 10 日。现症见：患者无明显不适症状。辅助检查：肌酐 148μmol/L，尿素氮 11.4mmol/L，尿酸 424μmol/L，尿蛋白 1.0g/L（+），尿潜血（+），BP 110/75mmHg，尿蛋白和尿潜血下降，肾功明显好转。治疗：继续用四联疗法治疗。

四诊：2005 年 6 月 1 日。现症见：患者无不适，自我感觉良好，可随爱人外出协助工作。辅助检查：血肌酐 109μmol/L，尿素氮 7.8mmol/L，尿酸 368μmol/L，尿蛋白 1.0g/L，尿潜血（-），慢性肾功能衰竭临床治愈，肾炎明显好转。治疗：同前。

病例三

韩某，30 岁，教师，贵州省遵义市人。初诊：2011 年 3 月 8 日。

［主诉］时感腰痛、头痛 1 年余。

［现病史］1 年前无明显诱因出现头痛，在当地医院住院，检查：BP 220/160mmHg，血肌酐 198μmol/L，眼底出血，经治疗（具体不详）好转后出院，出院后已无眼底出血。后又到昆明医学院第一附属医院检查：尿蛋白（+++），尿潜血（+++），血肌酐 200μmol/L，BP 140/90mmHg，肾活检符合 IgA 肾病。经检查，诊断为：IgA 肾病，慢性肾小球肾炎，慢性肾功能不全 失代偿期。后经多方治疗无效，现症见：时感腰痛、头痛，无水肿、咽痛等不适，精神尚可，纳眠可，二便调。舌质淡红，苔薄白，脉浮弦数。既往史：2008 年有头痛病史，治疗（具体不详）后头痛消失。余无特殊。

［辅助检查］2011 年 3 月 10 日尿蛋白（++），尿潜血（+++），血肌酐 264μmol/L，BP 140/90mmHg，尿素氮 17.1mmol/L，尿酸 704μmol/L，BP 100/70mmHg，肾活检符合 IgA 肾病（局灶增生硬化性）。

［西医诊断］① IgA 肾病；②慢性肾小球肾炎；③慢性肾功能不全 失代偿期；④肾性贫血。

［中医诊断］水肿（肝肾阴虚夹瘀）。

［中医辨证分析］结合舌脉象，提示肝肾阴虚，阴虚则化火，虚火内生，热伤血络而致尿血、蛋白尿。久病必瘀，肾络瘀阻，损伤肾脏。

［治则］滋补肝肾，活血化瘀。

［治疗方案——管氏四联疗法］

（1）隔肾衰药饼灸。一组取穴：肝俞、肾俞；二组：关元、足三里。每天灸单组，每穴灸 3 壮，两组交替施治。

（2）穴位注射。黄芪注射液 2ml+ 香丹注射液 2ml+ 利多卡因注射液 1~2ml，混合备用。取穴：肝俞、脾俞、肾俞、志室、曲池、足三里、肺俞、三阴交、太溪、内关。每次背俞穴取 2~4 穴，四肢取 1~2 穴。治疗过程中随症加减，如咽部不适加风池、廉泉；有水肿加肺俞、阴陵泉；纳差加胃俞、中脘。

（3）耳针。取穴，交感、肾、皮质下、肾上腺，耳郭常规消毒，用 13mm 针灸针针刺，深度以刺入耳软骨，而不刺穿耳软骨为度，留针半小时以上。每次针单侧耳，两耳交替。

（4）中药汤剂。肾衰 1 号 120g，黄芪 50g，党参 50g，山萸肉 30g，益母草 30g，补骨脂 20g，枸杞 20g，车前子 30g，金樱子 15g，芡实 15g，随症加减。

二诊：2011 年 4 月 7 日。患者腰痛、头痛明显减轻，精神、饮食明显改善。能正常工作、生活。血肌酐 187μmol/L，尿素氮 9.1mmol/L，尿酸 269μmol/L，肾功明显好转。治疗：患者大喜，回家用隔药饼灸和内服中药二联疗法继续治疗。

三诊：2011 年 9 月 18 日。患者已无不适，接近临床治愈。辅助检查：血肌酐 158μmol/L，尿素氮 7.3mmol/L，尿酸 480μmol/L，尿蛋白（+），尿潜血（+），IgA 肾病明显好转，肾功继续好转，已经进入代偿期。治疗：继续用隔药饼灸和中药二联法治疗，患者已恢复正常工作、生活。

病例四

周某，男，24 岁。初诊：2007 年 11 月 13 日。

［主诉］双下肢轻度水肿 3 个月余。

［现病史］3 年前无明显诱因出现双下肢轻度水肿，未予重视。后体检发现尿蛋白，尿潜血阳性。10 月 16 日于上海中医药大学附属医院住院，经检查诊断为：慢性肾小球肾炎。治疗上予泼尼松 30mg，治疗 3 个月后无明显疗效。现症见：双下肢轻度水肿，腰部肾穿刺处疼痛不适，小便频数，夜尿 1~2 次，纳少眠差，大便正常。舌淡红，苔薄黄，脉细。既往史：无特殊。

［辅助检查］尿潜血 80cell/μL，尿蛋白＞ 3g/L，血尿素氮 11.4mmol/L。

［西医诊断］① IgA 肾病；②慢性肾小球肾炎。

［中医诊断］水肿（脾肾气虚）。

［中医辨证分析］脾肾气虚，气血生化无源，终致气不摄血，血不归经而溢于脉外，发为尿血；肾气虚，固摄无权，下漏为蛋白尿。

［治法］补脾益肾。

［治疗方案——管氏四联疗法］

（1）隔肾炎药饼灸。一组取穴：脾俞、肾俞；二组：关元、足三里。每天灸单组，每穴灸3壮，两组交替施治。

（2）穴位注射。药用黄芪注射液2ml+香丹注射液2ml+利多卡因注射液1~2ml，混合备用。取穴：脾肾、肾俞、足三里、肝俞、志室、三阴交。咽喉痛或异物感加廉泉、风池；咳嗽加肺俞、中府、天突。

（3）耳穴压丸。交感、肾、肝、脾、神门、皮质下、内分泌、缘中。每次单侧耳穴，两耳交替，隔天治疗1次。

（4）中药汤剂。黄芪50g，党参50g，旱莲草15g，鱼腥草15g，益母草15g，茜草15g，白茅根20g，小蓟20g，苏叶10g，蒺藜10g，苍耳子10g，金樱子10g，女贞子10g，甘草6g。

二诊：2007年12月13日。患者上述症状无明显改善，疗效不明显。分析治疗方案，隔药饼灸是双向调衡作用，没有问题。耳穴压丸可能不如耳针法，应该改用耳针。穴位注射取穴过少，难以达到治疗效果。用药汤剂不能从止血、消除蛋白尿的经验方考虑，应该辨证施治。此患者属脾肾气虚证，应该补益脾肾，在此基础上，再适当加入活血化瘀、止血、消除蛋白尿的药物。治疗方案如下。

（1）隔肾炎药饼灸。一组取穴：脾俞、肾俞；二组：关元、足三里。每天灸单组，每穴灸3壮，两组交替施治。本疗法不变。

（2）穴位注射。药用黄芪注射液2ml+香丹注射液2ml+利多卡因注射液1~2ml，混合备用。取穴：肝俞、脾肾、肾俞、志室、足三里、三阴交、廉泉、风池、肺俞、天突、太溪、三焦俞、气海俞、中脘。根据临床症状，随症取穴，背俞穴每次取2~4个、四肢穴取1~2个穴，每天治疗1次。

（3）耳针。交感、肾、皮质下、肾上腺。耳郭常规消毒，用13mm针灸针，刺入耳穴，以刺入耳软骨，而不刺透耳软骨为度，每次单侧耳穴，两耳交替，留针30分钟以上，每天治疗1次。

（4）中药汤剂。黄芪 50g，党参 50g，茯苓 20g，白术 20g，山萸肉 30g，熟地 20g，益母草 15g，白茅根 30g，小蓟 20g，金樱子 15g，芡实 15g，甘草 6g。

三诊：2008 年 2 月 1 日。现症见：双下肢水肿明显减轻，饮食、睡眠、精神尚可。

［辅助检查］尿蛋白降到 0.3g/L，尿潜血稍有增加。治疗：二诊中前 3 种疗法不变，中药汤剂增加萆薢 20g，白茅根 40g，小蓟 30g，苏叶 10g，蒺藜 20g，苍耳子 10g，侧柏叶 30g。

四诊：2009 年 1 月 4 日。现症见：患者水肿已无，精神、体力、饮食、睡眠均已恢复正常。辅助检查：尿潜血（–），尿蛋白 0.3g/L，肾功正常。治疗：继续用隔药饼灸，以善其后。

病例五

彭某，女，38 岁，工人，云南省泸西县人。初诊：2010 年 10 月 5 日。

［主诉］腰部酸胀伴视物不清 2 年余。

［现病史］2 年前体检发现尿蛋白（+++），尿潜血（++），自觉腰部酸胀伴视物不清，遂到重庆某医院检查，行肾穿刺活检：IgA 肾病，细膜增生性肾炎伴局灶性肾小球硬化，轻度肾小管间质性病变。2009 年 4 月 8 日复查：尿素氮 11.83mmol/L，尿酸 426μmol/L；尿潜血（±），尿蛋白（++），微白蛋白＞0.15。自服中药1年，疗效不明显。半年前于昆明医科大学第一附属医院肾病科住院，口服泼尼松 8 片 / 日，无明显疗效。现症见：腰部酸胀，视物不清，畏寒明显，无水肿，纳眠可，二便调。舌暗红，苔薄白，脉滑数。既往史：无特殊。

［辅助检查］血肌酐 196μmol/L，尿素氮 12.8mmol/L，尿酸 426μmol/L，尿潜血（±），尿蛋白（++），微白蛋白＞0.15。

［西医诊断］① IgA 肾病；②慢性肾小球肾炎；③慢性肾功能不全失代偿期。

［中医诊断］水肿（脾肾阳虚）。

［中医辨证分析］阳虚则畏寒明显，脾虚则健运失司，肾虚固摄无权，故见蛋白尿、血尿；病久伤及肾脏，故肾功能不全。

［治法］温补脾肾，健脾助阳。

［治疗方案——管氏四联疗法］

（1）隔肾衰药饼灸。一组取穴：脾俞、肾俞；二组：关元、足三里。每天灸单组，每穴灸3壮，两组交替施灸。

（2）穴位注射。药用黄芪注射液2ml+香丹注射液2ml+利多卡因注射液1~2ml，混合备用。一组取穴：脾俞、肾俞、志室、曲池、足三里、三阴交；二组：肝俞、肾俞、志室、内关、足三里、三阴交。每天治疗1次，两组交替施治。

（3）耳针疗法。取穴：肾、交感、皮质下、肾上腺。耳郭常规消毒，用13mm针灸针刺入穴位，以刺入耳软骨，而不刺透耳软骨为度。每天治疗1次，每次单侧耳穴，两耳交替。

（4）中药汤剂。肾衰1号120g，黄芪50g，党参50g，茯苓20g，白术20g，苏叶10g，白蒺藜20g，蝉蜕10g，苍耳子10g，白茅根30g，小蓟20g，旱莲草10g，女贞子10g，随症加减。

2010年10月19日化验结果：血肌酐127μmol/L，尿素氮7.3mmol/L，尿酸431μmol/L，尿潜血（±），尿蛋白（++），肾功从失代偿期改善到接近正常值。

二诊：2010年12月24日。患者已水肿全消，无血尿、蛋白尿、畏寒等不适，精神状态良好。辅助检查：血肌酐111μmol/L，尿素氮7.1mmol/L，尿酸385μmol/L，尿潜血（–），尿蛋白（±）。治疗：嘱咐继续用隔保健药饼灸，每周2次，以善其后。

第十章　狼疮性肾炎

系统性红斑狼疮是一种累及多系统多器官的，具有多种自身抗体的自身免疫性疾病。好发于女性，男女之比为 1∶7~1∶9，发病高峰年龄为 15~25 岁。肾损害是系统性红斑狼疮的主要临床表现之一、称为狼疮性肾炎。

中医学认为，狼疮性肾炎属“温毒发斑”“水肿”“腰痛”“虚劳”“日晒疮”等范畴。

一、病因病机

本病是由于先天禀赋不足，肾精亏虚或七情内伤，阴阳失调，气血逆乱，营卫不和，卫外不固；或房事不节，伤及肾精，复感湿邪之毒侵袭；或服食毒热之品（或药物等），致气血运行不畅，阻滞经络血脉，邪毒久稽，灼伤阴血，浸淫筋骨脏腑，损害肾脏而致。发病过程初期以阴血不足，热毒炽盛，继之阴损及阳，导致阳气不足，脾肾阳虚，开合不利，水液停聚而为水肿。病之后期多因乙癸同源，肾病及肝，肝病则气机不利，使肝肾同病而阴虚。肝、脾、肾同病，使五脏俱损，整个机体气化功能衰惫，从而使病情缠绵难愈。本病的形成多因禀赋不足，肝肾亏损，气阴两虚，脉络瘀阻，关键在于虚、毒、热、瘀。

二、病例举隅

病例一

洪某，女，37 岁。初诊：2002 年 3 月 5 日。

[主诉]面部及四肢反复肿胀疼痛10年余。

[现病史]1989年9月生产后出现颜面肿胀，服中药治疗后缓解。10月颜面肿胀再发加重入当地医院住院治疗（具体不详）后，肿消出院。出院后4个月，四肢关节逐渐肿胀疼痛。1999年于昆明医学院第二附属医院行肾穿刺活检诊断为：系统性红斑狼疮，狼疮性肾病（膜增殖伴局灶性、节段硬化，轻度间质病变），开始激素治疗。现症见：面部及四肢反复肿胀疼痛，失眠、脱发伴乏力，血压不稳，早晚血压高，精神差，纳可，眠差，二便调。舌暗红，苔薄黄，脉沉细。既往史：无特殊。

[辅助检查]尿蛋白（++），尿潜血（+），BP 110/70mmHg，肾功能正常。

[西医诊断]①狼疮性肾炎；②系统性红斑狼疮。

[中医诊断]水肿（肝肾阴虚夹瘀）。

[中医辨证分析]患者肝肾阴虚，虚火内生，故见苔薄黄；久病必瘀，脉络瘀阻，气化不利，又加之久服激素，导致气阴两虚，故见：失眠、乏力、血压不稳等症状；发为血之余，阴血亏虚则脱发。

[治法]补益肝肾，滋阴降火，活血化瘀。

[治疗方案——管氏四联疗法]

（1）隔保健药饼灸。一组取穴：肝俞、肾俞；二组：关元、足三里。每天灸单组，两组交替施灸，每穴灸3壮。

（2）穴位注射。用黄芪注射液2ml+香丹注射液2ml+利多卡因注射液1~2ml，混合备用。取穴：肝俞、脾俞、肾俞、三焦俞、气海俞、志室、曲池、内关、足三里、三阴交，随症加减。每次背俞穴取2~4穴，四肢取1~2穴。咽喉不适或痛加风池、廉泉；心悸加心俞、中；胃胀不适加胃俞、中脘；膝关节肿痛加阴市、血海、阴陵泉、阳陵泉。每天治疗1次。

（3）耳穴压丸。取穴：肾、肝、肾上腺、内分泌、缘中、皮质下、心、神门。每天压单侧耳穴，两耳交替，每天或隔天治疗1次。

（4）中药汤剂。黄芪50g，党参50g，白术15g，茯苓15g，生地20g，当归20g，川芎15g，赤芍15g，丹参15g，旱莲草10g，女贞子10g，淫羊藿10g，枸杞10g，菟丝子10g，枣仁10g，柏子仁10g，钩藤20g，牛膝20g。

二诊：2002年9月3日。自诉已经停服激素2个月，水肿全消，精神良好，无明显不适，正常生活、工作。尿蛋白0.3g/L，尿潜血（-）。治疗：嘱咐用隔药饼灸，每日每周2次，以善其后。

［随访］9年后，2011年介绍以为狼疮性肾炎患者来医馆就医，得知其9年来病情一直稳定。

病例二

毕某，女，25岁。初诊：2011年8月17日。

［主诉］双下肢轻度凹陷性水肿4个月余。

［现病史］2005年因全身关节疼痛、发热住院于云南省第一人民医院，诊断为“狼疮性肾炎”，予激素治疗（泼尼松12片/日）后好转出院。2008年上述症状再发住院于云南省第二人民医院诊治，诊断为“狼疮性肾炎”，经治疗后好转出院。4月前，出现双下肢水肿，再次住院于云南省第一人民医院，经激素治疗后，症状无明显缓解。现症见：双下肢轻度凹陷性水肿，踝以下水肿明显，无发热、关节疼痛等不适，纳眠可，二便调，舌暗红，苔薄白，脉弦数。既往史：无特殊。

［辅助检查］蛋白尿（+++），尿潜血（++++），镜下红细胞（++++）；肌酐124.2μmol/L，尿素氮13.1mmol/L，尿酸459μmol/L。肾穿刺病检符合狼疮性肾炎。

［西医诊断］①系统性红斑狼疮；②狼疮性肾炎；③肾功能不全（代偿期）。

［中医诊断］水肿（脾肾阳虚夹瘀）。

［中医辨证分析］脾肾阳虚，开合不利，水液停聚而发为水肿；脾虚健运失司，肾虚失于封固，精微下漏，形成蛋白尿、血尿；久病必瘀，肾脉瘀阻，损伤肾脏，导致肾功能不全。

［治法］补肾健脾，活血化瘀。

［治疗方案——管氏四联疗法］

（1）隔肾炎药饼灸。一组：肝俞、肾俞；二组：关元、足三里。每天灸单组，两组交替施灸，每穴灸3壮。

（2）穴位注射。药物用黄芪注射液2ml+香丹注射液2ml+利多卡因注射液1~2ml，混合备用。一组穴位：肝俞、肾俞、志室、曲池、足三里；二组：肺俞、脾俞、三焦俞、气海俞、内关、三阴交。每天治疗1次，每次单组穴位，两组交替施治。

（3）耳针。取穴：交感、肾、皮质下、肾上腺。耳郭常规消毒，用13mm针灸针，刺入耳软骨，但不刺透耳软骨，留针半小时以上。每天治疗1次，每次单侧耳穴，两耳交替。

（4）中药汤剂。肾衰1号120g，黄芪50g，太子参30g，生地20g，熟地20g，白花蛇舌草30g，黄柏20g，土茯苓30g，泽泻20g，车前子30g，牛膝20g，金樱子15g，芡实15g。

二诊：2011年10月20日。水肿基本消退，精神好转。辅助检查；肌酐102μmol/L，尿素氮10.2mmol/L，尿酸412μmol/L。肾功好转。尿蛋白由（+++）降到（+）。尿潜血由（++++）降到（++）。治疗：激素减到4片/日，其余治疗同前。

三诊：2011年12月18日。水肿全消，精神、饮食可。辅助检查：肌酐84μmol/L，尿素氮7.2mmol/L，尿酸365μmol/L。肾功正常。尿蛋白（+），尿潜血（+）。治疗：患者肾炎明显好转，治疗继续。

第十一章 紫癜性肾炎

过敏性紫癜是以皮肤紫癜、出血性胃肠炎、关节炎及肾损害为特点的综合征，过敏性紫癜所引起的肾损害称为紫癜性肾炎。过敏性紫癜伴发临床肾脏损害率可因所采用的诊断标准不同而异，国内报道过敏性紫癜性肾炎患病率为37.6%。本病好发于儿童，过敏性紫癜性肾炎占儿科泌尿系疾病住院的8%，仅次于急性肾炎。本病轻型患者自然病程经过良好，重症患者缺乏特异性治疗。

过敏性紫癜性肾炎根据临床表现，在紫癜阶段属中医学的“发斑”“斑疹”“肌衄”“葡萄疫”等范畴；伴有肾损害时，与中医学的“血证”“水肿”等相关；疾病后期，出现正气虚损时与“虚劳”相类似。

一、病因病机

中医学认为，本病多由于气阴虚弱，不能胜邪，致使六淫之邪扰动血络，血分伏热，外溢肌肤而发紫癜，内渗肾脏则尿血不止。本病的病理性质在于本虚标实，一般早期多为热毒内蕴，经脉痹阻，以实证为主；病至后期，则表现为脾肾虚衰，阴虚内热，血脉瘀阻之象，转以正虚为主。

（一）风热夹瘀

风热袭表，邪郁肌肤，正邪相争，则发热；风热内扰，热迫血行，致使血溢肌表而见皮肤紫癜；热邪入里，结于下焦，损伤肾与膀胱，阴络受损，则尿血；热盛血瘀，凝滞经络则关节痛；风热在表，营卫不和，则发热恶寒，头身疼痛。

（二）热毒亢盛

外感风热疫疠之气，袭于卫表，郁于肌腠，内扰营血，迫血妄行，溢于肌肤，发为斑疹；胃火夹热毒发于肌肉，则见遍体紫癜；热毒损伤阴络，则见尿血；热毒亢盛，上攻下扰，则见咽喉肿痛，口干喜饮，头痛，小便短赤；热极生风，则抽搐；热扰神明，则谵语。

（三）阴虚内热

温热病日久伤阴，肾阴虚，阴虚火旺灼津，致使津乏不能润养，则口干舌燥；虚火灼伤阴络，则尿血；虚火迫血外溢于肌肤，由于病程日久，血溢无力则紫癜不明显。

（四）脾肾气虚

紫癜、尿血日久则脾肾气虚，脾虚失运则纳差，脘腹胀满；腰为肾府，肾气虚则不能温养肾府而腰酸痛。

（五）气阴两虚

《内经》记载："壮火食气。"热灼日久，耗气伤阴，精微下泄，资源匮乏，则导致气阴两虚，正虚邪恋。脾气虚则见气短乏力，纳差，自汗，晨起水肿；肾阴虚则见心烦，口干，手足心热；阴络伤或脾不统血则尿血。

（六）脾肾阳虚

紫癜日久不愈，热灼阴津，阴损及阳，导致脾肾阳虚。阳虚不能化气行水，开合不利，水湿内停，则为水肿；统摄无权，精微物质外流，则见大量蛋白尿（小便浑浊）；阳虚则温运不及，故见面色苍白，畏寒肢冷；脾虚失运，则见神疲乏力，纳呆，腹胀，便溏。

二、病例举隅

病例一

彭某，女，13 岁。初诊：2008 年 3 月 10 日。

［主诉］颜面轻度水肿伴四肢散在出血性皮疹1个月余。

［现病史］1个月前无明显诱因出现颜面轻度水肿，四肢散在出血性皮疹，皮疹呈对称分布，压之不褪色，尿色深黄如茶色，口干、咽痒，手足心热，腰部酸困。舌质红，舌底脉络暗红，苔薄黄，脉细数。既往史：平素易感冒，余无特殊。

［辅助检查］蛋白（++），隐血（+++），红细胞（+++）。

［西医诊断］过敏性紫癜性肾炎。

［中医诊断］肌衄、尿血。

［中医辨证分析］热毒内蕴，迫血妄行，阴虚夹瘀。

［治法］清热滋阴凉血。

［治疗方案——管氏三联疗法］

（1）耳尖、结节轮流点刺放血。揉搓耳郭，耳郭上部常规消毒，用针灸三棱针或1次性注射针头，点刺放血1~3个棉球。每天治疗1次，点刺耳尖穴与点刺结节穴轮流施治。

（2）穴位注射。药用板蓝根注射液4ml+利多卡因注射液1~2ml，混合备用。取穴：肺俞、脾俞、肾俞、曲池、血海。每天穴位注射1次。

（3）中药汤剂。方用：丹参20g，小蓟20g，白茅根30g，石韦20g，薏苡仁20g，金银花20g，车前子（包煎）20g，女贞子10g，墨旱莲10g，杜仲15g，生地12g，牡丹皮10g，陈皮10g，赤芍8g，砂仁（后下）5g。每日1剂，水煎服。嘱忌食鱼、虾，预防感冒。

二诊：2008年3月18日。颜面水肿消失，四肢皮疹消退过半，尿色仍深黄，其余症状减轻，舌脉同前。辅助检查：尿常规：蛋白（+），隐血（++），红细胞（++）。治疗：中药在前方的基础上加藕节炭12g，每日1剂。余治疗同前。

三诊：2008年3月26日。尿色淡黄，咽干痒不适。辅助检查：蛋白（-），隐血（+），红细胞（+）。治疗：前方中药去杜仲，车前子，加麦门冬10g，桔梗8g，每日1剂。余治疗同前。

治疗1个月后，病情稳定，尿常规全部阴性，皮疹消退，临床治愈。停止耳穴疗法和穴位注射，仅服中药，前方加减化裁服30余剂，诸症消除，尿检查持续阴性。1年后，该患者因感冒再来就诊，得知其肾炎无复发。

病例二

李某，男，24岁，云南省宜良县人。初诊：2006年12月18日。

［主诉］双下肢斑点状出血性皮疹2个月余。

［现病史］2个月前无明显诱因出现双下肢斑点状出血性皮疹，踝关节肿痛，无腹痛，于当地医院住院诊断为“紫癜性肾炎”，经治疗（具体不详）后，皮肤紫癜消退，踝关节肿痛消失，蛋白尿波动在（+++）或（++++）。出院后经常感冒、咽痛，尿蛋白不消，经多番中西医治疗1年后效果不明显。现症见：腰部酸，咽喉干痛，肌肤无水肿、无瘀斑、瘀点，纳眠可，小便正常，大便干结。舌红，苔薄黄，脉弦细。既往史：无特殊。

［辅助检查］尿常规：蛋白尿（++），尿潜血（+++）。

［西医诊断］过敏性紫癜性肾炎。

［中医诊断］尿血。

［中医辨证分析］患者肺肾阴虚夹有瘀热，故见腰酸、咽喉干痛、大便干结等症。

［治法］养肺滋肾，凉血化瘀。

［治疗方案——管氏三联疗法］

（1）耳尖、结节轮流点刺放血。揉搓耳郭，耳郭上部常规消毒，用针灸三棱针或1次性注射针头，点刺放血1~3个棉球。每天治疗1次，点刺耳尖穴与点刺结节穴轮流施治。

（2）穴位注射。药用板蓝根注射液4ml+利多卡因注射液1~2ml，混合备用。取穴：肺俞、脾俞、肾俞、曲池、血海。每天穴位注射1次。

（3）中药汤剂。方用麦味地黄汤加减，具体组方如下：金樱子20g，白茅根30g，麦门冬20g，生地黄20g，茯苓15g，泽泻15g，益母草20g，桑寄生15g，五味子10g，牡丹皮10g，山药10g，沙苑子10g，枸杞子10g。

二诊：2007年1月20日。腰酸症状明显缓解，但感倦怠乏力，纳少，且咽喉干痛，口干喜冷饮，尿黄，大便依然干，难解，舌质变浅，苔薄白，脉弦细。辅助检查：蛋白尿（+），尿潜血（++）。治疗：瘀热虽有退机，但病久肺肾波及脾土，主证为脾肾气阴两虚，故中药改用参芪地黄汤加减以益气滋肾。中药汤剂：白茅根30g，党参30g，生黄芪30g，生地黄20g，云苓20g，益母草20g，泽泻15g，桑寄生10g，山茱萸10g，牡丹皮10g，砂仁（后下）6g。

耳尖、结节放血改为隔天一次。

三诊：2007 年 2 月 18 日。腰部已无酸痛，乏力、纳差等脾气虚等症状已无，仍觉咽痛、口干，大便干结，舌红苔薄依然如故，脉细数。辅助检查：尿蛋白（-），尿潜血（+）。治疗：据患者症状，诊为肺肾余热未清。耳穴疗法和穴位注射仍然每周三次，治宜清肺滋肾兼益气养阴。中药汤剂：生石膏（先煎）30g，太子参 30g，白茅根 30g，麦门冬 20g，生地黄 15g，桑寄生 15g，益母草 15g，淡竹叶 10g，女贞子 10g，墨旱莲 10g，余治疗同二诊。

四诊：2007 年 3 月 4 日。患者口干咽痛等症状明显减轻，中药在前方基础上加天花粉 15g，石斛 10g 以养胃生津。以此治疗 3 个月，连续检查 5 次尿常规均为阴性，临床治愈。

病例三

王某，女，7 岁。初诊：2007 年 8 月 13 日。

［主诉］突感腹痛继而下肢关节疼痛伴出现紫斑点 2 个月余。

［现病史］2 月前无明显诱因突感腹痛，继而下肢关节疼痛并出现紫斑点，曾到当地医院住院治疗，诊断为“过敏性紫癜性肾炎”，用大量激素药物治疗后，效果不明显。现症见：腹痛，下肢关节疼痛并有紫斑点，全身乏力，嗜卧，自汗、溲赤、手足心热，口干舌燥、便秘，纳眠可。舌尖红，苔白干，脉滑数。既往史：无特殊。

［辅助检查］尿常规：尿蛋白（+++），尿潜血（++++），镜检：红细胞满视野。

［西医诊断］过敏性紫癜性肾炎。

［中医诊断］血证。

［中医辨证分析］毒热蕴结于血络，迫血妄行外溢，故肌肤出现瘀斑紫癜；温热病伤阴，肾阴虚，阴虚火旺灼津，致使津乏不能润养，则口干舌燥；虚火灼伤阴络，则尿血。

［治法］清热解毒，凉血止血。

［治疗方案——管氏三联疗法］

（1）耳尖、结节轮流点刺放血。揉搓耳郭，耳郭上部常规消毒，用针灸三棱针或 1 次性注射针头，点刺放血 1~3 个棉球。每天治疗 1 次，点刺耳尖穴与点刺结节穴轮流施治。

（2）穴位注射。药用板蓝根注射液 4ml+ 利多卡因注射液 1~2ml，混合备用。取穴：肺俞、脾俞、肾俞、曲池、血海。每天穴位注射 1 次。

（3）中药汤剂。方用白茅根 50g，小蓟 40g，白花蛇舌草 30g，藕节 25g，生地黄 20g，侧柏叶 20g，桃仁 15g，黄芩 10g，甘草 6g，大黄 6g。

二诊：2007 年 8 月 21 日。紫斑减轻，仍感手足心热，舌尖红，脉滑。尿潜血（++），镜下红细胞 10~15 个 /HP，蛋白（+）。治疗：中药方在前方的基础上加蒲公英 30g，紫花地丁 30g。余治疗同前。

三诊：2007 年 8 月 29 日。手足心热减轻，精力增加，舌尖红，苔薄白，脉滑。临床症状明显缓解。辅助检查：尿潜血（+），镜下红细胞 8~10 个 /HP，蛋白（+）。治疗：同二诊。

四诊：2007 年 9 月 4 日。病情出现反跳，下肢紫斑，手足心热，纳眠可。精神状态差。舌红，苔白，脉滑。辅助检查：尿潜血（++），镜下红细胞 50 个以上 /HP，蛋白（++）。

［治疗］综合分析，热邪虽减，但血络受损未复，宜在清热凉血基础上加炭类药以修复损伤之血络。中药方改用白茅根 50g，白花蛇舌草 50g，小蓟 30g，侧柏叶 20g，生地黄 20g，地榆炭 20g，桃仁 15g，大黄炭 10g，血余炭 10g，蒲黄炭 10g，焦栀子 10g，牡丹皮 10g，生甘草 10g。余治疗同前。

五诊：2007 年 9 月 14 日。患者诸症皆减，病情趋于稳定。尿潜血（+），镜下红细胞 3~4 个以上 /HP，蛋白（+）。治疗：于四诊中的方药加黄芪 30g 调治，继服 20 余剂而临床症状不显。

第十二章　肾病综合征

肾病综合征是因多种肾脏病理损害所致的严重蛋白尿及其相应的一组临床表现。本病的最基本特征为大量蛋白尿、水肿、高脂血症、低蛋白血症（≤ 30g/L），即所谓“三高一低”。肾病综合征是肾小球疾病的常见表现，但许多肾小球疾病没有这一表现。肾病综合征是由多种病因、病理和临床疾病所引起的一组综合征，与“发热”“贫血”等名词一样，不应被用作疾病的最后诊断，类似中医学中属“水肿”的范畴。

一、病因病机

中医学认为，本病的发生主要是因为感受外邪，饮食失调，或劳倦过度，使肺失通调，脾失转输，肾失开合，膀胱气化不利，导致体内水液潴留，泛溢肌肤，而表现为头面、眼睑、四肢、胸腹，甚至全身水肿。病变涉及多个脏腑，而主要为肺、脾、肾三脏。本病多属本虚标实，起病初期多属标实，中期虚实夹杂，后期以本虚为主。

（一）风邪外袭，肺失通调

风邪外袭，内舍于肺，肺失宣降，水道不通，以致风遏水阻，风水相搏，泛溢肌肤，发为水肿。

（二）湿毒浸淫，内归脾肺

因肌肤痈疡疮毒未能及时清解消透，疮毒内归脾肺，导致水液代谢受阻，溢于肌肤，而成水肿。

（三）水湿浸淫，脾气受困

久居湿地，或冒雨涉水，水湿之气内侵，或平素饮食不节，或过食生冷，均可使脾为湿困，健运失职。

（四）湿热内盛，三焦壅滞

湿热久羁，或湿郁化热，中焦脾胃失其升清降浊之职，三焦为水液壅滞，水道不通而成水肿。

（五）饮食劳倦，伤及脾胃

饮食不节，或劳倦过度，脾气受损，运化失司，水湿停聚不行，泛溢肌肤而成水肿。

（六）房劳过度，内伤肾元

生育不节，房劳过度，肾精亏耗，肾气内伐，不能化气行水，气化失常，开合不利，水液停聚形成水肿。

但本病病因多而繁杂，可单一发病，亦可兼杂而致病，故病情也趋于复杂。

二、病例举隅

病例一 李某，男，20岁，未婚，云南省武定县人。

1. 初诊

［主诉］2008年11月15日。双下肢及颜面浮肿2年余。

［现病史］患者2006年7月无明显诱因出现颜面及双下肢浮肿，小便量减少。至某空军医院住院治疗，诊断为“肾病综合征”。予“泼尼松50mg/天”口服治疗，经治疗，水肿消退后出院。出院后，停服泼尼松，再发水肿。遂至某空军医院治疗，病情加重，水肿漫及全身，转至云南省第一人民医院治疗。查：白细胞14.78×10^9/L，尿蛋白定量5018mg/24h，血沉27mm/h，血尿酸

694μmol/L，胸部X线示双侧胸腔积液。续予“泼尼松50mg/d”口服治疗，水肿消退，遂减量泼尼松用量，水肿症状再发。2年内，反复发作6次，病情加重，严重时走路困难。现症见：满月脸，肥胖体型，下肢轻度凹陷性水肿，舌暗红，苔白腻，脉滑数。既往史：无特殊。

［查体］心率104次/分，血压110/80mmHg。

［辅助检查］尿蛋白0.3g/L，肌酐198μmol/L，尿素氮9.3mmol/L，尿酸391μmol/L。

［西医诊断］肾病综合征。

［中医诊断］水肿（脾肾气虚）。

［中医辨证分析］脾肾气虚，湿热稽留，水湿内停。

［治法］补益脾肾，清热利湿。

［治疗方案——管氏肾病四联疗法］

（1）隔肾炎药饼灸。一组穴位：肾俞、脾俞；二组：足三里、关元。每天灸1次，每次灸单组，每穴灸3壮，两组交替施灸。

（2）穴位注射。药物用黄芪注射液2ml+香丹注射液2ml+利多卡因注射液1~2ml，混合备用。取脾俞、肾俞、关元、足三里、肝俞、三焦俞、气海俞、曲池、三阴交、志室、太溪、手三里。治疗过程中如有过敏加曲池、血海。每次取背部穴2~4穴，四肢取1~2个，每天治疗1次。

（3）耳针疗法。取穴：肾、交感、肾上腺、皮质下。患高血压病加耳背沟。耳郭常规消毒，用13mm针灸针刺入耳穴，但不刺透耳软骨。每天治疗1次，每次单侧耳穴，留针30分钟以上，两耳交替。

（4）中药汤剂。用肾康1号120g，黄芪50g，党参50g，与五味消毒饮（金银花10g，连翘10g，蒲公英20g，地丁20g，野菊花6g）合为基本方，根据临床症状随症加减。

二诊：2008年12月7日。水肿明显减轻，满月脸有所好转，面部稍感刺痛，触之皮肤粗糙，热象开始减退。尿蛋白0.1g/L。治疗：停服激素，继续治疗，治疗同前。

三诊：2009年1月19日。体型不再肥胖，恢复正常体型，满月脸消退，恢复正常脸型，无水肿，面部皮肤恢复正常。尿蛋白（−），肌酐168μmol/L，尿素氮8.9mmol/L，尿酸389μmol/L。继续治疗，中药改为：黄芪50g，党参50g，金银花10g，连翘10g，野菊花6g，紫花地丁10g，蒲公英20g，黄芩

10g，黄柏10g，甘草6g，随症加减；余治疗不变。

2009年3月7日，2009年3月14日，及2009年4月7日，化验尿常规和肾功均正常。

2. 再发

［主诉］2010年5月15日。发现蛋白尿1年余，伴眼睑及下肢水肿1周。

［现病史］患者2010年2月22日因感冒就诊，查尿蛋白1.0g/L。感冒治愈后，无其他不适，尿蛋白无减少。5月7日自服“益肾胶囊”（粑齿菌提取物），服用后第3天出现眼睑浮肿，随之出现下肢水肿，症状逐渐加重，未停药。5月15日患者感恶心、无力，上楼困难，全身高度水肿。现症见：面色蜡黄，下肢高度水肿，皮肤发亮，压之没指，上楼困难，脸肿如瓜，眼裂如缝，恶心，无力，纳差，查腹部移动性浊音（+）。小便少于200ml，色黄，泡沫多。舌淡红，苔薄白，脉细虚数。既往史：“肾病综合征”病史4年余。

［辅助检查］尿蛋白＞5g/L。

［西医诊断］肾病综合征。

［中医诊断］水肿（脾肾阳虚）。

［中医辨证分析］风寒犯肺，脾肾阳虚，水气泛滥。

［治法］益气，温肾，利水。

［治疗方案——管氏四联疗法］

（1）隔水肿药饼灸。一组取穴：脾俞、肾俞；二组：水分、关元、足三里。要求患者重灸水分穴，但是患者怕痛而拒绝灸水分。

（2）穴位注射。药物用黄芪注射液2ml+香丹注射液2ml+利多卡因注射液1ml。一组取穴：风池、肺俞、脾俞、三焦俞、气海俞、曲池、阴陵泉；二组：肺俞、风池、肝俞、肾俞、志室、阴陵泉、三阴交、尺泽。在这两组穴位的基础上，随症加减，每天治疗1次。

（3）耳针。取穴：肾、交感、皮质下、肾上腺。耳郭常规消毒，用13mm针灸针刺入耳软骨，但不刺透耳软骨，每天针单侧耳穴，两耳交替，留针半小时以上。

（4）中药汤剂以基本方：黄芪50g，党参50g，白术20g，防风10g，附片（先煎）30g，干姜15g，山萸肉30g，茯苓30g，猪苓30g，车前子30g，泽泻20g，桂枝10g，土茯苓30g，砂仁（后下）15g，随症加减。此次发病，不同前次，前次是在脾肾虚的基础上，以湿热为主，故用五味消毒饮加减；这次脾肾阳虚为主，并且肾阳极度亏虚，所以以四逆汤为主，急救肾阳，后来附片加到120g，干姜20g，肉桂6g，每天1剂。

二诊：2010年7月19日。水肿全消，轻微头昏乏力。辅助检查：尿蛋白 > 5g/L，肾功能正常。治疗：中药汤剂：黄芪50g，党参50g，山萸肉30g，麦冬20g，五味子10g，生地20g，熟地20g，巴戟天10g，金樱子10g，芡实10g；灸法减去水分穴，只灸一、二组，治疗改为隔天治疗一次。

三诊：2010年8月21日。临床症状基本消失，患者未诉特殊不适。辅助检查：尿蛋白0.15g/L。治疗：患者怕病情反复，继续治疗，治疗同前。

四诊：2010年9月27日。临床症状消失，精神、饮食、大小便均正常，共治疗4个月，临床诸症不显，肾功能、尿常规均正常。

3. 一波三折

[主诉] 2011年11月04日。反复四肢水肿3个月余。

[现病史] 患者诉8月份反复感冒1个月余，久治不愈，出现四肢胀满，不肿，遂来就诊治疗，口服“五味消毒饮加减”及穴位注射、耳针治疗，1周后未见缓解，感症状加重。9月14日患者感双下肢水肿明显，伴有腹水，门诊就诊治疗，口服“四逆汤加减”，症状稍改善。10月31日患者出现全身水肿伴胸闷，遂住院治疗，经“口服呋塞米、静脉滴注人体蛋白”治疗后，水肿明显消退。因拒用激素治疗，于11月4日出院。今来门诊调理，现症见：四肢肿胀，伴恶心、乏力，纳食差，夜眠差，小便量少。舌暗红有瘀点，苔薄黄，脉细弦。既往史：“肾病综合征”病史5年余。

[辅助检查] 2011年8月30日：尿蛋白500mg/L，尿潜血25个/μL。

[西医诊断] 肾病综合征。

[中医诊断] 水肿（脾肾阳虚）。

[中医辨证分析] 感受风寒，久治不愈，则气、阴、阳俱虚，出现水肿，恶心、乏力；气虚则无力推动血行而致瘀，则舌暗红有瘀点，苔薄黄，脉细弦。

[治法] 利水消肿，行气温阳。

[治疗方案——管氏三联疗法]

以五味消毒饮为基本方加减，合穴位注射、耳针治疗。

二诊：2011 年 9 月 14 日。下肢高度水肿，且开始出现腹水；肾病综合征“三多一少”（高度水肿、高蛋白尿、高脂血症，低蛋白血症）明显出现。治疗：改为重用四逆汤，余治疗不变。

三诊：2011 年 11 月 4 日。患者诉 9 月 14 日开始服用调整后四逆汤后，无明显效果，且出现全身高度水肿，伴胸水，于 10 月 31 日住院治疗，经“口服呋塞米、输人体蛋白”治疗后，水肿明显消退，11 月 4 日出院。患者考虑不愿长期口服激素治疗，今来门诊就诊。症见：水肿明显消退。治疗：考虑到此次发病，不同于前两次。此次为气、阴、阳俱虚，且存在瘀滞，故改变治疗方案：隔药饼灸、穴位注射、耳针治疗同前。治疗：黄芪 50g，党参 50g，肉桂 6g，山萸肉 30g，熟地 40g，淫羊藿 20g，巴戟天 20g，金樱子 20g，芡实 20g，白花蛇舌草 20g，石韦 20g，炙甘草 6g，薏苡仁 20g，茯苓 30g，猪苓 20g，泽泻 30g，牛膝 20g，车前子 30g，随症加减。并加服保元汤（鲫鱼一条，净牛肉 500g，猪蹄 1 只，枸杞 40g，生山楂 30g，加水 6000ml，大火烧开，文火煨 4 小时。喝汤，每日 2 次，每次 1 小碗，早晚服）。

四诊：2012 年 12 月 16 日。小便量＞3000ml，水肿全消，饮食、睡眠正常，大小便正常。治疗：继续治疗，治疗同前。

五诊：2013 年 1 月 10 日。临床症状消失，患者自觉已完全恢复。尿常规、肾功（–）。治疗：患者有三次复发的教训，在工作之余仍坚持治疗，治疗同前。

病例二

马某，女，30 岁，昆明市人。初诊：2003 年 11 月 6 日。

［主诉］双下肢水肿伴腹泻 20 天。

［现病史］患者 20 天前，无明显诱因出现双下肢水肿伴腹泻，遂至当地医院就诊，诊断为“肾病综合征”，给予“泼尼松 30mg/d 口服，白蛋白静脉滴注”治疗，治疗 10 余日，水肿无改善。转至昆明铁路医院中心医院治疗，予“泼尼松 30mg/d 口服，丹参注射液静脉滴注”治疗，治疗 10 余日，病情未见好转，水肿日益加重。现症见：双下肢高度凹陷性水肿，皮肤发亮欲裂。面色苍白，纳眠尚可，泻下水样便 4~5 次 / 日。舌淡，苔薄白，脉沉细。既往史：无特殊。

［辅助检查］尿蛋白 1.5g/L，谷草转氨酶 48u/L，谷丙转氨酶 48U/L，乳酸脱氢酶 247U/L，谷氨酰转肽酶 112U/L，总蛋白 52g/L，白蛋白 20g/L，胆固醇

12.6mmol/L，甘油三酯4.07mmol/L；肾功未见异常。B超示：双肾体积稍大（右肾 12.5cm × 5.8cm，左肾 11.6cm × 5.6cm）。

［西医诊断］肾病综合征。

［中医诊断］水肿（脾肾阳虚）。

［中医辨证分析］脾肾阳虚，水湿停聚。

［治法］补益脾肾，渗水利湿。

［治疗方案——管氏四联疗法］

（1）隔肾炎药饼灸。一组取穴：水分、足三里；二组：脾俞、肾俞。每穴灸 3 壮，每天灸单组，两组交替。

（2）耳穴压丸。交感、肾、胃三角、三焦、皮质下、肾上腺、缘中。

（3）穴位注射。药物用胎盘注射液 4ml，一组取穴：脾俞、肾俞、阴陵泉、三阴交；二组：气海俞、三焦俞、中脘、气海、足三里。每天穴位注射 1 次，每次一组穴位。

（4）中药汤剂。肾衰 1 号 120g，党参 50g，黄芪 50g，茯苓 30g，猪苓 20g，泽泻 15g，车前子 20g，白术 12g，桂枝 10g，杜仲 20g，黄柏 15g，苍术 20g。每日 1 剂，水煎服。治疗期间，每日腹泻 5~6 次。

二诊：2003 年 11 月 19 日。全身水肿明显减轻，下肢水肿基本消退，无腹泻，小便增至 2000ml 以上。治疗：肾衰 1 号 120g，党参 50g，黄芪 50g，萆薢 30g，土茯苓 30g，黄柏 10g，苍术 10g，薏仁 20g，茯苓 15g，猪苓 10g，泽泻 10g，车前子 10g，白术 12g，桂枝 10g，干姜 10g，淫羊藿 10g，通草 6g。余治疗不变。

三诊：2003 年 11 月 25 日。患者因洗头感冒，整夜咳嗽，流清涕，鼻腔灼热感，双足再发水肿。治疗：穴位注射用药改为板蓝根注射液 4ml 与利多卡因注射液 1ml 混合，穴位：肺俞、中府、肾俞、孔最、丰隆；中药汤剂改为：肾衰 1 号 120g，防风 12g，紫苏 12g，前胡 10g，杏仁 10g，桔梗 10g，浙贝母 10g，陈皮 10g，法半夏 10g，茯苓 15g，枇杷叶 30g，桑白皮 30g，薏仁 20g，生姜 3 片，大枣 10g，甘草 6g。

四诊：2003 年 11 月 29 日。痰多而稠，咳嗽明显减轻。治疗：穴位注射改用鱼腥草注射液 4ml 与利多卡因注射液 1ml，混合后注射肺俞、中府、天突、尺泽、丰隆，加耳穴肺；中药汤剂用：法半夏 15g，陈皮 10g，茯苓 20g，甘草

6g，桔梗 15g，浙贝母 10g，杏仁 l0g，胆南星 10g，白芥子 10g，前胡 10g，防风 10g，款冬花 10g，紫菀 10g，枇杷叶 20g，薏仁 20g，桑白皮 20g。

五诊：2003 年 12 月 20 日。现症见：水肿完全消退。辅助检查：蛋白尿减至 0.15g/L，肾功正常。治疗：继续治疗，治疗同前；嘱咐开始递减激素，每周减服 5mg 泼尼松。

2004 年 3 月 26 日，尿常规正常。无水肿，精神、饮食良好，临床诸症不显。

病例三

方某，女，40 岁，已婚，经商，昆明市人。初诊：2005 年 12 月 7 日。

[主诉] 双下肢水肿半年余。

[现病史] 患者于半年前，无明显诱因出现双下肢水肿，遂至当地私人诊所就诊，予“青霉素静脉滴注，利尿剂口服”治疗，经治疗，症状无明显改善，8 月双下肢水肿症状加重伴颜面浮肿，小便泡沫多，至昆明市肾病医院诊治，诊断为“肾病综合征”，予口服“激素 40mg（8 片）、肾水宝”治疗，经治疗，症状仍无明显改善。于 11 月 29 日转昆明医学院附属第一医院肾病科诊治，诊断为“肾病综合征，肺部感染”。现症见：面部、双下肢、全身高度水肿；咽部充血，咳嗽伴咯黄黏痰，纳差，睡眠尚可，舌尖红，苔薄黄，脉细数。既往史：无特殊。

[辅助检查] 2005 年 11 月 29 日：尿蛋白（+++），尿潜血（+++），镜下红细胞（+++），血总蛋白 54g/L，白蛋白 20g/L，总胆固醇 14.8mmol/L，游离胆固醇 4.1mmol/L，胆固醇 10.8mmol/L，甘油三酯 2.68mmol/L，低密度脂蛋白 11.9mmol/L。

[西医诊断] 肾病综合征，肺部感染。

[中医诊断] 水肿（脾肾气虚）。

[中医辨证分析] 脾肾气虚，湿热内盛。肾气亏虚，封藏不固，故而精微下漏，形成血尿、蛋白尿；脾气亏虚，健运无力，水湿停聚，溢于肌肤，发为水肿。湿热内蕴，导致咽部充血，咳嗽痰黄。

[治法] 补益脾肾，清热解毒，渗水利湿。

[治疗方案——管氏四联疗法]

（1）穴位注射。药用鱼腥草注射液 2ml+ 香丹注射液 2ml+ 利多卡因 1ml，混合备用。一组穴位：肺俞、肾俞、三阴交；二组：脾俞、肾俞、阴陵泉；三组：三焦俞、气海俞、足三里。每天治疗 1 次，三组穴位轮流治疗。

（2）耳穴压丸。肾上腺、交感、肾、肝、脾、皮质下、内分泌、缘中、下肢。每次单侧耳穴，隔日治疗一次，两耳交替。

（3）中药汤剂。旱莲草 20g，鱼腥草 20g，车前草 20g，益母草 15g，茜草 10g，地榆 10g，小蓟 10g，白茅根 20g，苏叶 10g，白蒺藜 10g，苍耳子 10g，桑螵蛸 10g，茯苓 15g，泽泻 10g，白术 10g，桂枝 10g，黄柏 10g，苍术 10g，随症加减。

二诊：2006 年 2 月 25 日。下肢水肿消退，仍可见颜面浮肿。治疗：嘱减少泼尼松用量，余治疗同前。

三诊：2006 年 3 月 14 日。水肿较前继续消退。治疗：改为四联疗法，加隔肾炎药饼灸：脾俞、肾俞，每穴灸 3 壮，每天灸 1 次。

四诊：2006 年 4 月 15 日。水肿反复，下肢出现凹陷性水肿。辅助检查：蛋白尿 1g/L，尿潜血（+）。治疗：中药汤剂改为：鱼腥草 20g，旱莲草 20g，车前草 20g，益母草 15g，茜草 10g，萆薢 10g，丹参 20g，茯苓 20g，猪苓 20g，泽泻 20g，白术 10g，桂枝 10g，苏叶 10g，白蒺藜 10g，苍耳子 10g，小蓟 10g，地榆 10g，白茅根 20g；并且加灸水分穴。

五诊：2006 年 7 月 1 日。水肿全消，尿蛋白（–），尿潜血（±）。治疗：继续治疗，治疗同前。

7 月 17 日，复查尿常规仍全部正常，无不适，临床痊愈。

病例四

孙某，男，34 岁。初诊：2010 年 11 月 29 日。

[主诉] 双下肢及颜面反复浮肿 7 年余，再发加重 10 天。

[现病史] 患者 7 年来，反复出现双下肢及颜面浮肿。当地医院住院治疗，实验室检查示：尿蛋白（++），ERY（–），甘油三酯及胆固醇升高（具体数值不详），予“口服泼尼松、静脉滴注环磷酰胺”治疗，经治疗，患者水肿消退，复查尿常规未见异常。出院后继续口服泼尼松维持量，上述症状仍反复发作（每年 1~2 次），无明显改善。近 10 日，双下肢水肿再发加重，伴腰部酸痛，乏力，纳差腹胀，遂来门诊就诊。现症见：双下肢水肿，头昏，疲倦乏力，腰部酸痛，面色晦暗，畏寒肢冷，易感冒，胃部不适，小便泡沫多。舌暗红，苔

薄白腻，脉浮弦数。既往史：无特殊。

［查体］血压实验室检查：130/80mmHg。

［辅助检查］2010 年 11 月 29 日：尿蛋白（++），尿潜血阴性，肾功未见异常。

［家族史］舅舅因患肾病综合征离世。

［西医诊断］肾病综合征。

［中医诊断］水肿（肝肾阴虚）。

［中医辨证分析］肝肾阴虚，虚阳上浮，水湿停滞。

［治法］滋补肝肾，养阴清热，利水渗湿。

［治疗方案——管氏四联疗法］

（1）隔肾炎药饼灸。一组取穴：脾俞、肾俞；二组：关元、足三里。每天灸 1 次，每次灸单组，两组交替施灸，每穴灸 3 壮。

（2）耳针。取穴：交感、肾、肝、皮质下、肾上腺。耳郭常规消毒，用 13mm 针灸针，刺入耳穴，但不刺透耳软骨，留针 30 分钟以上。每次针刺单侧耳穴，两耳交替，每天治疗 1 次。

（3）穴位注射。药用黄芪注射液 2ml+ 香丹注射液 2m+ 利多卡因注射液 1ml，混合备用。取穴：肺俞、脾俞、肾俞、曲池、足三里、肝俞、内关、三阴交、三焦俞、气海俞、中脘等穴为主，随症加减。咽喉不适加廉泉、天突；流涕或鼻塞加迎香、风池、上星。每次背俞穴取 2~3 个，四肢穴各取 1 个。

（4）中药汤剂。基本方：黄芪 50g，党参 50g，茯苓 20g，泽泻 20g，麻黄 10g，半枝莲 10g，苏叶 20g，白蒺藜 20g，蝉蜕 10g，苍耳子 10g，山萸肉 30g，砂仁（后下）15g，焦三仙各 10g，炙甘草 6g。每天 1 剂，水煎服。

二诊：2010 年 12 月 12 日。临床症状基本消失，患者自觉无特殊不适。尿常规（–）。治疗：继续治疗，治疗同前。

三诊：2010 年 12 月 18 日。临床症状消失，患者自觉无特殊不适，尿常规（–）。治疗：嘱患者继续隔药饼灸 1 年；再服 10 剂中药，隔日 1 剂，以善其后。

病例五

李某，女，35 岁。初诊：2007 年 3 月 17 日。

［主诉］双下肢水肿 9 个月余。

［现病史］患者 2006 年 6 月感冒咳嗽后，出现下肢水肿，遂至罗平县医院

就诊，诊断为“肾病综合征”，予口服“泼尼松 60mg/d”治疗，治疗 3 个月后泼尼松减为 40mg/d，症状无明显改善。2006 年 11 月至昆明市工人医院就诊，予口服“泼尼松 50mg/d；盐酸贝那普利片 1 片 / 日；百令胶囊 5 片 3 次 / 日”治疗。治疗 4 个月后，症状仍无明显改善，今来门诊就诊。现症见：满月脸，面色暗，双下肢凹陷性水肿，舌淡，苔黄腻，脉弦细。既往史：无特殊。

［辅助检查］2007 年 3 月 17 日：尿蛋白（+++），尿潜血（+），血清总蛋白 43.8g/L，白蛋白 28.7g/L，球蛋白 15.1g/L，总胆固醇 7.15mmol/L，甘油三酯 3.32mmol/L，高密度脂蛋白胆固醇 2.09mmol/L，低密度脂蛋白胆固醇 3.74mmol/L，非高密度脂蛋白胆固醇 5.06mmol/L。

［西医诊断］肾病综合征。

［中医诊断］水肿（脾肾阳虚）。

［中医辨证分析］脾肾阳虚，水湿停聚。

［治法］利水渗湿，温补脾肾之阳。

［治疗方案——管氏四联疗法］

（1）隔肾炎药饼灸。一组取穴：脾俞、肾俞；二组：水分、足三里。每天灸 1 次，每次灸单组，每穴灸 3 壮。

（2）穴位注射。药物用黄芪注射液 2ml+ 香丹注射液 2ml+ 利多卡因注射液 1ml，混合备用。一组取穴：脾俞、肾俞，足三里；二组：三焦俞、气海俞、太溪；三组：肝俞、志室、三阴交。以上三组轮流施治，每日治疗 1 次。

（3）耳穴压丸。肾、胃三角、肾上腺、神门、皮质下、内分泌、缘中。每次单侧耳穴，两耳交替，隔日治疗 1 次。

（4）中药汤剂。黄芪 50g，党参 50g，苏叶 10g，苍耳子 10g，白花蛇舌草 20g，石韦 20g，茯苓 20g，泽泻 20g，车前子 20g，白术 15g，旱莲草 15g，鱼腥草 15g，女贞子 10g，黄柏 10g，苍术 10g，甘草 6g。水煎服，每日 1 剂。

二诊：2007 年 6 月 9 日。水肿完全消退，面部满月脸好转为轻度满月脸。辅助检查：尿蛋白 0.75g/L，ERY（隐血）50/μL。治疗：继续治疗，中药汤剂随症灵活加减，余治疗不变。

三诊：2007 年 8 月 1 日。临床症状消失，患者自觉无特殊不适，共治疗 13 个月，尿常规（–），临床痊愈。治疗：嘱咐回家后，每周灸 1~2 次，以善其后。

病例六

付某，女，40岁，农民。初诊：2007年7月10日。

［主诉］双下肢及眼睑浮肿半月余。

［现病史］患者半年来自觉腰部酸痛，腹胀。近半月发现双下肢水肿，晨起眼睑浮肿。于2007年6月21日至昆明医学院第一附属医院住院治疗，检查结果：尿蛋白（+++），尿潜血（+++），镜下红细胞2~5个/HP，总蛋白52.3g/L，白蛋白20.5g/L，总胆固醇14.07mmol/L，诊断为“原发性肾病综合征”，给予“泼尼松片”口服及对症支持治疗，经治疗，水肿症状减轻。出院后，继续“泼尼松片12片/日”口服治疗，水肿仍反复发作，今来门诊就诊治疗。现症见：双下肢凹陷性水肿，颜面及眼睑浮肿，舌淡，苔薄白腻，脉沉细。既往史：无特殊。

［辅助检查］2007年7月10日：尿蛋白（+++），尿潜血（++），总蛋白51.3g/L，白蛋白19.4g/L，总胆固醇13.5mmol/L。

［西医诊断］肾病综合征。

［中医诊断］水肿（脾肾阳虚）。

［中医辨证分析］脾肾阳虚，水湿停聚。

［治法］健脾补肾，利水渗湿。

［治疗方案——管氏四联疗法］

（1）隔肾炎药饼灸。一组取穴：肾俞、脾俞；二组：水分、关元、足三里。每穴灸3壮，每天灸1次，两组轮流施治。

（2）穴位注射。药物用黄芪注射液2ml+香丹注射液2ml+利多卡因注射液1ml，混合备用。一组取穴：脾俞、肾俞、足三里；二组：三焦俞、气海俞、太溪；三组：肝俞、志室、三阴交。三组轮流施治，隔日治疗一次。

（3）耳穴压丸。肝、肾、肾上腺、神门、皮质下、内分泌、缘中。每次单侧耳穴，两耳交替，隔日治疗一次。

（4）中药汤剂。黄芪50g，党参50g，旱莲草15g，鱼腥草15g，车前草15g，益母草15g，茜草15g，淫羊藿10g，白茅根20g，小蓟15g，苏叶10g，白蒺藜10g，苍耳子10g，茯苓20g，泽泻20g。嘱咐逐日递减服用激素。

二诊：2007年7月31日。水肿全消。辅助检查：尿蛋白（-），尿潜血（±）。治疗：继续治疗，治疗同前。

三诊：2007年8月25日。临床症状消失，患者自觉无特殊不适。尿常规(-)。治疗：停服激素，余治疗同前。

四诊：2007年10月23日。临床症状消失，患者自觉无特殊不适，尿常规(-)，临床痊愈。嘱咐回家后，每周隔药饼灸2次，以善其后。

病例七

曹某，女，7岁，学生，云南省丽江市人。初诊：2013年11月7日。

［主诉］双下肢水肿4年余。

［现病史］患者4年前因双下肢水肿，至当地医院就诊，查蛋白尿及白细胞增高，随后至昆明某医院住院治疗，诊断为“肾病综合征”。予“泼尼松8片/日；卡托普利4片/日；吗替麦考酚酯分散片2片/日；双嘧达莫片2片/日”口服治疗，经治疗，症状好转出院。出院后，继续药物治疗，4年来，上述症状反复发作。现症见：满月脸，全身水肿状，舌暗淡、尖红，苔薄白腻，脉滑。既往史：无特殊。

［西医诊断］肾病综合征。

［中医诊断］水肿（阴虚阳亢）。

［中医辨证分析］阴虚阳亢，湿热内盛，水湿泛滥。

［治法］滋阴潜阳，清热利湿。

［治疗方案——管氏五联疗法］

（1）隔药饼灸。隔肾炎药饼灸，一组取穴：脾俞、肾俞、命门；二组：中脘、关元、足三里。每穴灸3壮，每天灸一次，两组都灸。

（2）穴位注射。注射液用复方香丹注射液、黄芪注射液，轮流使用。取穴：肺俞、肝俞、脾俞、肾俞、京门、志室、三焦俞、气海俞、足三里、曲池、三阴交、手三里、太溪、内关等。每次背俞穴取3~4个，四肢穴取2~3个，每天1次。

（3）耳针。取穴：交感、肾、皮质下、肾上腺。用耳毫针，或5分毫针，耳郭常规消毒，刺入耳穴，以刺入耳软骨，而不刺透耳软骨为度，留针30分钟以上，每天1次。

（4）中药。黄芪50g，白术20g，防风10g，茯苓30g，猪苓20g，泽泻20g，牛膝20g，车前子30g，土茯苓30g，天葵子20g，锁阳20g，金樱子15g，芡实15g，蝉蜕10g，萆薢20g，苏叶10g，白茅根30g，小蓟20g。以此为基本方，随症加减。

（5）乐疗。组织“乐友”（病友）交流，每周四集体交流，其他时间自练或与乐友组合练习。

二诊：2013 年 12 月 7 日。下肢浮肿减轻，尿蛋白（–），尿潜血（+++）。治疗：减服激素，坚持五联疗法。

三诊：2014 年 1 月 29 日。水肿全消，满月脸变化不大。辅助检查：尿蛋白（–），尿潜血（–）。治疗：停服激素，余治疗同前。

从停激素 1 个多月中，化验了 4 次，尿常规均为阴性。

病例八

赵某，男，19 岁，学生。初诊：2012 年 10 月 5 日。

[主诉] 颜面及双下肢浮肿 2 个月余。

[现病史] 患者于 2012 年 3 月因感冒、发热、腹泻反复不愈，出现颜面及双下肢浮肿，至当地医院就诊，查尿蛋白（+++），遂住院治疗，诊断为“肾病综合征”，予“甲泼尼龙、兰索拉唑及降脂补钙药”口服治疗，效果不佳，遂来门诊就诊。现症见：颜面及双下肢浮肿，伴胸水、腹水，夜可平卧，无喘咳，自觉咽干痒，喉中痰多，纳可眠差，小便泡沫较多，大便调畅。舌质暗淡、边尖红，苔薄白，脉细数。既往史：患者自诉既往有腮腺炎、甲肝、胰腺炎、肺炎病史。

[西医诊断] 肾病综合征。

[中医诊断] 水肿（气阴两虚）。

[中医辨证分析] 感受外邪，肺失通调，脾失健运，肾失开合。患者反复感受风寒，肺气渐虚，气为阳，肺为水之上源，肺之气阴两虚，不能治水，致水湿泛滥，故而水肿、胸水、腹水相继出现。阴虚不能濡养，则咽干痒，肾之气阴两虚，固摄无权，精微下漏，故蛋白尿、小便泡沫。夜晚阳不入阴，则眠差，甲泼尼龙为肾上腺皮质激素，为强阳之物，助阳伤阴，助长体内虚热，降低免疫。舌质暗淡、边尖红，脉细数，均为体内有热。

[治法] 滋阴清热，利水渗湿。

[治疗方案——管氏四联疗法]

（1）隔肾炎药饼灸。一组取穴：肺俞、肾俞、命门；二组：水分、关元、足三里。每天灸 1 次，上午灸一组，下午灸二组，每穴灸 3 壮。

（2）穴位注射。用黄芪注射液＋利多卡因注射液或香丹注射液＋利多卡因注射液，两组轮流交替注射。取穴：肺俞、脾俞、三焦俞、肾俞、气海俞、曲池、足三里、三阴交、内关、阴陵泉等。每次背俞穴取3~4个，四肢穴1~2个，每天治疗1次。

（3）耳针。取穴：交感、肾、皮质下、肾上腺。用耳毫针，或5分毫针，耳郭常规消毒，刺入耳穴，以刺入耳软骨，而不刺透耳软骨为宜，留针30分钟以上，每天1次。

（4）中药。基本方：黄芪50g，党参50g，茯苓30g，猪苓20g，泽泻20g，牛膝20g，车前子30g，白花蛇舌草30g，金樱子20g，芡实20g，萆薢20g，蝉蜕10g，苏叶10g，天葵子15g，锁阳15g，随症加减。早期清热解毒，渗湿利尿为主；中后期滋阴清热，兼补肺气肾阴、渗湿利尿。治疗过程中，逐渐减少激素的用量，每3天减半片，至停服。

二诊：2013年3月5日。水肿全消，辅助检查：尿蛋白（–），总蛋白、白蛋白正常，血脂正常，临床痊愈。

【按语】中医学认为，本病的发生主要是因为感受外邪，饮食失调或劳倦，肺失通调，脾失转输，肾失开合，膀胱气化不利，导致体内水液潴留，泛溢肌肤，而表现为头面、眼睑、四肢、胸腹，甚至全身水肿。此病例是因感冒、发热、腹泻反复不愈而致病，辨证属于“肺失通调，脾失转输，肾失开合”。

本病多属本虚标实，起病初期多属标实，中期虚实夹杂，后期以本虚为主。此病例舌边尖红，脉细数，是一派热象，中药以清热解毒、渗湿利尿为主。随着治疗的好转，“证”的变化，逐渐转向兼补。

隔药饼灸、穴位注射、耳针只要配穴和针药用得正确得当，即可达到双向调衡的良好治疗作用。中药汤剂辨证用药正确，常可药到病除。四种疗法联合应用，可以获得了1+1等于2或3的效果。

第十三章　尿酸性肾炎

尿酸是嘌呤代谢的终末产物，由于嘌呤代谢紊乱，使血尿酸生成过多或由于肾脏排泄尿酸减少，均可使血尿酸升高。尿酸盐在血中浓度呈过饱和状态即可沉积于肾脏而引起肾病变，称之为尿酸性肾病。属中医“痹证”“历节”“淋证”“腰痛”“水肿”等范畴。

一、病因病机

中医学认为，尿酸性肾病的形成，主要是先天禀赋不足，气血虚弱，周流不畅，血停为瘀，湿停为痰，痰瘀互结，复与外邪相合，阻闭经络，深入骨骼，郁久化热，邪伤于肾所致；或他脏有病，脏腑虚损，气血运行不畅，湿瘀痹阻，或与风寒湿热之邪相合，流注经络关节，内外合邪，蕴久化热，内舍于肾所致，故本病的病理性质总属本虚标实。一般初期多有关节疼痛或发热，为肾气不足或脏腑虚损，湿热蕴结，气滞血瘀，以邪实为主；病至后期，肾气虚衰，湿浊壅盛，以正衰邪实为主。

1. 脾肾虚弱

本病患者早期可无明显症状，仅有高尿酸血症和轻度蛋白尿，中医无证可辨。但从血液和尿液等检测结果的微观变化进行辨证分析，可知其病机为脾肾虚弱，不能固摄，升降紊乱，清浊不分，气化失司，导致精微物质（蛋白）随小便排泄，代谢废物（尿酸）反而停留体内。

2. 湿热阻络

禀赋不足，或他脏久病累及于肾，气血虚弱，运行不畅，气血瘀阻，湿痰瘀热由生，复因饮酒，或过食海物腥膻，或外感寒湿风热诸邪，内外合邪，留滞经络关节，下注伤肾，痰湿结聚，故关节结石；湿热痹阻，则关节疼痛。

3. 湿热伤肾

湿热蕴结，灼伤肾阴，炼津成石，痹阻尿系，故小便艰涩，刺痛窘迫，或淋沥不通，小便急；湿热蕴结，伤及肾络，故见尿黄尿赤。

4. 气阴两虚

久病不愈，肾元亏虚，肾气不足，不能固摄，故夜尿频多、蛋白尿；肾阴亏虚，则口干、手足心热。

5. 痰瘀留注关节

湿浊痰瘀蕴结，痹阻经络关节，失于诊治，结聚成块，深入骨骱，形成关节肿大；经络痹阻不通，气血瘀滞，故腰痛、关节疼痛；气血瘀阻，血化为水，故肢体关节水肿，面色黧黑。

6. 脾肾衰败

脾肾虚衰，湿浊壅盛，上逆犯胃，升降失调，故不思饮食，恶心呕吐，口中有溺臭；湿浊浸淫肌肤，故皮肤瘙痒；脾胃虚弱，运化失调，故大便干结或溏泻；脾虚不能统血，则齿鼻出血；肾为先天之本，命门火衰，不能温煦五脏四肢百骸，故形寒肢冷；肾阳不能上济于心，故心悸气短。

临床表现为腰酸腰痛，多尿，夜尿，或尿结石，尿血，或肾绞痛，少尿，无尿，或贫血，恶心呕吐等症，并常伴有跖、趾、膝、踝、腕、指关节的红肿热痛及发热等肾外表现。尿酸性肾病的病因分原发和继发两类，原发者由遗传缺陷引起先天性嘌呤代谢紊乱所致；继发者多见于骨髓增生性疾病（如真性红细胞增多症、白血病、恶性肿瘤等）、放疗、化疗之后，以及多囊肾、慢性肾脏疾病等引起的高尿酸血症，肾脏排泄尿酸功能障碍。如能早诊断并给予恰当的治疗，肾脏病变可减轻或停止发展；如延误诊治或治疗不当，则病情可恶化而发展至肾衰竭。

二、病例举隅

病例一

夏某，男，81岁。初诊：2011年9月23日。

［主诉］手足及四肢关节疼痛10年余，伴双下肢水肿1个月余。

［现病史］患者1月前无明显诱因，出现双下肢水肿，全身无力。遂至安宁市某医院，查肌酐789.7μmol/L，尿素氮25.2mmol/L，尿酸720μmol/L，予输液、服药治疗（具体不详）后，症状无明显缓解。经介绍遂来门诊就诊。现症见：双下肢凹陷性水肿，双腿重如灌铅，手足及上下肢关节、耳郭等处有大小不等的痛风石若干。手指及足趾关节疼痛，手指活动受限。舌暗红，苔薄白，脉左弦细、右细数。既往史："痛风病"病史10余年，可见手足及四肢关节多处痛风石。

［个人史］饮酒及吸烟史30余年。

［辅助检查］2011年9月23日：肌酐779.8μmol/L，尿素氮26.2mmol/L，尿酸723μmol/L。B超：胆囊息肉，双肾多发肾囊肿，主动脉瓣、二尖瓣轻度关闭不全，左心功能降低，少量心包积液。

［西医诊断］肾功能不全尿毒症期，痛风性肾病，胆囊息肉，肾囊肿。

［中医诊断］水肿（痰瘀互结）。

［中医辨证分析］湿浊痰瘀蕴结，痹阻经络关节。

［治法］祛痰化浊，通经活络。

［治疗方案——管氏四联疗法］

（1）隔肾衰药饼灸。一组：肝俞、肾俞；二组：关元、足三里。每天灸1次，每次灸单组，每穴灸3壮，两组交替。

（2）穴位注射。药物用黄芪注射液8ml+香丹注射液2ml+利多卡因注射液1~2ml，混合备用。一组穴取：肝俞、脾俞、肾俞、志室、曲池、足三里、三阴交；二组：肺俞、肝俞、肾俞、志室、内关、阴陵泉、三阴交。每天治疗1次，每次取一组穴位。

（3）耳针。交感、肾、皮质下、肾上腺。每天治疗1次，每次一侧耳穴，耳郭常规消毒，用13mm针灸针，刺入穴位，但不刺透耳软骨，两耳交替，留针半小时以上。

（4）中药汤剂。肾衰1号120g，黄芪50g，党参50g，山萸肉30g，益母草30g，丹参20g，白花蛇舌草30g，石韦20g，牛膝20g，车前草30g，旱莲草10g，女贞子10g。

二诊：2011年10月24日。水肿基本消退，关节疼痛减轻，走路轻快了很多。辅助检查：肌酐521.28μmol/L，尿素氮20.32mmol/L，尿酸543.4μmol/L。治疗：继续治疗，治疗同前。

三诊：2012年1月4日。水肿全消，关节不痛，精神好转，自觉无明显不适。辅助检查：肌酐349.7μmol/L，尿素氮14.1mmol/L，尿酸425.5μmol/L。

病例二

吴某，男，58岁，农民，山西人。初诊：2009年8月5日。

［主诉］手足关节疼痛20余年，伴颜面浮肿3个月。

［现病史］患者于2008年5月颜面浮肿，视物模糊，至山西榆次某医院住院治疗，查肌酐212.5μmol/L，尿素氮26.58mmol/L，尿酸725.5μmol/L，经1个月余治疗，效果不佳，遂至山东潍坊某肾病医院住院治疗，症状仍无明显改善。多年来，数次住院治疗，症状时轻时重。查肾功逐渐恶化，肌酐不断升高。今来门诊就诊治疗，现症见：颜面浮肿，视物模糊，手足关节肿痛，不红，腰酸困乏。舌质暗红，苔薄白，脉沉细。既往史："痛风病"病史24年，2008年行"痛风石摘除术"；"高血压病"病史10余年。

［辅助检查］2009年8月5日：肌酐415.5μmol/L，尿素氮26.8mmol/L，尿酸847.5μmol/L，尿蛋白（++），尿潜血（++），镜下红细胞3~5个/HP，白细胞0~3个/HP。

［西医诊断］慢性肾功能不全（肾衰竭期），痛风性肾病。

［中医诊断］水肿（气阴两虚）。

［中医辨证分析］气阴两虚，脾肾虚衰。久病不愈，肾元亏虚，肾气不足，不能固摄，故可见蛋白尿；痰瘀留注关节，湿浊痰瘀蕴结，痹阻经络关节，失于诊治，结聚成块，深入骨骱，而成结石；经络痹阻不通，气血瘀滞，故腰痛、关节疼痛；脾肾衰败，湿浊浸淫肌肤，故浮肿、皮肤瘙痒；脾虚不能统血，则血尿。

［治法］益气养阴，利湿化瘀。

［治疗方案——管氏四联疗法］

（1）隔肾衰药饼灸。一组：肝俞、肾俞；二组：关元、足三里。每天灸1次，每次灸单组，每穴灸3壮，两组交替施灸。

（2）穴位注射。药物用黄芪注射液2ml+香丹注射液2ml+利多卡因注射液2ml，混合备用。一组穴取：肝俞、脾俞、肾俞、志室、曲池、足三里；二组：肝俞、脾俞、肾俞、志室、内关、三阴交。每天治疗1次，每次取一组穴位。膝关节痛加阴陵泉、阳陵泉、阴市、血海；咽喉痛加廉泉、风池；腕指关节痛加外关、阳池；纳差腹胀加胃俞、中脘。

（3）耳针。取穴：交感、肾、皮质下、肾上腺。耳郭常规消毒，用13mm针灸针刺入穴位，不刺透耳软骨。每次单侧耳穴，两耳交替，留针半小时以上。

（4）中药汤剂。肾衰1号120g，黄芪50g，党参50g，女贞子20g，旱莲草20g，土茯苓30g，牛膝30g，黄柏20g，苍术10g，焦山楂10g，丹参20g，蚕沙10g，砂仁6g。

二诊：2009年9月5日。关节痛基本控制。辅助检查：血尿酸475μmol/L，肌酐345.5μmol/L，尿素氮17.6mmol/L，尿蛋白（±），尿潜血（+）。中药改用：肾衰1号120g，黄芪50g，党参50g，焦山楂30g，丹参30g，生侧柏30g，马鞭草30g，白花蛇舌草30g，茯苓20g，泽泻20g，桑寄生15g，石韦15g，生地10g，紫苏叶10g；余治疗不变。

三诊：2009年11月4日。浮肿全消，关节不痛，肌酐223.5μmol/L，尿素氮9.8mmol/L，尿酸387.5μmol/L。尿蛋白（–），尿潜血（–），镜下红细胞0~2个/HP，白细胞0~1个/HP。治疗：继续服中药，隔药饼灸治疗。

第十四章　尿路感染

第一节　急性肾盂肾炎

急性肾盂肾炎是由细菌感染所引起的肾盂、肾盏和（或）肾间质的急性炎症改变，又称为急性上尿路感染。主要致病菌为大肠埃希菌，女性多于男性，男女之比为1∶8~10。因为女性尿道扁宽而短，距离肛门、阴道较近，易于感染细菌。上行性感染是本病的主要感染途径，血行感染和邻近组织感染波及较为少见。临床表现为发热或高热寒战、腰痛、尿路刺激征、肾区压痛和叩击痛等症。本病属于中医学“淋证”“腰痛”“发热”等病的范畴。

一、病因病机

中医学认为，急性肾盂肾炎的病因病机主要有以下几种。

1. 病因

（1）外阴不洁：患者阴部卫生条件较差，不能定期清洗，或房事后未及时清洗，湿热秽浊之邪从尿道口侵入膀胱与肾脏，导致脏腑气化不利而发为本病。

（2）饮食失调：烟酒无度，或过食辛辣、肥甘，损伤脾胃功能，导致湿热内生，流注膀胱与肾而发为本病。

（3）起居不慎：过于疲劳或熬夜，或受风着凉，损伤机体正气而导致湿热之邪乘虚侵袭人体，下注膀胱与肾，气化失司而发为本病。

（4）情志不舒：忧思恼怒不解，导致肝气郁结，气机不畅，久郁化火，气火郁于下焦，影响膀胱与肾脏的气化，水湿不化，与热相合而成湿热，湿热损伤膀胱而成本病。

（5）房劳过度：房事不节，损伤肾精，或年老体弱，脾肾亏虚，正虚不能运化水液，停聚反为湿浊；或正虚不能抵御外邪，湿热之邪乘虚侵袭，均可导致湿热蕴结，下注膀胱与肾脏，气化不利而发为本病。

2. 病机

（1）膀胱湿热：湿热秽浊之气蕴结下焦，肾与膀胱气化失司，则小便频急、灼热疼痛；湿热损伤肾络，则腰痛、尿血；湿热内蕴，正邪交争则发热。

（2）肝胆郁热：肝经绕阴器。肝胆郁热循经下注，膀胱气化不利，则小便频急涩痛；热邪侵犯肾脏，气血阻滞，则腰痛拒按。

（3）热毒伤络：上焦或中焦热盛，传入下焦，或下焦湿热化火酿毒，热毒壅盛，充斥内外，正邪交争，故高热寒战；热毒灼伤肾与膀胱血络，则尿血，腰腹引痛；热毒蕴结下焦，膀胱气化失司，则小便频急、涩热疼痛。

（4）肺胃热炽：肺胃热炽，正邪交争，则高热不退；肺胃热邪传入下焦，肾与膀胱气化失司，则尿频尿急，灼热涩痛；肺胃热邪循经上扰，则咽喉肿痛。

（5）正虚邪恋：久病不愈，病程迁延，湿热毒邪蕴结不解，则仍可见轻微尿频、尿急、尿痛、腰痛等症；热邪留恋，损伤脾肾，气阴俱虚，则见腰膝酸软，神疲乏力，口干咽燥，低热潮热等症。

本病的病位在肾与膀胱，与肝、脾、肺等脏腑功能密切相关。邪实是病机的主要方面，后期可伴有气阴两虚。其基本病机为湿热下注，肾与膀胱气化不利。

二、病例举隅

病例一

王某，女，34岁。初诊：2005年5月12日。

［主诉］腰痛伴尿频、尿急10余日。

［现病史］患者半月前无明显诱因出现发热、畏寒，经中西药治疗10余日

无效，感病情加重，伴腰部疼痛，排尿不适，小便浑浊，尿频，尿量减少，至昆明某医院就诊，诊断为“急性肾盂肾炎”。现症见：腰痛，尿频，尿急，发热 38.5℃，舌红，苔薄黄，脉浮数。既往史：无特殊。

［辅助检查］2005 年 5 月 12 日：尿蛋白（+），尿潜血（+），镜下白细胞（+++），红细胞（+）。

［西医诊断］急性肾盂肾炎。

［中医诊断］腰痛（膀胱湿热）。

［中医辨证分析］湿热蕴郁下焦，肾与膀胱受损，故排尿不利，腰痛不适，小便浑浊。

［治法］清热利湿。

［治疗方案——管氏三联疗法］

（1）耳尖、结节轮流点刺放血。耳郭上部常规消毒，用针灸三棱针或一次性注射针头，点刺耳尖穴，放血 1~3 个棉球；第二天点刺结节穴，两穴交替施治，每天治疗 1 次。

（2）穴位注射。药物用板蓝根注射液 4ml+ 利多卡因注射液 2ml，混合备用。取穴：肝俞、肾俞、志室、次髎、三阴交、中极。每天治疗 1 次。

（3）中药汤剂。金钱草 30g，白茅根 30g，薏苡仁 20g，茯苓 20g，猪苓 20g，泽泻 10g，车前子 30g，牛膝 20g，土茯苓 30g，旱莲草 10g，黄芩 6g，淡竹叶 10g，黄柏 10g，甘草 6g。水煎服，每日 1 剂。

二诊：2005 年 5 月 19 日。腰痛、尿频、尿急等症状明显减轻。治疗：继续治疗，治疗同前。

三诊：2005 年 5 月 28 日。临床症状消失，患者自觉无特殊不适，尿蛋白（－），尿潜血（－）。治疗：温和灸足三里穴，每周灸 2 次，以善其后。

病例二

罗某，女，36 岁。初诊：2010 年 6 月 12 日。

［主诉］尿频、尿急伴发热 5 日。

［现病史］患者 5 天前因着凉后出现尿频、尿急、尿短，排尿不畅，继而发热 38.8℃，尿频，尿急加重。现症见：尿频、尿急、尿痛，伴腰酸痛，舌质红，苔薄黄，脉弦滑数。既往史：无特殊。

［辅助检查］2010 年 6 月 12 日：尿蛋白（++），尿潜血（+++），镜下白细

胞（+++），红细胞（+++）。

［西医诊断］急性尿路感染，肾盂肾炎。

［中医诊断］淋证（膀胱湿热）。

［中医辨证分析］感受风寒，损伤机体正气而致湿热之邪乘虚侵袭人体，下注膀胱及肾，气化失司而发为本病。

［治法］宣肺清热，利水通淋。

［治疗方案——管氏三联疗法］

（1）耳尖、结节穴交替轮流点刺放血。耳郭上部常规消毒，用针灸三棱针或一次性注射针头，点刺耳尖穴，放血 1~3 个棉球；第二天点刺结节穴，两穴交替施治，每天治疗 1 次。

（2）穴位注射。药物用板蓝根注射液 4ml+ 利多卡因注射液 2ml 混合备用。取穴：肝俞、肾俞、志室、次髎、三阴交、中极。每天治疗 1 次。

（3）中药汤剂。柴胡 15g，黄芩 15g，地榆 20g，法半夏 10g，黄柏 10g，苍术 10g，土茯苓 30g，防风 10g，生姜 3 片，甘草 6g。水煎服，每日 1 剂。

二诊：2010 年 6 月 15 日。体温正常，尿频、尿急、尿痛明显减轻。治疗：继续治疗，治疗同前。

三诊：2010 年 6 月 23 日。腰痛、尿频、尿急、尿痛等症状消失，精神恢复如常，辅助检查：尿蛋白（-），尿潜血（-），镜下红细胞 0~2 个 /HP，白细胞 0~3 个 /HP，临床痊愈。

病例三

柴某，男，28 岁。初诊：2007 年 10 月 16 日。

［主诉］尿频、尿急、尿痛反复发作 3 年余。

［现病史］患者近 3 年来，尿路感染，尿急、尿频、尿痛反复发作，时有发热。经抗生素治疗后，症状缓解，停药后症状反复发作。今来门诊就诊治疗，现症见：尿频、尿急、茎中急痛，发热 37.8℃。舌暗红，苔薄黄，脉滑数。既往史：无特殊。

［辅助检查］2007 年 10 月 16 日：尿蛋白（+），尿潜血（++），镜下红细胞 3~8 个 /HP，白细胞 6~12 个 /HP。

［西医诊断］慢性尿路感染急性发作。

［中医诊断］淋证（湿热蕴结）。

［中医辨证分析］郁热蓄于膀胱，阻滞气化，下焦不利。患者急性期失治，湿热郁滞，迁延不愈，日久虚实寒热夹杂。

［治法］“和解枢机”，引伏邪外出，清热解毒，利水通淋。治疗过用苦寒易伤脾胃。

［治疗方案——管氏三联疗法］

（1）耳尖、结节穴交替轮流点刺放血。耳郭上部常规消毒，用针灸三棱针或一次性注射针头，点刺耳尖穴，放血1~3个棉球；第二天点刺结节穴，两穴交替施治，每天治疗1次。

（2）穴位注射。药物用板蓝根注射液4ml+利多卡因注射液2ml混合备用。取穴：肝俞、肾俞、志室、次髎、三阴交、中极。每天治疗1次。

（3）中药汤剂。金钱草30g，生地榆20g，生槐角15g，白花蛇舌草30g，瞿麦10g，白茅根30g，土茯苓30g，桂枝10g，甘草梢10g，随症加减。水煎服，每日1剂。

二诊：2007年10月26日。尿频、尿急、茎中急痛等症状减轻。治疗：因感冒，予解表清热治疗，症状缓解后，续以三联疗法。

三诊：2007年11月26日。临床症状消失，患者自觉一切正常，无特殊不适，辅助检查：尿蛋白（–），尿潜血（–）临床痊愈。治疗：患者顾虑再次复发，嘱咐每日服“玉屏风散”（黄芪50g，白术20g，防风10g，按此比例，打成细粉）服10~15分钟，每周保健灸足三里2次。

第二节　慢性肾盂肾炎

慢性肾盂肾炎主要是由于细菌感染所引起的慢性肾盂和（或）间质性炎症。大多数患者由急性肾盂肾炎反复发作迁延而来，半数患者有急性病史，90%以上患者有尿路梗阻或膀胱、输尿管反流因素。典型发作患者以尿路刺激症状为主，全身症状较轻，可有轻度发热，腹部及肾区叩击痛。少数患者可无尿路刺激症状，仅表现为长期低热、血压升高、间断性血尿、贫血、水肿、慢性肾功能受损等。

本病属于中医学“淋证”“尿血”“虚劳”“腰痛”等疾病范畴。

一、病因病机

中医学认为，慢性肾盂肾炎的发生是由于湿热蕴结下焦，日久耗伤脾肾气阴，导致“肾虚膀胱热”而发为本病。常因外感湿热或热毒之邪而导致急性发作。

1. 湿热蕴结

本病可从急性肾盂肾炎转化而来，湿热之邪久留不去，蕴结下焦，导致反复发作而形成慢性肾盂肾炎。也可因阴部不洁，湿热之邪乘虚而入，或嗜食辛辣肥甘，酿生湿热，流注下焦，损伤肾与膀胱，导致膀胱气化不利，则排尿异常；湿热损伤阴络，则导致尿血。若湿热内蕴，复感外邪，则内外合邪，湿热更盛，可致本病急性发作或使病情加重。

2. 肝经郁热

急性肾盂肾炎转化为慢性后，由于时间较长，久治不愈，患者容易产生忧郁情绪，导致肝气不舒，失于疏泄，水湿失于运化，或肝郁化热，湿热相互搏结，下注膀胱，气机壅遏，甚则气血瘀滞，肾与膀胱气化失司而形成本病。

3. 肾阴不足

湿热久蕴，耗伤肾阴；或治疗不当，渗利太过；或素体阴虚，劳欲伤肾，均可导致阴精亏虚。肾阴不足而湿热留恋，肾与膀胱气化不利，则导致排尿异常。阴虚火旺，灼伤血络，血溢脉外，则见尿血。

4. 脾肾亏虚

久病不愈，湿浊稽留，损伤脾肾；或禀赋不足，年老体弱；或治疗不当，过服寒凉药物；或劳倦伤脾，纵欲伤肾，均可导致脾肾亏虚。脾虚则运化失职，肾虚则气化不及，开合失司，水道不利，湿浊留恋，则导致病情反复发作，日久不愈；若脾失统摄，肾失封藏，精微物质外泄，则见血尿、蛋白尿。

本病的形成与肝、脾、肾、膀胱有关，尤其与肾和膀胱的关系密切。肾与膀胱相表里，同司开合，具有气化排尿的功能。肾虚不能养腑，膀胱易受外邪侵袭；膀胱湿热，重伤肾脏，耗伤气阴，则导致肾虚不复，病情迁延不愈。总之，本病的基本病机为本虚标实，本虚以脾肾气阴两虚为主，标实以湿热蕴结下焦为主。

二、病例举隅

病例一

杨某，女，38岁，会计，昆明市人。初诊：2004年4月6日。

［主诉］尿频、尿急、尿痛反复发作10年余。

［现病史］患者尿频、尿急、尿痛反复发作10余年，每感冒或劳累后即发。发病期间多次住院治疗，症状无明显改善。近日，因工作忙、喝水少、憋尿诱发尿急、尿频、尿痛。自行服用抗生素治疗，症状无改善，遂来门诊就诊。现症见：尿频、尿急、尿痛，小便次数多量少，无发热，饮食尚可。舌暗红，苔白薄腻，脉沉细数。既往史：无特殊。

［辅助检查］2004年4月6日：尿蛋白（+），尿潜血（+），镜下白细胞满视野，红细胞3~8个/HP。

［西医诊断］慢性尿路感染（急性发作期）。

［中医诊断］淋证（脾肾亏虚）。

［中医辨证分析］患者久病不愈，湿浊稽留，损伤脾肾，致脾肾亏虚，复感外邪，脾虚运化失职，脾失统摄，肾虚气化不及，开合失司，水道不利，肾失封藏，精微物质外泄，则见血尿、蛋白尿。湿浊稽留，肾与膀胱气化不利，则尿急、尿痛、尿频。

［治法］清利湿热，滋补脾肾，攻补兼施。

［治疗方案——管氏四联疗法］

（1）隔肾炎药饼灸。取穴：肾俞、足三里。每天灸1次，每穴灸3壮。

（2）穴位注射。药物用黄芪注射液4ml+香丹注射液2ml+利多卡因注射液1~2ml，混合备用。一组取穴：肾俞、脾俞、志室、曲池、足三里；二组：肝俞、肾俞、志室、内关、三阴交。每天治疗1次，每次单组穴位。

（3）耳针。取穴：交感、肾、皮质下、肾上腺。睡眠不佳加神门；纳差加胃；腰痛加腰骶椎。耳郭常规消毒，用13mm针灸针，刺入耳穴，但不刺透耳软骨，留针 30 分钟以上。每天治疗 1 次，每次单侧耳穴，两耳交替。

（4）中药汤剂。生地 20g，知母 12g，萆薢 20g，狗脊 10g，茯苓 20g，猪苓 20g，泽泻 20g，法夏 10g，陈皮 10g，滑石（先煎）30g，黄芩 10g，芦根 15g。

二诊：2004 年 4 月 17 日。尿频、尿急、尿痛等症状消失。辅助检查：尿蛋白（±），尿潜血（±），镜下白细胞 3~7 个 /HP，红细胞 0~3 个 /HP。治疗：黄芪 30g，党参 10g，白茅根 30g，小蓟 20g，苏叶 10g，白蒺藜 20g，蝉蜕 10g，苍耳子 10g，蒲公英 20g，土茯苓 20g；余治疗不变。

三诊：2004 年 5 月 8 日。临床症状消失，工作、生活一切正常，无特殊不适，尿常规（–）。临床痊愈。治疗：嘱患者每周隔保健药饼灸足三里 1 次，以善其后，预防再次复发。

病例二

章某，女，36 岁，公务员，昆明市人。初诊：2007 年 6 月 12 日。

［主诉］尿频、尿急、尿痛反复发作 2 年余。

［现病史］患者 2 年前无明显诱因出现尿频、尿急、尿痛，曾至昆明市某医院住院治疗，诊断为“尿路感染”，经治疗，痊愈出院。此后，每因感冒或劳累诱发，自服“抗生素及呋喃妥因”治疗，症状时好时坏，迁延不愈。现症见：尿频、尿急，无尿痛，无发热，纳眠尚可。舌红，苔薄黄，脉细数。既往史：无特殊。

［查体］双肾叩击痛（+）。

［辅助检查］2007 年 6 月 12 日：尿蛋白（+），尿潜血（±），镜下白细胞满视野，红细胞 5~10 个 /HP。

［西医诊断］慢性肾盂肾炎。

［中医诊断］淋证（肾阴不足）。

［中医辨证分析］湿热久蕴，耗伤肾阴，肾阴不足而湿热留恋，肾与膀胱气化不利，则致排尿异常；阴虚火旺，灼伤血络，血溢脉外，则见尿血；脾肾亏虚，运化固封失司，精微下漏，则见蛋白尿。

［治法］清热利湿，滋补脾肾之阴。

［治疗方案——管氏四联疗法］

（1）隔肾炎药饼灸。肾俞、足三里。每日灸 1 次，每穴灸 3 壮。

（2）穴位注射。药物用黄芪注射液 4ml+ 香丹注射液 2ml+ 利多卡因注射液 1~2ml，混合备用。一组取穴：肾俞、脾俞、志室、曲池、足三里；二组：肝俞、肾俞、志室、内关、三阴交，随症加减。每天治疗 1 次，每次一组穴位。

（3）耳针。取穴：交感、肾、皮质下、肾上腺。睡眠不佳加神门；腰痛加腰骶椎。耳郭常规消毒，用 13mm 针灸针，刺入耳穴，但不刺透耳软骨，留针 30 分钟以上。每天治疗 1 次，每次一侧耳穴，两耳交替。

（4）中药汤剂。生地 20g，狗脊 15g，萆薢 15g，白茅根 20g，知母 10g，茯苓 20g，猪苓 20g，泽泻 15g，黄柏 10g，牛膝 20g，白术 10g。水煎服，每日 1 剂。

二诊：2007 年 6 月 18 日。尿急、尿频基本消失，肾区叩击痛（+）。辅助检查：尿蛋白（±），尿潜血（±），镜下白细胞 3~8 个 /HP，红细胞 0~3 个 /HP。治疗：继守前方，加苏叶 10g，桔梗 10g；余治疗不变。

三诊：2007 年 7 月 5 日。临床症状消失，患者自觉无特殊不适，尿常规（–）。治疗：为避免复发，嘱隔保健药饼灸足三里 3 壮，每周 1~2 次。

病例三

张某，男，45 岁，采购员，云南省昆明市人。初诊：2009 年 8 月 14 日。

[主诉] 间断性血尿 5 年余，再发加重 1 个月。

[现病史] 患者近五年来，间断性血尿，症状时轻时重，劳累后症状加重，多次住院治疗，诊断为“慢性肾盂肾炎”，长期口服“复方新诺明、吡哌酸”等西药，或口服“八正散、小蓟饮子”等中药制剂，症状无明显改善。近 1 月来，因工作繁忙，劳累过度，致血尿加重，小腹坠胀，小便淋漓不爽，伴气短懒言，神疲乏力，头昏欲寐，住院治疗 10 余日，效果不佳。今来门诊就诊治疗，现症见：语声低沉，稍有尿频、尿急、无尿痛，无发热，尿后稍有不尽感，舌淡红，苔薄白，脉虚软。既往史：无特殊。

[辅助检查] 2009 年 8 月 14 日：尿潜血（+++），镜下红细胞满视野，白细胞 7~10 个 /HP。

[西医诊断] 慢性肾盂肾炎。

[中医诊断] 尿血（脾肾亏虚）。

[中医辨证分析] 久病伤脾，脾虚气陷，摄血无权，则见血尿。

[治法] 补中升阳，兼以养阴清热。

［治疗方案——管氏四联疗法］

（1）隔药保健饼灸。一组：脾俞、肾俞；二组：关元、足三里。每天灸 1 次，每次灸单组，两组交替施灸，每穴灸 3 壮。

（2）穴位注射。药用黄芪注射液 2ml+ 当归注射液 2ml+ 香丹注射液 2ml+ 利多卡因注射液 1~2ml，混合备用。一组取穴：脾俞、肾俞、志室、中极、曲池、血海；二组：肝俞、肾俞、志室、气海、内关、三阴交。两组穴位为基础，随症加减。每天治疗 1 次，每次一组穴位。

（3）耳针。交感、肾、脾、肾上腺、皮质下。耳郭常规消毒，用 13mm 针灸针，刺入耳穴，但不刺透耳软骨，留针 30 分钟以上。每天治疗 1 次，每次单侧耳穴，两耳交替。

（4）中药汤剂。黄芪 30g，太子参 30g，白术 20g，当归 10g，知母 6g，升麻 6g，柴胡 6g，陈皮 5g，黄柏 3g，炙甘草 6g。每日 1 剂，水煎服。

二诊：2009 年 8 月 24 日。现症见：小腹坠胀减轻，小便无不适，仍有气短懒言，神倦乏力，头昏不适。辅助检查：尿潜血（+），镜下红细胞 3~8 个 /HP，白细胞 0~3/HP。治疗：继守前方，加白茅根 20g，茯苓 20g，黄芪改为 50g，太子参 40g；穴位注射用药改为参麦注射液。

三诊：2009 年 9 月 4 日。临床症状基本消失，患者自觉无特殊不适，工作已有精力。辅助检查：尿潜血（±），尿蛋白（-），镜下红细胞 1~4 个 /HP，白细胞 0~2/HP。治疗：中药汤剂改为服中成药，早服补中益气丸，晚服六味地黄丸；穴位注射和耳针每周治疗一次；隔药饼灸，每日一次。

四诊：2009 年 9 月 25 日。临床症状消失，患者自觉无特殊不适。治疗：隔药饼灸改为每周灸 1~2 次；中成药继续服用补中益气丸和六味地黄丸；停耳针和穴位注射。

五诊：2009 年 10 月 20 日。临床症状消失，患者自觉无特殊不适，工作、生活正常，尿检结果全部正常。治疗：嘱咐其每周灸 1 次足三里，间或服用补中益气丸合六味地黄丸，以善其后。

第十五章　糖尿病肾病

糖尿病是由不同原因与发病机制引起体内胰岛素绝对或相对不足，以致糖、蛋白质和脂肪代谢障碍，而以慢性高血糖为主要临床表现的全身性疾病。

糖尿病可由不同途径损害肾脏，这些损害可以累及肾脏所有的结构，从肾小球、肾血管直到肾间质，可以有不同的病理改变和临床意义，包括与糖尿病代谢异常有关的肾小球硬化症、小动脉性肾硬化，以及感染性的肾盂肾炎和肾乳头坏死。但其中只有肾小球硬化症与糖尿病有直接关系，故称“糖尿病肾病”，即糖尿病性肾小球硬化症是糖尿病全身微血管并发症之一。糖尿病肾病属中医的“消渴”“水肿”“虚劳”等范畴。

一、病因病机

中医学认为，本病的病因是由于消渴日久，肾气受损，固摄无权，气化失司，精微外泄，水湿内停，泛溢肌肤、四肢，甚则气损及阳，脏气渐衰，水湿浊毒内蕴，阻遏脏腑功能，弥漫三焦，导致关格、神昏等危象。病位以肾为中心，主要涉及肝、脾、心等脏。其病机以气阴两虚，精气亏耗，阴阳两虚为本；以燥热内生，水湿稽留，湿浊内蕴为标实，总属本虚标实证。临床一般初起多为肺脾燥热、阴津亏耗，多为正虚邪实证；病至后期，精气俱损，肝肾两伤；并可发展为气阴两虚、肝肾阴虚、阴阳两虚、阳虚水泛，终致正衰邪实，阴竭阳亡。

二、病例举隅

病例一

邓某，女，65岁，退休干部，云南省人。初诊：2010年3月16日。

［主诉］发现蛋白尿10年，伴肾功能不全4年余。

［现病史］患者发现蛋白尿10年，出现肾功能不全4年，持续口服中药治疗，近2年来除口服中药外，辅以中药灌肠，经治疗，肌酐维持在400μmol/L左右，未曾透析治疗。近1个月来，肾功逐渐恶化，肌酐升至540μmol/L。经人介绍来门诊就诊，现症见：面部及眼睑浮肿，下肢凹陷性水肿，失眠，每夜仅睡1~2小时，严重时连续2日通宵失眠，纳差，腹胀，大便干。舌暗红、体胖，苔薄白，脉弦有力。既往史："糖尿病"病史20余年，注射胰岛素控制血糖，血糖控制良好；既往有"高血压病"病史，自服降压药（具体不详）控制血压，血压控制在正常范围内。

［辅助检查］2010年3月16日：肌酐560.4μmol/L，尿素氮16.5mmol/L，尿酸405.2μmol/L，尿蛋白（++），尿潜血（+）。

［西医诊断］2型糖尿病；糖尿病肾病；慢性肾衰竭；肾性高血压。

［中医诊断］消渴（阴阳两虚）。

［中医辨证分析］消渴日久，肾气受损，固摄无权，气化失司，精微外泄，则见蛋白尿及血尿；水湿内停，泛溢肌肤、四肢，则见水肿；气损及阳，气阴两虚，心肾不交，则见失眠。

［治法］补虚泻实，滋阴扶阳，清热利湿。注意补肾时，阴阳俱补，清热利湿不能过于寒凉。

［治疗方案——管氏四联疗法］

（1）隔肾衰药饼灸。一组取穴：肝俞、肾俞；二组：关元、足三里。每天灸1次，每次灸单组，两组交替施灸，每穴灸3壮。

（2）穴位注射。药物用黄芪注射液4ml+香丹注射液2ml+利多卡因注射液1~2ml，混合备用。一组取穴：肝俞、肾俞、志室、曲池、足三里；二组：脾俞、三焦俞、气海俞、内关、三阴交。失眠加神门、照海；纳差腹胀加胃、大肠；大便干加大肠、交感。每天治疗1次，每次一组穴位。

（3）耳针。取穴：肾、交感、皮质下、心、胃。耳郭常规消毒，用13mm针灸针刺入耳穴，但不刺透耳软骨，留针30分钟以上，每天治疗1次，每次单侧耳穴，两耳交替。

（4）中药汤剂。肾衰1号120g，黄芪50g，党参50g，山萸肉30g，益母草30g，牛膝20g，车前子30g，黄精20g，枸杞20g，山药20g，白术20g，苍术10g，桂枝6g，大黄（后下）10g，枳实10g。水煎服，每日1剂。

（5）乐疗。嘱咐失眠时默念（也可小声念）："断妄想，去杂念，不执着，常乐善，谢谢，谢谢，谢谢！"平时经常心里默念这句话。保持"快乐生活化，生活有序化"，乐观轻松的心态。

二诊：2010年3月26日。精神明显好转，失眠症状改善，每晚睡6~8小时。治疗：继续治疗，治疗同前。

三诊：2010年4月16日。水肿减轻过半，每日大便1~2次，食之有味。辅助检查：肌酐468.5μmol/L，尿素氮12.4mmol/L，尿酸382.2μmol/L，尿蛋白（+），尿潜血（-）。治疗：继续治疗，治疗同前。

四诊：2010年9月16日。水肿全消，生活基本正常。肌酐360~420μmol/L。继续治疗，治疗同前。

病例二

梁某，男，66岁，农民，云南省大理市人。初诊：2009年6月18日。

［主诉］发现蛋白尿8年，伴肾功能不全1年半。

［现病史］患者发现蛋白尿8年，出现肾功能不全1年半，前后在当地医院住院治疗2次，症状缓解后出院，但肾功始终无改善，且逐渐恶化。最近住院，医院要求透析，患者及家属拒绝自行出院。现症见：面色灰白，眼睑浮肿，下肢轻度水肿，皮肤瘙痒，纳差，腹胀，眠可，大便干，2日一行。舌胖色淡暗，苔白腻，脉濡软。既往史："糖尿病"病史20余年，注射胰岛素控制血糖，血糖控制良好。

［查体］双肾区叩击痛（+）。

［辅助检查］2009年6月18日：肌酐580.6μmol/L，尿素氮28.4mmol/L，尿酸507.5μmol/L，尿蛋白（++），尿潜血（+）。

［西医诊断］糖尿病肾病，肾小球肾炎，肾功能不全肾衰竭期，肾性高血压，肾性贫血。

［中医诊断］消渴（肾气不固）。

［中医辨证分析］消渴20余年，肾气受损，固摄无权，气化失司，精微外泄，则见蛋白尿及血尿；气虚运化无力，水湿内停，泛溢肌肤，则见水肿。

［治法］补虚泻实，滋阴补阳，利湿化瘀。注意补肾时，阴阳俱补。

［治疗方案——管氏四联疗法］

（1）隔肾衰药饼灸。一组：肾俞、脾俞；二组：关元、足三里。每次灸单组，每天灸1次，每穴灸3壮。

（2）穴位注射。药物用黄芪注射液2ml+当归注射液2ml+利多卡因注射液1~2ml，混合备用。一组取穴：肺俞、脾俞、肾俞、志室、曲池、足三里；二组：膈俞、肝俞、三焦俞、气海俞、内关、三阴交。随症加减，纳差加胃俞、中脘；大便干加大肠俞、天枢、上巨虚；眠差加神门、照海、安眠。

（3）耳针。取穴：交感、肾、肾上腺、皮质下。耳郭常规消毒，用13mm针灸针，刺入耳穴，但不刺透耳软骨，留针30分钟以上。每次一侧耳穴，两耳交替。

（4）中药汤剂。肾衰1号120g，黄芪50g，党参50g，冬瓜皮30g，茯苓皮30g，大腹皮15g，苏叶10g，生地榆10g，炒槐花10g，丹参20g，茜草10g，白茅根30g，芦根10g，槟榔10g，荆芥10g，防风10g，白芷6g，大黄5g，枳实10g。水煎服，每日1剂。

二诊：2009年6月25日。面肿已消，下肢水肿已消大半；小便增多，大便通畅；仍纳差，腹胀，瘙痒不减。治疗中药改为：肾衰1号120g，黄芪50g，党参50g，茯苓30g，牛膝20g，车前子30g，大腹皮15g，苏叶10g，生地榆10g，丹参20g，茜草10g，白茅根30g，芦根10g，白鲜皮10g，地肤子10g，焦三仙各10g，大黄5g，枳实10g。水煎服，每日1剂；余治疗不变。

三诊：2009年8月18日。水肿全消，皮肤瘙痒明显减轻，食欲增加，腹胀减轻。辅助检查：肌酐460.5μmol/L，尿素氮12.3mmol/L，尿酸415μmol/L，尿蛋白（+），尿潜血（±）。治疗：继续治疗，治疗同前。

四诊：2010年7月12日。临床症状基本消失，患者自觉无特殊不适，可正常生活。辅助检查：肌酐340.5μmol/L，尿素氮10.3mmol/L，尿酸365μmol/L，尿蛋白（+），尿潜血（–）。治疗：继续治疗，治疗同前。

病例三

黄某，女，78岁，退休干部，昆明市人。初诊：2011年4月8日。

［主诉］血肌酐升高10余年。

［现病史］患者27岁时曾患急性肾盂肾炎，经治疗后，转为慢性肾盂肾炎。10年来，持续口服中药，辅以中药灌肠治疗，肌酐缓慢上升，未下降。2010年肌酐升至621μmol/L，医院要求患者透析治疗，患者拒绝。经人介绍，来门诊就诊。现症见：面色晦暗浮肿，下肢凹陷性水肿，伴恶心，纳差腹胀，失眠，大便干，夜尿2~3次。舌暗红，有瘀斑，苔薄白，脉弦有力。既往史："糖尿病"病史20余年，注射胰岛素控制血糖，血糖控制良好；"高血压病"病史16年，自服降压药（具体不详）控制血压，血压控制在正常范围；2007年行肝癌手术（具体治疗不详）。

［辅助检查］2011年4月8日：肌酐612μmol/L，尿素氮22.5mmol/L，尿酸186μmol/L，尿蛋白（+），尿糖（+），尿潜血（±）。

［西医诊断］糖尿病肾病，肾小球肾炎，慢性肾功能不全（肾衰竭期），高血压病。

［中医诊断］消渴（阴阳两虚）。

［中医辨证分析］消渴20余年，肾气受损，固摄无权，气化失司，精微外泄，则见蛋白尿及血尿；气虚运化无力，水湿内停，泛溢肌肤，则见水肿；气损及阳，气阴两虚，心肾不交，则见失眠。

［治法］补虚泻实，滋阴扶阳，益气养阴，利湿化瘀。

［治疗方案——管氏四联疗法］

（1）隔肾衰药饼灸。一组：肝俞、肾俞；二组：关元、足三里。每天灸1次，每次灸单组，两组交替施灸，每穴灸3壮。

（2）穴位注射。药物用黄芪注射液4ml+香丹注射液2ml+利多卡因注射液1~2ml，混合备用。一组取穴：肝俞、肾俞、志室、曲池、足三里；二组：脾俞、三焦俞、气海俞、内关、三阴交。失眠加神门、照海；纳差腹胀加胃、大肠；大便干加大肠、交感。每天治疗1次，每次一组穴位。

（3）耳针。交感、神门、肾、心、皮质下。耳郭常规消毒，用13mm针灸针，刺入耳穴，不刺透耳软骨，留针30分钟以上，每次单侧耳穴，两耳交替。

（4）中药汤剂。肾衰1号120g，黄芪50g，党参50g，枸杞20g，菟丝子

20g，补骨脂20g，巴戟天20g，枣仁20g，磁石（先煎）30g，金樱子15g，芡实15g。2个月中随症加减：制黄精、旱莲草、女贞子、山萸肉、益母草、丹皮、生地、麦冬、杭菊等。

二诊：2011年6月5日。水肿已消大半，仍纳差、腹胀、失眠。辅助检查：肌酐562.2μmol/L，尿素氮15.5mmol/L，尿酸286μmol/L，尿蛋白（±），尿糖（-），尿潜血（-）。治疗：继守前方，加焦三仙各10g，砂仁（后下）15g；穴位注射加胃俞、中脘、内关、足三里；耳穴加胃、神门。

三诊：2011年8月8日。下肢轻度水肿，食欲、腹胀明显好转，仍失眠。辅助检查：肌酐349μmol/L，尿素氮18.5mmol/L，尿酸265μmol/L，尿蛋白（±），尿糖（-），尿潜血（-）。治疗：穴位注射加神门、照海、安眠；余治疗不变。

四诊：2011年8月14日。睡眠大有好转，每夜可睡6小时，生活质量明显好转。继续治疗，治疗同前。

病例四

许某，男，65岁，高级工程师，昆明市人。初诊：2002年5月4日。

［主诉］血肌酐升高1年余。

［现病史］患者2001年发现肌酐升高，遂至昆明某医院住院治疗，入院肌酐155μmol/L，出院肌酐162μmol/L，病情加重。现症见：神疲乏力，口干舌燥，舌淡，苔薄白，脉弦。既往史："糖尿病"病史12年，注射胰岛素控制血糖，血糖控制良好；"高血压病"病史20年，自服降压药（具体不详）控制血压，血压控制在正常范围内；"痛风病"病史6年。

［辅助检查］2002年5月4日：肌酐170μmol/L，尿素氮6.82mmol/L，尿酸421μmol/L，尿蛋白（++），尿潜血（+）。

［西医诊断］糖尿病肾病；慢性肾功能不全（代偿期末期）；高血压病。

［中医诊断］消渴（气阴两虚）。

［中医辨证分析］气阴两虚，精气亏耗，固摄无权，精微外泄，则见蛋白尿及血尿；气阴两虚，燥热内生，则见口干舌燥。

［治法］滋补脾肾，养阴除热。

［治疗方案——管氏四联疗法］

（1）隔肾衰药饼灸。一组：肝俞、肾俞；二组：关元、足三里。每天灸

1次，每次灸单组，两组交替施灸，每穴灸3壮。

（2）穴位注射。药物用黄芪注射液2ml+香丹注射液+利多可因注射液1~2ml，混合备用。一组取穴：肝俞、肾俞、志室、曲池、足三里；二组：脾俞、肾俞、志室、内关、三阴交。随症加减，纳差加胃俞、中脘；眠差加神门、照海、心俞、安眠。

（3）耳针。交感、肾、皮质下、肾上腺。耳郭常规消毒，用13mm针灸针，刺入耳穴，但不刺透耳软骨，每次单侧耳穴，两耳交替，留针30分钟以上。

（4）中药汤剂。肾衰1号120g，黄芪50g，党参50g，制黄精30g，生地20g，麦冬20g，金樱子10g，芡实10g，白茅根30g，小蓟20g，苏叶10g，蒺藜20g，蝉蜕10g。随症加减，口干咽痛加麦冬、五味子、桔梗；腰痛加杜仲、狗脊、续断；四肢痛加羌活、独活、牛膝、元胡。

二诊：2002年6月7日。口干舌燥减轻，困乏感消失大半，临床症状减轻。辅助检查：肌酐151μmol/L，尿素氮6.62mmol/L，尿酸401μmol/L，尿蛋白（+），尿潜血（±）。治疗：继续治疗，治疗同前。

三诊：2002年9月7日。临床症状消失，患者自觉无特殊不适，临床诸症不显。辅助检查：肌酐100μmol/L，尿素氮7.1mmol/L，尿酸277μmol/L，尿蛋白（–），尿潜血（–）。患者怕复发，嘱每周隔药饼灸2次，以善其后。

第十六章　多囊肾

多囊肾是一种遗传性疾病，男女患病概率均等。婴儿型多囊肾是常染色体阴性多囊肾病，父母一般不患病；成人型多囊肾为常染色体显性遗传多囊肾，有家族聚集性，是人类最常见的遗传性疾病。我国有150~300万患者。

一、发病机制

目前有三种假说：二次打击学说——由Knudson等在1996年提出了体细胞等位基因突变学说；螺旋区－螺旋区相互作用假说；终止信号学说。

总之，遗传突变基因是杂合子，在毒素、感染等环境因素“二次打击”下，体细胞发生突变，引起纤毛或多囊蛋白结构和功能异常，细胞周期调控和细胞内代谢障碍，上皮增殖，形成微息肉，阻塞肾小管管腔；基底膜成分异常，细胞极性改变，小管细胞细胞腔膜面分泌液体增加；同时新生血管形成增多，为不断增殖的细胞提供营养。以上这些表型异常使囊肿衬里上皮细胞不断增殖，囊肿进行性增大，产生了类似良性肿瘤的生物学行为，最终导致疾病进展和肾功能丧失。

中医学认为，本病的病因病机归根到底是一个“瘀”字。先天不足，禀赋素虚，无力推动气血顺利运行，形成瘀滞，壅阻肾脉；或感受外邪、湿毒，未能及时治疗清除，邪毒入里，潜伏肾脏，日久渐瘀，瘀滞日久，渐渐形成肿块，肿块占据肾脏，导致肾脏损害，终至肾功能衰竭。

二、临床表现和诊断要点

（1）婴儿型多囊肾患者临床少见，常于出生后不久即因肾功能衰竭夭折。

极少数能存活下来。

（2）成人型多囊肾患者有家族史，多数在40岁以后发病。早期无任何症状，患者自行发现腹部包块、腹痛、血尿。

（3）B超等影像学检查表现为肾脏形态不规则，肾实质内可见大小不等的液暗区，肾脏双侧受累，结合家族史，确诊不困难。

（4）多囊肾的症状：肾囊肿、疼痛、出血、高血压和肾功能减退，最终导致肾功能衰竭。

（5）除肾脏外，多囊肾还可累及消化道系统、心血管系统、中枢神经系统以及生殖系统等。肾外病变可分为囊性和非囊性两种。囊性病变是指囊肿累及肝、胰、脾、卵巢、蛛网膜及松果体等器官，其中肝囊肿发生率最高。肝囊肿随年龄增大而逐渐增多，极少影响肝功能，但囊肿体积过大可引起疼痛。

尽管近年来，西医对多囊肾发病机制的研究取得了很大进步，但迄今尚无有效的治疗方法。管氏肾病四联疗法尽管尚不能治愈多囊肾，但是可以改善临床症状，延缓或阻断发展为肾衰竭，提高患者生活质量，带病延年。肾衰竭的患者，通过治疗，肾功能有明显好转，少数患者的肾功能可恢复正常。肾功能尚正常的多囊肾患者，可以有效地延缓或阻断发展为肾衰竭。

病例一

苏某，男，64岁，退休干部，昆明市人。初诊：2009年10月27日。

［主诉］发现多囊肾3年。

［现病史］患者2009年8月因前列腺增生，自服“三叶草”治疗，治疗2周后，体重下降4kg，自觉不适，住院治疗，检查发现肾脏增大、形态不规则，化验结果肾功能不全。遂至昆明某医科大附属医院诊治，诊断：多囊肾，肾功能不全（失代偿期），肝右叶小囊肿，高血压病，肾结石。住院治疗1个月余，症状无改善出院。出院后遂来门诊就诊，现症见：腰酸、胀痛，腰部灼热不适，双胁下撑痛，不肿，近月体重下降3kg，乏力。睡眠尚可，大便溏，小便正常。舌绛，少苔，脉沉弦滑。

［既往史］“高血压病”病史10年，自服降压药（具体不详）控制血压，血压控制在正常范围内。

［辅助检查］2009年10月27日：肌酐311.7μmol/L，尿素氮15.45mmol/L，尿酸467μmol/L。B超：①双肾多囊肾声像，双肾各级动脉血流阻力增高；

②肾盏增大：右肾 23cm×10cm，右肾囊肿 10cm×7.6cm，左肾 21cm×11cm，左肾囊肿 6.8cm×6cm；③重建显示双肾盂、肾盏受压变长，双侧输尿管及膀胱未见异常；④肝左叶小囊肿；⑤前列腺增生；⑥睾丸及附睾未见明显异常。CT：双侧多囊肾，部分囊壁可见钙化，增强后肾实质较正常，强化减弱，考虑肾功能减退。

［西医诊断］多囊肾；肾功能不全（失代偿期）；高血压病。

［中医诊断］腰痛（脾肾气虚）。

［中医辨证分析］脾肾气虚，运化无权，气滞血瘀，阻遏肾络；下焦湿热，郁结下焦。

［治法］补益脾肾，活血化瘀，清热解毒。

［治疗方案——管氏四联疗法］

（1）隔肾衰药饼灸。一组：肝俞、肾俞；二组：关元、三阴交。每天灸 1 次，每次灸单组穴位，两组交替施灸，每穴灸 3 壮。

（2）穴位注射。药物用黄芪注射液 2ml+ 香丹注射液 2ml+ 利多卡因注射液 1~2ml，混合备用。一组取穴：肝俞、肾俞、志室、曲池、足三里；二组：脾俞、三焦俞、气海俞、内关、三阴交。随症加减，腰痛加大肠俞；背痛加阿是、膏肓。

（3）耳针。肾、肝、皮质下、交感、肾上腺。耳郭常规消毒，用 13mm 针灸针，刺入耳穴，但不刺透耳软骨，留针 30 分钟以上，每次单侧耳穴，两耳交替。

（4）中药汤剂。肾衰 1 号 120g，桃仁 10g，红花 10g，地龙 10g，熟地 20g，赤芍 20g，川芎 20g，丹参 20g，茯苓 20g，泽泻 20g，车前子 30g，蛇舌草 20g，石韦 20g，钩藤 20g，牛膝 20g，石决明 30g。治疗期间随症加减，胁肋胀痛加香附、乌药。

二诊：2009 年 11 月 27 日。腰背痛、胁胀痛减轻大半。辅助检查：肌酐 157.7μmol/L，尿素氮 10.98mmol/L，尿酸 427μmol/L。治疗：继续治疗，治疗同前。

三诊：2010 年 7 月 24 日。临床症状明显减轻，已可正常生活。辅助检查：肌酐 114.2μmol/L，尿素氮 9.21mmol/L，尿酸 483μmol/L。B 超：右肾 19.7cm×10.0cm，右肾囊肿 7.9cm×6.2cm，左肾 21.2cm×7.8cm，左肾囊肿 7.8cm×4.8cm。治疗：继续治疗，治疗同前。

病例二

胡某，女，36岁，未婚，武汉硚口人。初诊：2013年9月20日。

［主诉］反复腰背部酸胀不适6年余。

［现病史］患者6年来自觉腰背部酸胀不适，夜间尤甚。体检发现双肾结石，经治疗，腰背酸胀症状减轻。现症见：腰背部酸胀不适，伴头昏、头胀，时有尿频、尿急，易疲劳，易感冒。舌质淡暗，苔白根腻。既往史：无特殊。

［辅助检查］2013年9月20日B超：右肾16cm×6.7cm×5.1cm，最大囊肿4.2cm×3.4cm，左肾19.2cm×8cm×7.6cm，最大囊肿3.7cm×4.7cm。

［家族病史］母亲及外婆均死于多囊肾后期肾功能衰竭。

［西医诊断］多囊肾，双肾结石。

［中医诊断］腰痛（气阴两虚）。

［中医辨证分析］脾肾气阴两虚，肝阳上亢，血脉瘀滞。

［治法］补益脾肾，滋阴潜阳，活血化瘀。

［治疗方案——管氏四联疗法］

（1）隔保健药饼灸。一组取穴：脾俞、肾俞、命门；二组：中脘、关元、足三里。每天灸1次，每次灸单组，两组交替施灸，每穴灸3壮。

（2）耳针。取穴：肾、肝、皮质下、交感、肾上腺。耳郭常规毒，用13mm针灸针，刺入耳穴，不刺透耳软骨，留针30分钟以上，每次单侧耳穴，两耳交替。

（3）穴位注射。药物用黄芪注射液10ml+利多卡因注射液2ml混合备用。一组取穴：肝俞、脾俞、肾俞、京门、曲池、足三里；二组：肺俞、脾俞、三焦俞、气海俞、内关、三阴交。随症加减，腰痛加大肠俞；背痛加阿是、膏肓。

（4）中药汤剂。以黄芪50g，党参50g，熟地30g，山药20g，山萸肉30g，桃仁10g，红花10g，白花蛇舌草20g，茯苓20g，泽泻20g，香附10g为基本方，随症加减。每天治疗1次，中药每天1剂。

二诊：2013年10月9日。头昏减轻，尿频、尿急消失，腰酸胀减轻，精神明显好转。B超：右肾14.5cm×6.5cm×5.4cm，左肾16.4cm×6.5cm×5.4cm，肾囊肿得到控制。嘱其回家后，继续隔保健药饼灸，每日1次；中药方继续服用，2日1剂。

第十七章 肾结石（尿路结石）

泌尿系结石是一种常见病，是各种原因造成尿液中一些难溶解性物质沉淀、潴留于泌尿系内，肾脏为最多发的部位，持续生长而形成的。泌尿系结石属中医“淋证”“腰痛”“尿血”等范畴。

一、病因病机

中医学认为，本病与饮食所伤、肾虚及膀胱湿热等因素有关。饮食不节，脾失健运，脏腑失和，湿热下注；或平素多食肥甘，以致湿热之邪蕴积于下焦；或肾虚、膀胱气化不利，湿热蕴积于下焦；或肝郁日久，不得疏泄，郁久化火，移热于下焦，尿液受其煎熬，日久积聚成砂，小者为砂，大者为石。砂石在肾，不能随尿排出体外，阻滞尿路，故腰痛并痛引少腹或向阴部放射，或伴尿痛、尿频、尿急、尿涩有余沥；砂石滞于肾，膀胱气化不利，气滞则血瘀，血瘀加重气滞，砂石瘀阻，气化不利，水道阻塞，可成癃闭；湿热蕴结，灼伤血络，可见尿血。日久脾肾俱损，病情加重。

二、病例举隅

病例一

唐某，女，24 岁，工人，昆明市人。初诊：2011 年 2 月 16 日。

［主诉］反复腰痛 4 年余。

［现病史］患者 2007 年无明显诱因出现腰痛，遂至昆明市某区医院住院治疗，诊断为“左肾、左输尿管多发小结石”，经口服中药、输液治疗后，结石

排出出院。2008年9月再发右肾小结石，未经系统治疗。2010年检查，右肾结石仍存在。现症见：双肾区胀痛，左腰较重，大便调，小便难解不畅，尿频而少，月经正常。舌淡红，苔薄黄，脉沉缓。既往史：无特殊。

［查体］双肾区叩击痛（+）。

［西医诊断］尿路结石。

［中医诊断］腰痛（肾气亏虚）。

［中医辨证分析］肾气亏虚，膀胱气化不利，湿热蕴积于下焦，郁久化火，尿液受其煎熬，积聚成砂石。

［治法］补益肾气，清理下焦湿热。

［治疗方案——管氏三联疗法］

（1）电针。取穴：肾俞、京门、阴陵泉、三阴交，用G6805治疗仪的疏密波，导线夹子分别夹在肾俞穴、三阴交、京门、阴陵泉。电量输出以病人能忍受为度，每天治疗1次，每次30分钟。

（2）耳穴压丸。肾、膀胱、交感、神门、皮质下、肾上腺、内分泌。每次单侧耳穴，两耳交替，每天治疗1次。嘱咐患者一旦出现腰痛或小腹痛时，压住耳穴跳跃，并且多饮水。

（3）中药汤剂。金钱草30g，海金沙30g，鸡内金20g，茯苓30g，猪苓20，泽泻20g，牛膝20g，车前子30g，石韦30g，桂枝10g，白术10g，甘草6g。

二诊：2011年2月26日。腰腹酸痛基本消失，仅左腰时有不适，大便时干时稀。治疗：继续治疗，治疗同前。

三诊：2011年3月2日。临床症状消失，患者自觉无特殊不适，B超检查：结石已经排出。

病例二

刘某，女，43岁。初诊：2010年4月17日。

［主诉］双下肢间断性水肿2年，双肾结石1年。

［现病史］患者2两前无明显诱因出现双下肢水肿，未经系统治疗，1年前，水肿症状加重，伴激动时右侧偏头痛，遂至昆明市某医院就诊，诊断为“双肾结石”，经治疗，症状无明显改善，现症见：左腰痛，尿频、尿急、无尿痛，双下肢轻度水肿，激动时右侧偏头痛，月经正常，舌淡红，苔薄黄，脉沉

缓。既往史：无特殊。

［辅助检查］2010年4月17日：尿蛋白（-），尿潜血（++），镜下红细胞满视野，肝肾功未见异常。B超：右肾结石0.7cm，左肾结石0.6cm。

［西医诊断］肾结石。

［中医诊断］腰痛（肾气亏虚）。

［中医辨证分析］肾气亏虚，膀胱气化不利，湿热蕴积于下焦，尿液受其煎熬，积聚成石，砂石在肾，不能随尿排出体外，阻滞尿路，则见腰痛，伴尿频、尿急；砂石滞于肾，膀胱气化不利，气滞血瘀，湿热蕴结，灼伤血络，则见尿血。

［治法］补益肾气，清理下焦湿热。

［治疗方案——管氏三联疗法］

（1）电针。取穴：肾俞、京门、阴陵泉、三阴交，用G6805治疗仪的疏密波，导线夹子一个夹在肾俞穴、另一个夹在三阴交；另一对夹子夹京门、阴陵泉。电量输出以病人能忍受为度，每天治疗1次，每次30分钟。

（2）耳穴压丸。肾、膀胱、交感、神门、皮质下、肾上腺、内分泌。每次单侧耳穴，两耳交替，每天治疗1次。嘱咐患者，一旦出现腰痛，或小腹痛时，压住耳穴跳跃，并且多饮水。

（3）中药汤剂。萹蓄10g，金钱草30g，海金沙30g，鸡内金10g，茯苓30g，猪苓20g，泽泻20g，牛膝20g，车前子30g，白术10g，桂枝10g，甘草6g，随症加减。每天1剂，水煎服。

二诊：2010年4月24日。腰腹酸痛消失，B超显示，双肾结石已排出，轻度脂肪肝。患者要求治疗脂肪肝。治疗中药改为：制首乌30g，决明子30g，生山楂30g，薏仁20g，茯苓20g，泽泻20g，车前子20g，石韦10，黄芪30g，生地20g，赤芍15g，当归10g，川芎15g，甘草6g。其中以制首乌30g，决明子30g，生山楂30g为主，随症加减，余治疗不变。

三诊：2010年5月4日。自觉无不适，已可正常做农活。以制首乌20g，决明子10g，生山楂10g，代茶饮。降低血脂，治疗脂肪肝。

病例三

章某，男，40岁，农民，云南省丽江人。初诊：2010年12月6日。

［主诉］反复腰痛3年余，加重伴颜面浮肿1年。

［现病史］患者3年前无明显诱因出现腰痛时作，疼痛难忍，遂至当地医院就诊，行腹部泌尿系B超示：①双肾结石；②膀胱结石。予行体外震波碎石后，结石未排出；即于2017年9月至丽江市人民医院行腹腔镜手术，取出左肾及膀胱结石后，腰痛减轻，过劳后加剧；1年前患者无明显诱因出现颜面浮肿，自服中西药（具体不详）治疗后，症状未减轻。为求中医系统诊治，遂前来就诊。现症见：腰部酸痛，颜面浮肿，神疲乏力，双下肢酸软无力。纳可，眠差，小便黄，泡沫多，夜尿频，3~4次/晚，大便调。脉弦滑数，舌暗淡，苔薄白。既往史：肾结石、膀胱结石、高血压病史。

［辅助检查］血压：130/90mmHg。肌酐1191μmol/L，尿素氮30.95mmol/L，尿酸652μmol/L，尿蛋白（++），尿潜血（++）。B超：双肾结石。

［西医诊断］①慢性肾衰竭（尿毒症期）；②肾结石；③高尿酸血症；④高血压病。

［中医诊断］慢肾风（脾肾虚衰）。

［中医辨证分析］脾肾亏虚，膀胱气化不利，湿热蕴结于下焦，郁久化火，熬尿成石，阻滞尿道，不通则痛，故腰痛；砂石滞于肾，气滞血瘀，膀胱气化不利，故颜面浮肿；日久脾肾俱损，病情加重，脏腑日衰。

［治法］补益脾肾，温阳利水，兼扶正排石。

［治疗方案——管氏四联疗法］

（1）隔肾衰药饼灸。一组：肝俞、肾俞；二组：关元、足三里。每天灸1次，每次灸单组，两组交替施灸，每穴灸3壮。

（2）穴位注射。药物用黄芪注射液2ml+香丹注射液2ml+利多卡因注射液1~2ml，混合备用。一组取穴：肝俞、肾俞、志室、曲池、足三里；二组：脾俞、三焦俞、气海俞、内关、三阴交。每天治疗1次，每天一组。治疗过程中随症加减，腰痛加大肠俞、阿是穴；膝关节痛加阴市、血海、阴陵泉、阳陵泉；纳差加胃俞、中脘；头痛加风池、百会、头维。

（3）耳针。肾、肝、皮质下、交感、肾上腺。耳郭常规消毒，用13mm针灸针，刺入耳穴，不刺透耳软骨，留针30分钟以上，每次单侧耳穴，两耳交替。

（4）中药汤剂。肾衰1号120g，黄芪50g，党参50g，钩藤20g，牛膝20g，车前子30g，石决明（先煎）30g，枸杞20g，补骨脂20g，旱莲草10g，女贞子10g。每天1剂，水煎服。

二诊：2011年2月1日。腰部酸痛明显减轻，精神良好，未诉不适。辅助检查：肌酐520μmol/L，尿素氮21.5mmol/L，尿酸521μmol/L，尿蛋白（+++），尿潜血（±）。B超：双肾未发现结石；右肾积水。治疗：同初诊。

三诊：2011年2月27日。未诉不适。辅助检查：肌酐428μmol/L，尿素氮18.3mmol/L，尿酸585μmol/L，尿蛋白（+++），尿潜血（±）。B超：右肾轻度积水。治疗：继续隔药饼灸和中药治疗，并停止透析。

四诊：2011年3月21日。未诉不适。辅助检查：肌酐358μmol/L，尿素氮21.6mmol/L，尿酸262μmol/L，尿蛋白（++），尿潜血（±）。治疗：同三诊。

五诊：2011年9月。未诉不适。辅助检查：肌酐269μmol/L。治疗：同三诊。

病例四

申某，男，58岁，农民，云南省德宏州人。初诊：2010年8月23日。

［主诉］反复腰痛20年余，加重伴血尿1个月。

［现病史］患者20年前无明显诱因出现腰部疼痛，遂至当地医院就诊，行腹部泌尿系B超示：双肾结石。经中西药治疗后，复查超声未见结石。8年前再次复查超声，示双肾结石，续用中西药治疗，排出部分结石，未排净，腰痛缓解。1月前无明显诱因突然出现肉眼血尿，左腹胀痛，小便不畅，遂至昆明医科大学附属医院就诊，行胸腹部CT示：①双肾多发性结石并积水，右肾血流灌注低，肾小球滤过功能中度受损，上尿路梗阻；②双肺多发条索状结节，多发性感染病灶；左上肺可见34mm包块。为求中医系统诊治，遂前来就诊。现症见：腰痛，盗汗，头胀痛。脉细弦，微数，舌暗红，苔薄白。既往史：无特殊。

［辅助检查］肌酐452μmol/L，尿素氮18.4mmol/L，尿酸721μmol/L，尿蛋白（±），尿潜血（+++）。B超：双肾结石伴重度积水。

［西医诊断］①慢性肾衰竭（尿毒症期）；②双肾结石伴重度积水；③高尿酸血症；④肺部感染；⑤左上肺包块（性质待查）。

［中医诊断］慢肾风（阴虚火旺）。

［治则］补益脾肾，滋阴清热，宣肺化结。

［中医辨证分析］脾肾气虚，湿热蕴积下焦，煎熬尿液，日久积聚成砂石，

砂石阻滞，不通则痛，故腰痛；砂石瘀阻，气化不利，气滞血瘀，损伤脏腑，脏腑功能受损；湿热蕴结，灼伤血络，故见血尿；久而脾肾俱衰，病情加重，虚实夹杂，脏腑亏虚。

二诊：2010 年 9 月 20 日。未诉不适。肌酐：381μmol/L，尿素氮：12.5mmol/L，尿酸：617μmol/L。治疗：同初诊。

三诊：2010 年 10 月 22 日。未诉不适。肌酐：318μmol/L，尿素氮：14.13mmol/L，尿酸：518μmol/L。治疗：同初诊，继续治疗 5 个月后，结石排出一部分，肾积水消失，无其他不适。

第十八章　急性肾功能衰竭

急性肾衰竭是指肾功能急剧衰退的肾脏病变，是较为常见的内科急危重病之一，死亡率较高，本病病势较猛，进展迅速，在无透析疗法之前死亡率达90% 以上，运用透析疗法后死亡率仍在 50%~60%。临床上以少尿、无尿，继而导致水、电解质紊乱、酸中毒和尿毒症为主要表现。

急性肾衰竭病情复杂，是内科、外科、妇产科、传染科、创伤科常见的危急重症。其病因很多，主要与感染、创伤、烧伤、心力衰竭、中毒、休克、尿路梗阻、肾血管栓塞等相关。其病理分为缺血型、中毒型。组织学可见肾小管轻微病变直至肾小管广泛坏死，肾脏体积增大，肾皮质苍白、缺血，肾髓质呈暗红色，肾间质水肿，镜下可见肾小管上皮细胞扁平、浑浊、肿胀、变性、坏死、脱落等病理特征。

一、病因病机

中医学认为，急性肾衰竭属“癃闭”“关格”等范畴。本病的病因分瘟毒侵袭和急性气血亏损两类。前者多由外感六淫疫毒、内伤饮食或中毒、虫咬等三方面，形成火热、湿毒、瘀浊之邪，壅塞三焦，热毒上壅于肺，肺失清肃，水道不利；湿热中遏于脾，正气不得升降，运化失调，水不能下渗于膀胱，而致无尿；浊邪下阻于肾，开合失司而致癃闭。后者因失血失津，阴液耗损，水无化源所致。

本病起病急，来势凶猛，变化迅速，其病理性质总属本虚标实。一般初起多为火热湿毒瘀浊之邪壅滞三焦，影响通调水道的功能，以实热为主。随着病情的变化，失血失液，阴津耗竭，化源不足，可出现阴竭阳脱之证。病至后期，以脏腑虚损，气阴两虚为主。

二、病例举隅

病例一

蔡某，男，62岁，退休干部。初诊：2010年12月1日。

［主诉］腰背酸痛、神疲乏力7个月。

［现病史］患者2010年4月因“胃反酸”而服用新疆“草药”（具体药名不详）后第3天出现恶心、厌食、流涕，气喘、乏力，双下肢轻度水肿，泡沫尿，皮肤红疹等症状。于个旧市人民医院就诊，诊断为“急性肾衰”予血透治疗1个月后转至昆明市某医药继续进行血透治疗。脉细弦，舌质暗红，苔薄白。既往史：无特殊。

［辅助检查］2010年4月10日：肌酐1080μmol/L，尿酸337μmol/L，尿素氮25.25mmol/L。

［西医诊断］急性肾功能衰竭。

［中医诊断］癃闭（浊瘀阻塞）。

［治则］行瘀散结，通利水道。

［中医辨证分析］误食药物中毒，形成火热、湿度、瘀浊之邪，壅塞三焦，热毒上壅于肺，肺失清肃，水道不利；湿热中遏于脾，正气不得升降，运化失调；邪浊下阻于肾，开阖失司而致癃闭。已经透析7个月，正气以衰，邪毒未清，故出现虚实夹杂之表现。

二诊：2010年12月21日。患者精神状态有所改善，神疲乏力较前有所好转。辅助检查：肌酐325μmol/L，尿酸417μmol/L，尿素氮12.6mmol/L。治疗：同初诊。

三诊：2011年1月28日。未诉不适。辅助检查：肌酐282μmol/L，尿酸417μmol/L，尿素氮12.6mmol/L。治疗：从化验单及临床症状可见患者肾功已明显好转，建议患者延长透析时间，10天透析一次。

四诊：2011年2月8日。未诉不适。肌酐：269μmol/L，尿酸208μmol/L，尿素氮13.1mmol/L。治疗：患者肌酐值仍在下降，说明肾功在持续恢复，建议患者可以停止透析治疗，但患者对完全停止透析仍有顾虑，又在2月18日、2月25日透析2次，于2011年2月25日完全停止透析。

五诊：2011年2月4日。现症见：未诉不适。肌酐：256μmol/L，尿酸334μmol/L，尿素氮11.4mmol/L。治疗：患者停止透析后肾功能仍在继续恢复，为巩固疗效，现调整中药，具体方药如下。

肾衰1号120g，黄芪50g，党参59g，茯苓20g，白术20g，焦三仙10g，苍术10g，厚朴10g，陈皮10g，生姜3片，大枣10g，甘草6g，金樱子15g，芡实15g，菟丝子15g。共治疗7个月，至今肾功能一直正常。

病例二

李某，男，45岁。初诊：2008年1月。

[主诉] 腰部酸痛伴发热、咽痛3个月。

[现病史] 患者2007年10月28日因腰部酸痛伴发热到某医院就诊，经测血压200/120mmHg。治疗2天后，疗效不明显，转另一个医院骨科住院，住院期间使用抗生素治疗一周，病情无改善，肾功能迅速恶化，转肾内科治疗。舌暗红，苔白腻，脉洪大有力。既往史：无特殊。

[辅助检查] 2007年10月30日肌酐167μmol/L，尿素氮9.96mmol/L，尿酸497μmol/L。

[西医诊断] 肾衰竭。

[中医诊断] 癃闭（肺热壅盛）。

[治则] 清泄肺热，同利水道。

[中医辨证分析] 外感风寒，肺热痰凝，湿热下注，水湿停积，发为癃闭。

二诊：2008年5月16日。未诉不适。辅助检查：肌酐109μmol/L，尿酸358μmol/L，尿素氮4.6mmol/L；尿常规（–），血常规（–）。治疗：从化验单可见患者肾衰、心衰、肺部感染均告临床痊愈，为巩固临床疗效，嘱其继续隔肾衰药饼灸；继服中药汤剂5剂；1个月后再来复诊。

三诊：2008年11月21日。未诉不适。辅助检查：尿常规（–）、肝肾功（–）。治疗：继续以隔肾衰药饼灸以巩固疗效。

病例三

陈某，女，58岁。初诊：2003年8月。

[主诉] 精神萎靡、腰酸痛2个月。

［现病史］患者2003年6月服中草药（朱砂莲）治疗胃病，服后当晚即呕吐，入县医院输液4天（具体药物不详）无效，随即于昆明医学院第一附属医院就诊，诊断为“急性肾功能衰竭”，透析7次后出院。出院后仍感精神萎靡，失眠，腰酸痛，无力，纳差。舌暗红，苔白腻，脉沉。既往史：无特殊。

［辅助检查］2003年8月16日肌酐211.9μmol/L，尿素氮12.1mol/L，尿酸384μmol/L。

［西医诊断］急性肾衰竭。

［中医诊断］癃闭（肾阳衰惫）。

［治则］温补肾阳，化气利水。

［中医辨证分析］脾肾阳虚，瘀毒未清。

二诊：2003年8月25日。现症见：患者面色明显好转，睡眠增加，精神较前有所改善，饮食有所增加。辅助检查：肌酐183μmol/L，尿酸241μmol/L，尿素氮8.03mmol/L。治疗：同初诊。

三诊：2005年2月28日。未诉不适。辅助检查：肌酐127.9μmol/L，尿酸293.3μmol/L，尿素氮9.3mmol/L。治疗：从化验单上可见患者已达到临床痊愈，为巩固疗效嘱患者每隔一日行隔药饼灸一次。

四诊：2005年6月3日。未诉不适。辅助检查：肌酐113.4μmol/L，尿酸300μmol/L，尿素氮5.3mmol/L。治疗：因患者肾功正常且继续好转，遂将隔药饼灸改为每周2次。1年后患者复查，肝肾功（–）、尿常规（–），把隔药饼灸改为每周一次。

第十九章　慢性肾功能衰竭

慢性肾衰竭，是由多种肾脏疾患引起的慢性、持久性肾功能减退，导致代谢产物在体内潴留，水电解质及酸碱平衡失调，呈现全身多系统症状的一个临床综合征。

慢性肾衰竭的病因有原发性和继发性肾脏病两大类。在原发性肾脏病中多为慢性肾小球肾炎、慢性肾盂肾炎、肾小动脉硬化症、慢性间质性肾炎、肾结核、多囊肾等；继发性肾脏病中，常见于糖尿病肾病、痛风性肾病、狼疮性肾炎、多发性骨髓瘤、梗阻性肾病，以及慢性药源性肾损害等原因。但也有一部分患者，缺乏慢性疾病史，而以慢性肾衰竭的晚期症状作为初诊时的主诉。个别情况下，慢性肾衰竭可由急性肾衰竭转变而来。

各种病因导致的肾脏疾病，引起肾脏损害以后，肾功能均呈进行性恶化，这既与肾脏本身基础病的发展有关，也与某些共同的途径有关，其发病机制十分复杂，迄今尚未完全明了。当肾实质减少时，健存的肾小球血流动力学改变，其高灌注、高滤过状态使肾小球硬化不断增加，肾单位损伤进一步加重。肾功能的损害，除肾小球本身外，与肾小管损伤和间质纤维化密切相关。

一、病因病机

中医学认为，慢性肾衰竭属中医的“关格”“虚损”“溺毒”等范畴。本病可由肾脏本身的疾病迁延不愈而致，也可因为肾脏以外的疾病日久累及肾脏功能而造成。中医学认为，慢性肾衰竭的病因主要有外邪侵袭、劳倦过度、饮食失调、情志失和、失治误治、久病及肾、禀赋不足等，而外邪、饮食、劳倦及误治等，又常常是诱发慢性肾衰竭病情加重的重要因素。

慢性肾衰竭的发展变化极为复杂，临床表现特点不尽相同，然而其基本的病机是脾肾虚损，阴阳气血不足，气化升降功能失常而致浊邪潴留，壅塞三焦。脏腑功能损害与浊邪弥漫壅塞互为因果，可形成恶性循环。慢性肾衰竭病程演变的一般规律，起始为脾肾功能出现不同程度的减退或失调，升清降浊之功能紊乱，湿浊内蕴，继之湿浊可转化为水湿，凝聚成痰，化热酿毒，并可使气血阻滞，正气亏耗，呈现正虚邪实，寒热交错之征，后期则精气耗竭，气血离守，脏腑功能全面衰败，病情危笃。本病的病位非常广泛，晚期五脏六腑均可受累。但脾肾衰败，湿浊内蕴是本病的基本病机。由于脾肾衰败，水毒潴留，气化严重障碍，浊阴不得下泄，或上犯脾胃，或扰动肝风，或蒙蔽清窍，或入营动血，或水毒凌心射肺，从而出现种种危重病象。

二、病例举隅

病例一

黄某，女，55岁，退休干部，昆明市人。初诊：2011年3月。

[主诉] 失眠多梦3个月。

[现病史] 患者于2010年12月因扁桃体炎就诊于云南省中医医院，检查时发现肌酐为106.2μmol/L，未予重视，2011年3月因肝硬化就诊于云南省中医医院，予甲泼尼龙口服8mg/d，治疗后仍眠差易醒，入睡困难，纳可，夜尿2次，感胃脘灼热疼痛，便溏，小便可，晨起颜面浮肿，中午消退，腰腿痛。既往史：无特殊。

[辅助检查] 2011年3月22日总蛋白89.2g/L，白蛋白34.9g/L，球蛋白54.3g/L，总胆汁酸18.5μmol/L，丙氨酸氨基转移酶78U/L，天门冬氨酸转移酶90U/L，碱性磷酸酶394U/L。谷氨酰转移酶300U/L，血红蛋白87g/L，肌酐168.9μmol/L，尿常规正常。舌暗红，苔薄白，脉弦。

[西医诊断] 慢性肾功能不全（代偿期）。

[中医诊断] 癃闭（肝肾阴虚）。

[治则] 滋补肝肾，育阴利水。

[中医辨证分析] 肝肾阴虚，肝气犯胃，心肾不交。

二诊：2011年3月30日。现症见：精神较前明显好转，但仍感失眠、纳差。辅助检查：肌酐142μmol/L，尿酸309μmol/L，尿素氮7.46mmol/L。因患者失眠、纳差经初诊治疗后效果不明显，现将中药调整为：肾衰1号120g，酸枣仁20g，远志20g，磁石30g，山萸肉30g，牡丹皮10g，白芍20g，香附15g，熟地20g，当归20g，柴胡15g，夜交藤20g，炙甘草10g。

三诊：2011年5月4日。现症见：精神较前有所好转，心情愉悦，睡眠改善。辅助检查：肌酐93μmol/L，尿酸374μmol/L，尿素氮5.21mmol/L。治疗：从化验单上可见患者的慢性肾衰竭以达到临床治愈效果，多年的慢性胃炎所致的临床症状也以明显减轻，目前应将治疗重心改为以治疗肝硬化为主。

病例二

邹某，女，43岁。初诊：2007年9月。

［主诉］头昏2年、下肢水肿1年。

［现病史］患者头昏2年，下肢水肿1年在湖南治疗1年（具体治疗不详）无效，现症见：下肢凹陷性水肿，眼睑浮肿，腰酸痛，左腰尤甚。舌淡红，苔薄白，脉沉细。既往史：无特殊。

［辅助检查］2007年9月18日尿常规：蛋白尿（+），尿潜血（+），镜下红细胞3~6个/HP，白细胞2~4个/HP。

［西医诊断］慢性肾小球肾炎。

［中医诊断］水肿（脾阳虚衰）。

［治则］健脾温阳利水。

［中医辨证分析］脾肾阳虚，水湿滞留。

二诊：2010年6月23日。头沉重，腰酸软无力3个月。辅助检查：尿蛋白0.25g/L，ERY150μ/L，镜下红细胞（+）。血肌酐191.6μmol/L，尿素氮7.0mmol/L，尿酸442μmol/L。

因患者临床症状有所加重，现将中药调整为：肾衰1号120g，黄芪50g，党参50g，牡丹皮10g，金樱子15g，芡实15g，白茅根30g，小蓟20g，仙鹤草20g，地榆20g。余治疗同初诊。

三诊：2010年7月30日。未诉不适。辅助检查：尿蛋白1.0g/L，ERY25/μL，镜下红细胞0~3个/HP；血肌酐133.8μmol/L，尿酸443μmol/L，尿素氮8.63mmol/L；血常规（-）。治疗同二诊。

四诊：2010 年 9 月 9 日。未诉不适。辅助检查：尿蛋白 1.0g/L，ERY5/μL，镜下红细胞 0~2 个 /HP。血肌酐 126.5μmol/L，尿酸 390μmol/L，尿素氮 7.02mmol/L。治疗：患者肾功恢复正常，各种临床症状消失，达到临床痊愈，治疗以隔药饼灸每周 1 次以巩固疗效。

病例三

赵某，男，27 岁，北京人。初诊：2009 年 8 月。

[主诉] 右侧腰部酸痛 4 个月。

[现病史] 患者于 2004 年出现左肾区隐痛，2005 年出现血尿，经检查诊断为"左肾巨大囊肿"，并行手术切除。术后一直肾功能不全，肌酐在 200μmol/L 左右。曾服中药"金水宝""尿毒清"等治疗，肌酐曾降到 170μmol/L。现症见：右侧腰部酸痛，大便不畅，饮食、睡眠、小便正常。舌暗红，苔薄白，脉沉细。既往史：左肾切除术后。

[辅助检查] 2009 年 4 月 15 日 B 超示：左肾切除术后，右肾弥漫性病变，右肾多发性结节（错构瘤可能），脾大，肾实质回声稍增强，肾内结构尚清晰，右肾盂及输尿管无扩张。2009 年 8 月 19 日肌酐 191.1μmol/L，尿素氮 6.1mmol/L，尿酸 420.2μmol/L。

[西医诊断] ①左肾切除术后；②右肾弥漫性病变伴多发性错构瘤；③肾功能不全（失代偿期）。

[中医诊断] 腰痛（脾肾气虚）。

[治则] 补益脾肾。

[中医辨证分析] 脾肾气虚，腰脊失养。

二诊：2009 年 9 月 14 日。未诉不适。肌酐 161μmol/L，蛋白尿（+），尿酸和尿素氮都在正常范围。治疗：嘱其回北京后继续隔药饼灸和服中药治疗。

病例四

陈某，男，67 岁。初诊：2007 年 7 月。

[主诉] 气喘、呼吸困难 2 年。

[现病史] 患者于 2005 年反复出现气喘、呼吸困难，动则喘甚，双下肢凹陷性水肿、按之没指，自服呋塞米后水肿。气喘可以缓解，感腰部酸痛，会阴部潮湿，尿等待、尿不尽。现症见：呼吸困难，面色灰暗，双下肢重度凹陷性水肿，按之没指。舌暗淡青紫，苔薄白，脉弦滑。既往史：阻塞性肺气肿；

水肿。

［辅助检查］血肌酐 175μmol/L，尿素氮 5.4mmol/L，尿酸 499μmol/L，尿蛋白 0.15g/L，尿白细胞 7~8 个 /HP。

［西医诊断］①慢性阻塞性肺气肿；②慢性肾衰竭（失代偿晚期）；③水肿。

［中医诊断］喘证（肾虚不纳）。

［治则］宣肺补肾利水。

［中医辨证分析］肺为水上之源，肺肾气虚，水湿停聚，发为水肿；湿浊瘀久，阻遏肾络，气失摄纳则喘。

二诊：2008 年 1 月 25 日。气喘明显减轻，基本不咳，痰量减少，水肿消退。辅助检查血肌酐 107μmol/L，尿素氮 9.2mmol/L，尿酸 344μmol/L，尿蛋白（–），尿潜血（–）治疗同初诊。

病例五

张某，女 56 岁，退休干部，昆明市人。初诊：2006 年 10 月。

［主诉］头昏、胀痛 3 个月。

［现病史］患者于 3 个月前无明显诱因出现头昏、胀痛，自测血压为 180/115mmHg，现症见：头昏、胀痛，耳鸣，口苦，失眠多梦，遇烦劳郁怒而加重，舌红苔黄，脉弦数。

［既往史］无特殊。

［辅助检查］血肌酐 155μmol/L，尿素氮 6.1mmol/L。B 超：左肾萎缩，肾体积缩小，严重损伤；右肾多发囊肿。

［西医诊断］①高血压病；②慢性肾衰竭代偿期。

［中医诊断］眩晕（肝阳上亢）。

［治则］平肝潜阳，清火息风。

［中医辨证分析］水不涵木，肾虚肝旺。

二诊：2006 年 12 月 6 日。自诉无明显不适。辅助检查：血肌酐 133μmol/L，尿素氮 7.9mmol/L，尿酸 437μmol/L。血压 130/90mmHg。治疗：同初诊。

三诊：2007 年 1 月 22 日。未诉不适。血肌酐 127μmol/L，尿酸 338μmol/L，尿素氮 6.7mmol/L，血压 117/80mmHg。治疗同初诊。

病例六

王某，女，42岁，干部，昆明市人。初诊：2008年2月。

［主诉］咽部伴下肢、面部水肿1个月。

［现病史］患者于1月前因咽部疼痛伴下肢、面部水肿到某医院就诊，经住院治疗后（具体治疗措施不详）水肿有所减轻，血压有所下降，肌酐、尿素氮、尿酸有所上升。现症见：面部浮肿，苍白，下肢轻度凹陷性水肿，血压110/75mmHg。舌淡红，苔薄白，脉细。既往史：无特殊。

［辅助检查］2008年1月24日肌酐198.8μmol/L，尿素氮7.18mmol/L，尿酸348μmol/L；2008年2月14日肌酐315.6μmol/L，尿素氮9.74mmol/L，尿酸411μmol/L，尿蛋白（+++），尿潜血（+++）。

［西医诊断］①肾小球肾炎；②慢性肾衰竭（失代偿期）。

［中医诊断］水肿（脾肾阳虚）。

［治则］补益肝肾，渗湿利水。

［中医辨证分析］脾肾阳虚，健运失司，水湿停聚，故水肿；肾虚无力封藏，精微下漏，故出现蛋白尿和尿血。

二诊：2008年3月19日。面部及下肢水肿消退，未诉其他不适。辅助检查：肌酐210μmol/L，尿酸370μmol/L，尿素氮9.17mmol/L。治疗同初诊。

三诊：2008年5月22日。患者未诉不适，可正常生活和工作。辅助检查：肌酐175.7μmol/L，尿酸407μmol/L，尿素氮8.65mmol/L。治疗同初诊。

四诊：2008年8月11日。患者由于工作繁忙而放弃治疗，肾功能出现恶化，出现尿血，吃野生菌后肾功能再次受损。辅助检查结果：肌酐232μmol/L，尿酸454μmol/L，尿素氮8.65mmol/L。治疗：管氏四联疗法。

五诊：2009年11月12日。患者由于装修新房，劳累过度，诱发了颌下和耳后淋巴结炎，住院静脉滴注头孢等抗生素后肾功急剧恶化。辅助检查：肌酐702μmol/L，尿素氮37.1mmol/L，尿酸290μmol/L，红细胞2.19×10^{12}/L，血红蛋白70g/L，（已进入尿毒症期）。治疗：每天透析一次。

【按语】此患者治疗了1个月，肾功明显改善，可正常生活和工作，仅仅两三个月的时间，就恶化到尿毒症。我们要从中吸取如下教训。

①劳累（包括劳心和劳力）。劳累是肾衰患者的第一大忌。她买房、装修、搬家过度劳累，是肾衰恶化主要原因。

②炎症。此例患者的淋巴结炎是造成她肾衰恶化的重要诱因。所以，肾衰患者今后一定要预防炎症。

③抗生素。此患者静脉输液头孢霉素13天，是造成这次肾衰急剧恶化的另一个原因。肾衰患者要吸取这个教训，切不可随意滥用抗生素。

病例七

王某，男，21岁，农民，四川省渠县人。初诊：2010年1月。

［主诉］头晕、咳嗽伴小便不利3个月。

［现病史］患者于2009年10月因乏力、头晕、咳嗽经静脉输液（具体药物不详）治疗3天无好转，随即出现呕吐、咯血，当地医院以“肺炎”治疗无效。现症见：面部灰黑，慢性病容，神疲乏力，纳差，胸闷。今早呕吐2次，鼻出血1次。舌淡，苔白薄腻，脉细数。既往史：无特殊。

［辅助检查］2010年1月6日肌酐1005.6μmol/L，尿素氮45.2mmol/L，尿酸445.5μmol/L，血钾6.5mmol/L，乙肝大三阳。尿常规：尿蛋白（++），潜血（+）。B超：双肾皮质回声增强，双侧胸腔大量积液。

［西医诊断］①慢性肾炎；②肾功能衰竭（尿毒症期）；③肺部感染；④胸腔积液；⑤乙肝大三阳；⑥高血压病。

［中医诊断］关格（脾肾阳虚，湿浊内蕴）。

［治则］温补脾肾，化湿降浊。

［中医辨证分析］脾肾阳虚，气化不利，致湿浊内蕴，弥漫三焦病发为上则呕吐，发为下则小便不通。

二诊：2010年2月24日。精神、体力、饮食明显好转，透析时间延长为7天透析一次。辅助检查：肌酐531μmol/L，尿酸512μmol/L，尿素氮20.3mmol/L，尿蛋白（+），红细胞2~3个/HP。治疗同初诊。

三诊：2010年3月1日。未诉不适。肌酐515μmol/L，尿酸536μmol/L，尿素氮23.4mmol/L，血钾6.2mmol/L。治疗：同初诊。

四诊：2010年3月6日。未诉不适，已停止透析治疗。肌酐293μmol/L，尿酸510μmol/L，尿素氮15.3mmol/L，血钾5.4mmol/L。治疗：同初诊。

病例八

付某，女，53岁，教师，云南省澜沧县人。初诊：2007年12月。

［主诉］食欲不振伴失眠8年。

［现病史］患者蛋白尿 8 年，肾功能异常 5 年。现症见：食欲不振，口中乏味，失眠，每日小便量 600ml 左右，下肢不浮肿，血压 150/90mmHg，慢性病容。舌淡红，苔薄白，脉弦滑。

［既往史］蛋白尿 8 年，肾功能异常 5 年。

［辅助检查］2007 年 12 月 2 日肌酐 165μmol/L，尿素氮 7.21mmol/L，尿酸 308μmol/L，蛋白尿（+），尿潜血（+++）；肾活检为“局灶增生硬化性肾小球肾炎”。

［西医诊断］①慢性肾炎；②慢性肾衰竭（代偿期）。

［中医诊断］虚劳（脾肾气虚）。

［治则］补脾益肾，养心安神。

［中医辨证分析］脾虚健运无力，故食欲不振，口中乏味；肾虚失于封藏，精微下漏，故出现蛋白尿、血尿；心肾不交则失眠。

二诊：2007 年 12 月 10 日。患者自诉头晕、头痛，其余症状较前有所改善。血压 160/90mmHg。治疗：因患者血压较高，头晕、头痛，遂调整中药为：肾衰 1 号 120g，黄芪 50g，党参 50g，丹参 20g，萆薢 10g，柴胡 10g，白芍 10g，石菖蒲 10g，远志 10g，金樱子 10g，菟丝子 10g，枸杞 10g，旱墨莲 10g，女贞子 10g，钩藤 20g，牛膝 20g，石决明 30g（先煎）。

三诊：2008 年 1 月 25 日。未诉不适。肌酐 118μmol/L，尿酸 364μmol/L，尿素氮 7.7mmol/L，尿潜血（++）。

［治疗］因患者尿潜血为（++），现将中药改为：黄芪 50g，党参 50g，白术 20g，伏苓 20g，陈皮 10g，麦冬 10g，黄精 10g，淫羊藿 10g，旱墨莲 10g，木香 15g（后下），甘草 6g。

四诊：2008 年 4 月 23 日。未诉不适。辅助检查：肌酐 115μmol/L，尿酸 342μmol/L，尿素氮 7.44mmol/L，尿潜血（－），蛋白尿（－）。临床痊愈，嘱其继续隔药饼灸 3 个月，中药改为四君子汤加味，以善其后。

病例九

罗某，男，30 岁。初诊：2007 年 1 月。

［主诉］精神不振伴纳差半年。

［现病史］患者半年前无明显诱因出现精神不振伴纳差，未引起重视，今症状逐渐加重。现症见：精神不振，头昏，失眠，纳差，面色灰黄，慢性病

容，无水肿。舌淡红，苔薄白，脉弦。

［既往史］无特殊。

［辅助检查］2007年1月20日。肌酐224.6μmol/L，尿素氮14.5mmol/L，尿酸559μmol/L，尿蛋白（+++）。病理检查报告：21个肾小球，7个肾小球硬化，其余肾小球弥漫肿胀，不同程度弥漫系膜增生，以系膜增多为主并系膜广泛插入，形成假双轨，基底膜弥漫增厚。

［西医诊断］①慢性系膜增生性肾小球；②慢性肾功能衰竭（失代偿期）。

［中医诊断］虚劳（肝肾阴虚）。

［治则］滋肾平肝。

［中医辨证分析］阴虚阳亢，上扰清窍则头晕、精神不振；肾精不足，失于濡养，心肾不交则失眠。

二诊：2007年2月26日。未诉不适。辅助检查：肌酐212.2μmol/L，尿酸559μmol/L，尿素氮14.05mmol/L，尿蛋白（++）。治疗同初诊。

三诊：2007年9月21日。精神、饮食、睡眠均如常人。肌酐102μmol/L，尿酸482μmol/L，尿素氮8.7mmol/L，尿蛋白（+），尿潜血（-）。治疗：继续以隔药饼灸巩固疗效，中药改为：肾衰1号120g，黄芪50g，党参50g，萆薢20g，丹参20g，金樱子10g，覆盆子10g，菟丝子10g，枸杞10g，白花蛇舌草15g，石韦15g，旱墨莲10g，女贞子10g。

病例十

黄某，女，64岁，退休干部，四川南溪县人。初诊：2005年1月。

［主诉］乏力、纳差伴下肢凹陷性水肿半年。

［现病史］患者半年前无明显诱因出现乏力、纳差伴下肢凹陷性水肿，于昆明某医院治疗（具体治疗不详），治疗效果不明显。现症见：乏力、纳差，面色萎黄，下肢凹陷性水肿。舌紫暗，无苔。左脉沉细、右脉弦。既往史：无特殊。

［辅助检查］2005年1月10日肌酐214μmol/L，尿素氮11.2mmol/L，尿酸444μmol/L，葡萄糖4.9mmol/L。

［西医诊断］①慢性肾功能衰竭（失代偿期），②慢性肾炎。

［中医诊断］水肿（脾肾阳虚）。

［治则］温补脾肾，化气利水。

［中医辨证分析］脾肾阳虚，水湿停聚则发为水肿。

二诊：2005 年 1 月 28 日。现症见：水肿完全消失，精神明显好转，饮食正常。治疗：中药改为：肾衰 1 号 120g，黄芪 50g，党参 50g，萆薢 10g，丹参 10g，黄柏 10g，苍术 10g，蝉蜕 10g，刺蒺藜 10g，甘草 6g。

三诊：2005 年 2 月 19 日。未诉不适。辅助检查：肌酐 125μmol/L，尿酸 465μmol/L，尿素氮 8.8mmol/L。治疗：同二诊，嘱其隔日隔药饼灸 1 次，以善其后。

病例十一

马某，男，58 岁，教师，云南省丽江市人。初诊：2008 年 6 月。

［主诉］精神不振、无力伴头昏、心慌 4 个月。

［现病史］患者于 2008 年 2~6 月先后在两个医院肾病科进行治疗，血液透析每周 2 次，病情无明显好转。现症见：精神甚差，饮食无味，无力，头昏、头晕。心慌，眠差。每日小便量 700ml 左右，无水肿。舌淡红，裂纹舌，苔薄白，脉沉细。既往史：胆结石、胆囊炎、血吸虫肝损伤 18 年。

［辅助检查］2008 年 6 月 30 日透析后血肌酐 575μmol/L，尿素氮 24.3mmol/L，尿酸 529μmol/L。

［西医诊断］①慢性肾衰竭（尿毒症期）；②胆囊炎；③胆结石。

［中医诊断］关格（脾肾阳虚，湿浊内蕴）。

［治则］温补脾肾，化湿降浊。

［中医辨证分析］脾肾阴阳俱虚，湿热之毒内蕴，阻遏经脉，导致关格。

二诊：2008 年 7 月 18 日。现症见：精神明显好转，心悸头晕等症状消失。血液透析延长为每周 1 次。辅助检查：血肌酐 508μmol/L，尿酸 524μmol/L，尿素氮 18.7mmol/L。治疗同初诊。

三诊：2008 年 8 月 8 日。有尿血，未诉其他不适，血液透析延长为 10 天 1 次。辅助检查：血肌酐 487μmol/L，尿酸 541μmol/L，尿素氮 19.8μmol/L，尿潜血（+）。治疗：同初诊。

四诊：2008 年 9 月 10 日。未诉不适。辅助检查：血肌酐 409μmol/L，尿酸 541μmol/L，尿素氮 19.7mmol/L，尿常规（–）。治疗：同初诊，停止透析。

五诊：2008 年 12 月 1 日。未诉不适。辅助检查：血肌酐 224μmol/L，尿酸 389μmol/L，尿素氮 16.4mmol/L。治疗同初诊。

病例十二

龚某，男，50岁。初诊：2013年12月。

［主诉］头昏、乏力伴纳差半年。

［现病史］患者半年前无明显诱因出现头昏、乏力伴纳差，未行治疗，症状逐渐加重。头昏、乏力、纳差，舌质暗红，苔白、厚腻，脉沉细弱。既往史：无特殊。

［辅助检查］2013年12月25日血肌酐435μmol/L，尿素氮18.9mmol/L，尿酸625μmol/L。

［西医诊断］①慢性肾功能不全（肾衰竭期）；②慢性肾小球肾炎。

［中医诊断］虚劳（脾肾两虚）。

［治则］补益脾肾，养心安神。

［中医辨证分析］脾肾阴阳两虚，湿浊内阻。

二诊：2014年1月16日。无头晕，饮食睡眠恢复正常。辅助检查：血肌酐303μmol/L，尿酸568μmol/L，尿素氮17.1mmol/L。嘱其继续隔药饼灸，服中药以善其后。

附录

附一　肾病常用药对

1、黄芪、党参

黄芪甘温补气，既能升补脾气，又能固表止汗；党参甘平补气，又能健脾补气。黄芪益气行水，党参又能生津。

两药相伍补气作用强，可用于肺脾气虚者，如容易感冒，尿少肢肿，尿蛋白迁延不愈者。各种肾病均适用。

2、仙茅、淫羊藿、鹿衔草

仙茅辛热性猛，能补命门火而壮阳，除寒湿而暖腰膝，善治下元虚弱；淫羊藿，补肝肾，壮筋骨，兴阳益精，祛风散湿，腰膝无力，尿频多。鹿衔草又叫蛇菇，壮阳补肾，健脾理气，止血。

“三仙”合用温肾壮阳，健脾理气，且善走下，直趋肾经，具温补命火，除湿消肿之双重作用。注意，仙茅有小毒，对肾病病人，用量不宜大，且不可久用。

3、桑寄生、牛膝

桑寄生祛风湿而性不燥烈，又有润筋通络之功，且补肝肾而强筋骨，养血而安下；牛膝活血散瘀，引血下行，尚能强健腰膝。

两药相伍补益肝肾，强健腰膝，并直达病所，补散兼施，补而不滞，活而不伤。善治肾病腰膝酸软无力之症。

4、金樱子、菟丝子、补骨脂

金樱子酸涩收敛，固精摄尿；菟丝子性柔而平和，不温不燥补而不滞，滋补肝肾，为平补之品；补骨脂温补肾阳，补火生土。

三味相伍，一敛二补，专补肾中精亏，而固摄下泄之精微，对无症状的单纯蛋白尿患者均可应用。而对多种肾病后期，由于肾气虚弱、膀胱失约之夜尿频多症多有良效。

5、生地、丹皮

生地入血分，清热凉血，滋阴生津；丹皮泻血分郁热，凉血使血流畅而不留瘀，血热清而不妄行。

两药相伍滋阴补肾，善清虚火内热。尿毒症晚期的出血倾向，多由于水亏火旺，热迫血热妄行，均可用此药对，达凉血止血之目的。

6、黄芪、木防己

黄芪甘温，温阳益气而利水肿；木防己祛风止痛，行水消肿，解毒，降血压。

两药配伍，补利兼行，益气利水不仅能改善气虚，且能消肿降尿蛋白，肾功也能好转。有肺脾气虚而有水肿者皆可用。

汉防己的用量过大，可导致急性肾小球坏死，肾病不用汉防己。木防己的内服汤剂用量以 6~12g 为宜。

7、当归、芍药

当归补血活血，消肿排脓，为血中之气药，长于动而活血；白芍苦酸微寒，养血敛阴，柔肝止痛，为血中之阴药，善于静而敛阴；赤芍则清热凉血，祛瘀见长，善清血分郁热，并有祛瘀行滞，降肝火之旺的特性，长于清血分之热。

当归、白芍一动一静相配有养血理血，养肝柔肝，平肝以缓急迫，柔肝行气血以祛垢滞，相辅相成；当归、赤芍一温一寒相伍有养血活血，补肝血，降肝火，行瘀去滞之效。

肾病日久，必有瘀滞，而脾肾虚损，也必累及肝，用当归、赤芍养血，活血化瘀，柔肝清肝，导滞，达到补养行通之目的。

8、麦冬、五味子

麦冬甘苦微寒，滋燥润枯，养阴生津；五味子能收敛耗散之气。

两药相配，酸甘化阴，守阴留阳，留阳汗自止。对肾病之肾阴不足，如扁桃体炎、咽炎长期不愈，口燥咽干，用麦冬、五味子酸甘化阴，收敛肺肾之阴则诸症可愈。

9、枸杞、菊花

枸杞补肾益精，养肝明目，滋肝养血之功较强；菊花平肝祛风，养肝明目。两药相配，一滋一清，滋养肝肾，清热明目，相反相成，善治肝肾不足，眼目昏花。

用于肾病的肝肾阴虚，目睛干涩，视物昏花，以及改善肾病高血压。

10、知母、黄柏

知母滋阴降火，清实热，退虚火；黄柏坚阴清热，长于清肾经相火，泻下焦湿热而坚阴。知母善泻下焦无根之火，黄柏长于清下焦有形湿热。

用于治疗肾病之阴虚内热，腰酸乏力，五心烦热。达滋阴降相火，清利湿热。

11、牛膝、车前子

牛膝有川、怀两种，具有活血化瘀，引血下行，兼能强健腰膝之用；川牛膝活血尤甚，怀牛膝偏补肝肾。车前子甘寒滑利，性专降泄，有通利小便，渗湿邪热之功。

用于肺、脾、肾等病机引起的水肿，肾性高血压病。

12、滑石、防己

滑石性寒而滑，寒能清热，滑能利窍，泻膀胱之热结而通利水道。防已有两种，汉防已宣通上下，祛风除湿，宣壅滞通经络，性味苦寒，长于下行；木防己偏于祛风。

湿热是贯穿多种肾病的一种自始至终的重要致病因素，不仅是肾病久治不愈的因素，也是使肾功恶化的重要原因。

此药对清热利湿，消肿通窍，引邪下出。肾病多用木防己，汉防己量不宜大，且不能久用。

13、白花蛇舌草、石韦

白花蛇舌草清热解毒，活血利水；石韦清热利湿，利水通淋。

肾炎长期不愈的多种感染病灶多为热毒不消，可用其活血、利尿、通淋之作用。

14、生侧柏、马鞭草

生侧柏凉血止血，去血分之湿热；马鞭草清热解毒，活血化瘀，利水消肿。用于治疗急慢性肾炎的血尿。

15、益母草、白茅根

益母草行瘀血生新血，活血利水；白茅根清热凉血止血，养阴利尿消肿。肾炎水肿可重用之，不仅疏通脉道，改善肾功能，对减少蛋白尿亦有一定的作用。

16、黄连、竹茹

黄连苦寒，泻心火，祛胃热，燥湿止泻；竹茹清热化痰，和胃降逆，善治呕恶。用于尿毒症之脘痞、纳呆、呕恶频繁。

17、木香、大腹皮

木香行气消肿和肠胃，专行中焦气滞，脾胃虚实皆可用；大腹皮宽中下气除胀，导滞消食，利水消肿。用于大便不畅，纳差腹胀，气滞水肿。

18、砂仁、白豆蔻

砂仁暖胃燥湿，行气和胃，散寒力大，功专中下二焦，引气归元（肾）；白豆蔻温中化湿，和胃止呕，功专中上二焦。

尿毒症时，脾胃升降乖乱，用此药对醒脾和胃，止呕纳运，不仅有利于补肾药的吸收，也有利于病情的稳定、好转。

19、焦山楂、苏叶

焦山楂助脾健胃，促进消化，入血分而活血化瘀；苏叶散寒解表，宣肺化痰，和胃止呕，安胎，解鱼蟹毒。二药一走气分，一走血分，同走气血，不仅调和脾胃，还可消除蛋白尿。

20、制首乌、白鲜皮、白蒺藜

制首乌滋养肝肾，补益精血，善治血虚血燥之刺痒；白鲜皮清热解毒，除湿止痒，善治湿毒之痒症；白蒺藜轻清快利，疏肝祛风，通络，行血祛瘀。三药二走一守，二消一补，肾病出现的皮疹瘙痒，乃风邪袭表，虽有湿热、热毒、血虚等不同，然均可用此三药。

21、苦参、石韦

苦参苦寒，清利湿热；石韦清热利湿，利水通淋加强其清利作用，共同分消湿热邪毒。用于治疗肾病由湿热引起的血尿、蛋白尿，尿急、尿痛症等。

22、益母草、水蛭

益母草为活血化瘀要药，兼能利尿消肿，清热解毒，近世多用于肾病蛋白尿；水蛭咸苦甘，有小毒，属虫类药，叶天士称其“灵动迅速，追拔深混气血之邪”，对络中瘀结沉痼，可搜剔攻逐。肾病后期，血瘀明显，舌紫有瘀斑，顽固的蛋白尿可用。

23、金樱子、芡实

金樱子固精缩尿，涩肠止泻；芡实固肾补脾涩精、止带，止泻。

二者等分称“水陆二仙丹”可补肾涩精。用于治疗肾病之蛋白尿等。

24、苏叶、蒺藜、苍耳子

苏叶疏风散寒解表，调气解郁醒脾，兼顾肾病患者脾胃功能，并借其辛香引药入络。对轻中度蛋白尿单用即能奏效；蒺藜平肝解郁，祛风明目、止痒；

苍耳子散风寒，通鼻窍，祛风湿，止痒。本品有毒，不可多用。三者相伍，对上呼吸道感染引起的肾炎蛋白尿有效。

25、菟丝子、五味子

菟丝子既补肾阳，又补肾阴，且固精缩尿安胎，温阳而不燥，益阴而不腻，还补肝阴，为平补肝肾之品；五味子敛肺定喘，滋肾生津，止汗涩精。两药相配用于消除肾病蛋白尿，改善肾病的咳喘、乏力、咽干、汗出等临床症状。

26、萆薢、丹参

萆薢利湿分清、祛风湿；丹参祛瘀生新，凉血消肿。尿蛋白属于中医清浊不分，故用萆薢分清去浊，以消除蛋白尿。久病必瘀，用丹参去瘀生新。两药相配用于消除肾病蛋白尿。

27、旱莲草、女贞子

旱莲草、女贞子即二至丸，用于肝肾阴虚，是“平补肝肾”之剂。肾衰初期，多为脾肾阳虚，在温补肾阳的同时，因“阴阳互根”“无阳则阴无以生，无阴则阳无以化”，常配用二至丸，是养阴助阳之意。肾病后期，则出现阴阳两虚，配用二至丸以补阴。

28、黄柏．苍术

黄柏、苍术即二妙散，为“清热燥湿”剂，是治疗下焦湿热的常用方。

肾炎多有下焦湿热，常配用二妙散。黄柏泻肾火，清湿热；苍术燥湿健脾，祛风湿止汗。肾病初期，有咽炎、扁桃体炎等上呼吸道感染者，可配用二妙散。治疗肾病在温补肾阳的同时，若有热象，可配用二妙散。

29、丹参、雷公藤

根据王永钧等人的经验，用此药对加甘草研制成参藤合剂，治疗 30 例，可明显降低尿蛋白（平均减少 66% 左右），经统计学处理 $P < 0.05$，有显著性意义。经检验，此药对肾小球、肾小管均无损伤。说明无毒副作用。

30、熟地、附片

熟地滋阴补血，益精填髓。用于肝肾阴虚，腰膝酸软，骨蒸潮热，盗汗遗精，内热消渴；附片回阳救逆，温补脾肾，散寒止痛。大辛大热，温阳逐寒。两药配伍，阴阳兼顾，相需相济，脾肾双补。肾病后期，阴阳两虚，可用熟地30g，附片9g。

31、附子、干姜

附子（附片）回阳救逆，补火助阳，散寒止痛，“为回阳救逆第一品药”；干姜温中散寒，回阳通脉，温肺化饮。炙甘草、附子、干姜即“四逆汤”，是温中祛寒，回阳救逆之要方。治疗亡阳虚脱，阳气大虚。肾病综合征、肾衰晚期，常出现阴阳俱虚、阳气大虚，严重水肿，畏寒肢冷，需用附子、干姜。

32、山茱萸、龙骨、牡蛎

山茱萸补益肝肾，涩精固脱。龙骨敛气逐湿，止盗汗，安神，涩精止血。牡蛎平肝息风，养阴；煅牡蛎收敛固涩除酸的作用强，不养阴。三药配伍，补益肝肾，养阴平肝，涩精止血，对肾病各期均可应用，还有降血压作用。

33、巴戟天、黄柏

二药一阴一阳，皆为补肾要药。前者温而不热，益元阳、补肾气。后者苦寒，滋益肾阴。李东垣云其有“泻热补水润燥”之功。元代名医以一味黄柏制剂，称大补丸，良有深意。

34、萆薢、蝉蜕

萆薢利湿、分清浊，祛风湿；蝉蜕宣散风热，透疹止痒，利咽开音，明目退翳。经验证明，两药配伍二药治疗蛋白尿有效。

35、肉豆蔻、补骨脂

肉豆蔻温中，行气，涩肠，消食；补骨脂补肾助阳，纳气平喘，温脾止泻。两药配伍，温补肾阳，固肠止泻。对肾衰导致的肾阳虚，从而产生大便溏薄、五更泻等有效。

36、丹参、茜草

丹参活血祛瘀、调经止痛、养血安神、凉血消痈；茜草凉血止血、去瘀血活血。久病必瘀，肾病患者大都伴有“瘀”，需要活血化瘀；肾病患者气虚者多，又常伴有郁热，需要凉血祛瘀，此药对可以活血化瘀、凉血祛瘀。

附二　常用针灸歌赋

六总穴歌

肚腹三里留，腰背委中求，头项寻列缺，面口合谷收，胸胁内关谋，肋间支沟求。

回阳九针歌

哑门劳宫三阴交，涌泉太溪中脘接，环跳三里合谷并，此是回阳九针穴。

行针指要歌

或针风，先向风府百会中；或针水，水分侠脐上边取；或针结，针着大肠泻水穴；或针劳，须向膏肓及百劳；或针虚，气海丹田委中奇；或针气，膻中一穴分明记；或针嗽，肺俞风门须用灸；或针痰，先针中脘三里间；或针吐，中脘气海膻中补；翻胃吐食一般医，针中有妙少人知。

孙真人十三鬼穴

一针鬼宫、即人中，二针鬼信、即少商，三针鬼垒、即隐白，四针鬼心、即大陵，五针鬼路、即申脉，六针鬼枕、即风府，七针鬼牀、即颊车，八针鬼市、即承浆，九针鬼窟、即劳宫，十针鬼堂、即上星，十一针鬼藏、男即会阴，女即玉门头，十二针鬼腿、即曲池，十三针鬼封、在舌下中缝，刺出血。仍横安针一枚，就两口吻，令舌不动，此法甚效。更加间使、后溪二穴尤妙。

十六郄穴歌

心经阴郄小养老，交信跗阳阴阳跷，肝中都郄胆外丘，阴维筑宾阳阳交，肺郄孔最大温溜，郄门会宗包三焦，膀胱金门肾水泉，脾胃地机梁丘晓。

十五络穴歌

肺列缺、心通里、心包内关公孙脾，肝蠡沟、肾大钟、三焦外关胃丰隆；大偏历、小支正、膀胱飞扬胆光明；督长强、任鸠尾、脾之大络大包随。

十二募穴歌

大肠天枢肺中府，小肠关元心巨阙，膀胱中极肾京门，肝募期门胆日月，胃中脘兮脾章门，包膻中三石门穴。

八会穴歌

腑会中脘脏章门，髓会绝骨筋阳陵，骨大杼兮血膈俞，气膻中兮脉太渊。

井荥俞原经合歌

少商鱼际与太渊，经渠尺泽肺相连。商阳二三间合谷，阳溪曲池大肠牵。厉兑内庭陷谷胃，冲阳解溪三里随。隐白大都太白脾，商丘阴陵泉要知。少冲少府属于心，神门灵道少海寻。少泽前谷后溪腕，阳谷小海小肠经。至阴通谷束京骨，昆仑委中膀胱知。涌泉然谷与太溪，复溜阴谷肾所宜。中冲劳宫心包络，大陵间使传曲泽。关冲液门中渚焦，阳池支沟天井邀。窍阴侠溪临泣胆，丘墟阳辅阳陵泉。大敦行间太冲看，中封曲泉属于肝。

八脉交会八穴配合主治歌

公孙冲脉胃心胸，内关阴维下总同，临泣带脉耳颈颊，外关阳维锐肩逢，后溪督脉内眦颈，申脉阳跷耳肩通，列缺任脉行肺系，照海阴跷膈喉咙。

十二经井荥俞原经合补泻歌

肺泻尺泽补太渊，大肠二间曲池前。胃泻厉兑解溪补，脾在商丘大都边。

心先神门后少冲，小肠小海后溪连。膀胱束骨补至阴，肾泻涌泉复溜填。包络大陵中冲补，三焦天井中渚痊。胆泻阳辅补侠溪，肝泻行间补曲泉。

气血多少歌

多气多血惟阳明，少气太阳厥阴经，二少太阴常少血，六经气血须分明。

十二经纳甲（天干）法

甲肝乙胆丙小肠，丁心戊胃己脾乡，庚属大肠辛属肺，壬属膀胱癸肾藏，三焦阳府须归丙，包络从阴丁火旁。

十二经纳子（地支）法

肺寅大卯胃辰宫，脾巳心午小未中，申膀酉肾心包戌，亥焦子胆丑肝通。

八脉八穴配合八卦歌

坎一联申脉，照海坤二五，震三属外关，巽四临泣数，乾六是公孙，兑七后溪府，艮八系内关，离九列缺主。

跋

为医者

老子说："圣人常无心，以百姓心为心。善者，我善之，不善者，我亦善之，德善。信者，我信之，不信者，我亦信之，德信。圣人在天下，歙歙焉。为天下而浑其心。百姓皆注其耳目，圣人皆孩也。"

笔者悟："圣医常无心，以患者心为心。善者，我善之，不善者，我亦善之，德善。信者，我信之，不信者，我亦信之，德信。圣医在天下，歙歙焉。为患者而浑其心。患者皆注其耳目，医圣皆孩也。"

没有医不好的病，只有不会治的病，只要有一颗圣医的心。

愿天下医者皆圣医。

2014 年 9 月 1 日于昆明

注：

德：获得的"得"，与道德的"德"，古代是相通的，这里既指道德高尚，又是获得"善""信""诚信"之意。

歙歙：无所偏执的样子，投合的样子。

浑其心：浑指全部、整个；浑其心指全部的朴实之心。

参考文献

[1] 陈香美 . 现代慢性肾衰治疗学［M］. 北京：人民军医出版社 . 2001.

[2] 张琳琪，李培旭，郑万善等主编 . 肾脏病诊疗全书［M］. 北京：中国医药科技出版社 2000. 472–489.

[3] 董德长 . 实用肾脏病学［M］. 上海：上海科学技术出版社 . 1999.

[4] Boccaccio C, Ando M, Tamagnone L, et al. Induction of epithelial tubules by growth factor HGF depends on the STAT pathway. Nature，1998, 391: 285–288.

[5] Harris RC. Growth factor and cytokines in acute renal failure. Adv Ren Replace Ther, 1997, 4 (2 Suppl 1): 43~53.

[6] Liu Y, Tolbert EM, Lin L, et al. Up–regulation of hepatocyte growth factor recptor: An amplification and targeting mechanism for hepatocyte growth factor action in acute renal failure. Kidney Internation, 1999, 55: 442~453.

[7] Joannidis M, Spokes K, Nakamura T, et al. Regional expression of hepatocyte growth factor/c–met in experimental renal hypertrophy and hyperplasia. Am J Physiol, 1994, 267: F231~F236.

[8] Miller SB, Martin DR, Kissane J, et al. Hepatocyte growth factor accelerates recovery from acute ischemic renal injury in rats. Am J Physiol, 1994, 266: F129.

[9] Hirschberg R, Ding H. Growth factors and acute renal failure. Semin nephrol, 1998, 18: 191–207.

[10] 管遵信 . 针灸调整体液免疫的实验研究［J］. 云南中医杂志，1993，14（5）：22–25.

[11] 管遵信 . 肾衰能治愈——肾单位可以再生［J］. 中外健康文摘，2007（10）46–48.

[12] 张琳琪，李培旭，郑万善等主编 . 肾脏病诊疗全书［M］. 北京，中国医药科技出版社 2000. 472–489.

[13] 王海燕 .CKD 的现状、争议与研究前景［J］. 中国医学论坛报，2009.9.17.

[14] 黄文政 . 慢性肾功能衰竭可逆性因素的中医辨治［J］. 中华中医药杂志，2007，22（2）：115–117.

[15] 陆晨，杨淑芬，岳华 . 慢性肾脏病的流行病学调查现状［J］. 医学综述，2008，14（3）：370–371.

[16] 管遵信 . 中国耳针学［M］. 上海科学技术出版社，1995 年 12 月第 1 版 .

[17] 傅文录 . 专科专病名医临证经验丛书 · 肾脏病［M］. 人民卫生出版社，2002 年 1 月第 1 版 .

[18] 傅文录 . 慢性肾功能衰竭中医药动物实验研究概况［J］. 浙江中医杂志，1997 年 5 月 .

[19] 王磊，李学武，张莉．艾灸疗法作用机理国内外研究进展［J］．中国针灸，2001.（9）：40–41.

[20] 王海燕．肾脏病学［M］．郑州市：河南科学技术出版社，1987.

[21] 王海燕，郑法雷，刘玉春，等．原发性肾小球疾病分型与治疗及诊断标准专题座谈会纪要［J］．中华内科杂志，1993，32（2）：131–134.

[22] 时振声．时氏中医肾脏病学［M］．北京：中国医药科技出版社，1997：269.

[23] 张昱，孙红颖．聂莉芳教授治疗慢性肾衰竭的思路及方法［J］．中国中西医结合肾病杂志，2006，7（6）：314–315.

[24] 孙国杰．针灸学［M］.5 版．上海：上海科学技术出版社，2005：247–249.

[25] 左政，姜云武．长蛇灸配合运动干预治疗强直性脊柱炎的临床观察［J］．云南中医中药杂志，2012.33（2）：15–16.

[26] Eckardt KU, Rosenberger C, Jurgensen JS, et al.Role of hypoxia in the pathogensis of renal disease.KIDNEY Int Suppl, 2005, 99 (2): S46–S51.

[27] Fine LG, Norman JT.Chronic hrpoxia as a mechanism of progression of chronic kidney diseases: from hypothesis to novel therapeutics［J］.kidney Int, 2008, 74 (7): 867–872.

[28] 赵宁侠，郭瑞林，任秦有，等．艾灸健康人百会穴对大脑中动脉血流速度的影响［J］．中国针灸，2003，23（11）：679–680.

[29] 陈文，谭敏，梁立安，等．艾灸足三里、悬钟对缺血性中风脑血管功能的影响及其临床意义［J］．中国针灸，2006，26（3）：161–165.